浆膜腔积液细胞病理学国际报告系统

主　编　［英］阿希什·钱德拉（Ashish Chandra）
［美］芭芭拉·克罗瑟斯（Barbara Crothers）
［美］丹尼尔·库尔特茨（Daniel Kurtycz）
［葡］费尔南多·施米特（Fernando Schmitt）
主　译　张智慧　金木兰　吴广平　刘东戈
副主译　张　骞
主　审　王　鹤　李再波

北京科学技术出版社

First published in English under the title
The International System for Serous Fluid Cytopathology edited by Ashish Chandra, Barbara Crothers, Daniel Iyama-Kurtycz and Fernando Schmitt

This edition has been translated and published under licence from Springer Nature Switzerland AG.

著作权合同登记号 图字：01-2023-3652

图书在版编目（CIP）数据

浆膜腔积液细胞病理学国际报告系统 / (英) 阿希什·钱德拉等主编；张智慧等主译. — 北京：北京科学技术出版社，2023.10

书名原文：The International System for Serous Fluid Cytopathology

ISBN 978-7-5714-3211-9

Ⅰ.①浆… Ⅱ.①阿… ②张… Ⅲ.①浆膜炎－细胞学－病理学 Ⅳ.① R364.5

中国国家版本馆 CIP 数据核字（2023）第 157243 号

责任编辑： 杨　帆　安致君
责任校对： 贾　荣
责任印制： 吕　越
图文设计： 创世禧图文
出 版 人： 曾庆宇
出版发行： 北京科学技术出版社
社　　址： 北京西直门南大街 16 号
邮政编码： 100035
电话传真： 0086-10-66135495（总编室）
0086-10-66113227（发行部）
网　　址： www.bkydw.cn
印　　刷： 北京捷迅佳彩印刷有限公司
开　　本： 710 mm × 1000 mm　1/16
字　　数： 300 千字
印　　张： 19.25
版　　次： 2023 年 10 月第 1 版
印　　次： 2023 年 10 月第 1 次印刷
ISBN 978-7-5714-3211-9

定　　价： 180.00 元

译者名单

主　审

王　鹤　美国耶鲁大学医学院病理系
李再波　美国俄亥俄州立大学病理系

主　译

张智慧　国家癌症中心／中国医学科学院肿瘤医院病理科
金木兰　首都医科大学附属北京朝阳医院病理科
吴广平　中国医科大学附属第一医院病理科
刘东戈　北京医院／国家老年医学中心病理科

副主译

张　骞　清华大学附属北京清华长庚医院

译　者

刘东戈　北京医院／国家老年医学中心病理科
张智慧　国家癌症中心／中国医学科学院肿瘤医院病理科
孙子涵　国家癌症中心／中国医学科学院肿瘤医院病理科
张　骞　清华大学附属北京清华长庚医院
梁　烁　国家癌症中心／中国医学科学院肿瘤医院病理科
肖晓悦　国家癌症中心／中国医学科学院肿瘤医院病理科
金木兰　首都医科大学附属北京朝阳医院病理科
梅　平　广东省医学科学院／广东省人民医院病理科
平　波　复旦大学附属肿瘤医院病理科
孟芝兰　北京协和医院病理科
吴广平　中国医科大学附属第一医院病理科
何淑蓉　北京医院／国家老年医学中心病理科
吴　鹤　哈尔滨医科大学附属第一医院病理科
郭会芹　国家癌症中心／中国医学科学院肿瘤医院病理科
于　婧　中国医学科学院肿瘤医院廊坊院区病理科
赵　焕　国家癌症中心／中国医学科学院肿瘤医院病理科
苏学英　四川大学华西医院病理科

杜　芸　河北医科大学第四医院 / 河北省肿瘤医院癌检中心
徐海苗　浙江省肿瘤医院病理科
刘红刚　首都医科大学附属北京同仁医院 / 头颈部分子病理诊断北京市重点实验室
张　红　首都医科大学附属北京同仁医院 / 头颈部分子病理诊断北京市重点实验室
陈　岚　北京医院 / 国家老年医学中心病理科

秘　书

马海玥　国家癌症中心 / 中国医学科学院肿瘤医院病理科

中文版序言

很高兴看到《浆膜腔积液细胞病理学国际报告系统》中文版出版。我代表主编们表示衷心祝贺，同时感谢耶鲁大学的王鹤博士、中国医学科学院肿瘤医院的张智慧博士及其翻译团队花费时间与心血完成译著并协调出版。我希望他们对浆膜腔积液细胞病理学国际报告系统（TIS）的贡献将促进这一规范系统在中国医学界的广泛应用。我们希望各位同仁阅读愉快，并期待你们分享使用该术语系统的临床经验。

阿希什·钱德拉

芭芭拉·克罗瑟斯

丹尼尔·库尔特茨

费尔南多·施米特

（王　鹤　译）

译者序

浆膜腔积液细胞病理学国际报告系统（TIS）是继宫颈细胞学 Bethesda 报告系统、甲状腺细胞病理学 Bethesda 报告系统、涎腺细胞病理学米兰报告系统在临床应用之后的又一项常见细胞学标本的规范化国际报告系统。TIS 能够和以前的各类报告系统一样，将浆膜腔积液标本的细胞病理学的各项分级结果和临床恶性风险及临床处理结合起来，必将深受临床医师的欢迎。TIS 不但统一了细胞学报告的诊断术语，对诊断术语的含义达成了共识，还对浆液标本的诊断分类及定义做了详细的注释。这一报告系统能够促进浆膜腔积液细胞病理学结果在不同的实验室之间的交流。本书用不同的章节分别详细地讲述每项诊断分类的背景、定义、标准、诊断流程等，对浆膜腔原发性病变和转移性病变的形态做了细致的描述，同时对免疫组织化学技术在浆膜腔积液报告系统中的应用做了系统的讲解。如今，分子技术在诊断中发挥越来越重要的作用，因此本书也对常见的分子检测技术和临床需要检测的基因做了描述，将浆膜腔积液标本和前沿的诊断技术有机结合，方便细胞病理学工作者查阅，推动了细胞病理学工作的发展。TIS 不但重视诊断的规范化，对细胞学技术及细胞学系列工作的质量控制也做了详细的解读，可谓浆膜腔积液细胞学标本的系统、全面、规范的报告系统。这一系统必将对浆膜腔积液标本的细胞病理学报告规范化应用产生积极的影响。

国内的细胞病理学工作者及时将此书翻译成中文。翻译团队成员既有国内知名的细胞病理学专家，也有工作在临床一线的有丰富经验的青年新秀。他们不辞劳苦，在繁忙的工作之余完成了本书的翻译工作。本书的译文忠实于原著的基本理念和思想，翻译风格自然、流畅。

我很高兴把这本书推荐给大家，相信本书一定会成为广大细胞病理学工作者和相关领域临床医师日常工作和学习的重要参考书，能够促进细胞病理学工作者和临床医师的良好沟通和交流，并在细胞病理界和临床产生积极的影响。

刘东戈

2022 年 12 月 10 日

译者前言

在中国，虽然细胞学这门学科在各个医院的实验室远未普及，但是我相信无论哪个级别的医院病理科 / 检验科实验室，均收到过胸、腹腔积液的临床送检样本。这项样本的报告方式以前一直采用国际巴氏Ⅴ级 / 描述性诊断的术语和形式与临床沟通。随着宫颈细胞学 Betheda 报告系统（TBS）的临床应用获得积极反响，国际细胞学家制定了一系列规范化报告系统，包括浆膜腔积液细胞病理学国际报告系统（TIS），旨在统一诊断术语并且减少描述性语言的使用，便于临床医师解读。本书的英文版出版后，我在阅读过程中发现其内容将对我国同仁有很大帮助，随即和美国耶鲁大学的王鹤博士商量，决定将其翻译成中文版，以便于细胞病理学同仁把握和理解书中的内容。翻译宗旨是方便病理医师与临床医师沟通，更好地为临床治疗方案的选择提供依据。此书不但和其他国际细胞学报告系统一样为每个分级结果提供了恶性风险范围和临床处理指南，还对近年逐渐完善的辅助检查免疫细胞化学和分子诊断技术在浆膜腔积液中的应用做了系统的解读和归纳，同时对原发和继发肿瘤的细胞形态做了经验性介绍。浆膜腔积液的各种制片、质量控制和管理在此书中也同样受到重视。

本书图文并茂，条理清晰，重点突出，数据有大量文献可依，实用性强，可谓系统、全面，可成为细胞病理同仁日常工作中的参考书。

本书的翻译工作组织了全国有丰富经验的细胞病理学专家们参加，在尽可能保持与原文内容一致的前提下融入国内的习惯性专业术语，力图通俗易懂，方便广大读者阅读。翻译过程中专家们不辞辛苦，反复推敲，力图精准。由于时间、精力和水平有限，本人作为主译，在本书的整理和协调过程中难免有错漏之处，敬请各位读者批评指正。

张智慧

国家癌症中心 / 中国医学科学院肿瘤医院

2022 年 12 月

原书序

虽然模棱两可的报告一直存在于不同器官和系统的细胞病理学诊断中，但是多年来，这种报告在浆膜腔积液细胞病理学诊断中的应用始终没有受到质疑。无论在初步诊断、分期还是随后的处置中，它作为公认的对临床治疗有帮助的方法，都经得起时间的考验。在一般的细胞病理学实验室的日常工作中，浆膜腔积液标本占有很高的比例。不论标本是一滴还是一升，浆膜腔积液都是全世界所有细胞病理学家和细胞技术专家最熟悉的标本。

如果墙上的一只小苍蝇观察一位正在工作的细胞病理学家，它可能认为细胞病理学工作是久坐不动、枯燥无味的。从这个角度看，我们可以将细胞病理学与潜水进行比较：岸边的人看潜水员下潜时，只能看见水面上一根缓慢移动的呼吸管，但是他们却没有意识到潜水员正探索整个水下世界。同样的道理，我们也正在通过显微镜探索一个“行星体”。在那里，浆膜腔积液中的细胞让我们想起那些水下的生命。细胞自由漂浮，具有触角样突起，不像其他取材方式，如冲刷、刮取或者针吸等，会造成细胞的人工假象。将这些精美的细胞从液体中转移到载玻片上，以完美的状态保存，在显微镜下观察，这个过程需要细胞技术专家高超的技能。不应低估各种制片技术的出色表现和发展，制片的优劣将对细胞识别和判读的成败产生巨大影响。

显微镜下浆膜腔积液结果的判读是具有挑战性的，它经常是细胞病理学实习工作者准备专科考试 / 委员会认证中最困难的一部分。但挑战并非到此为止，作为专家，除了要在报告底部签名并给出确切的意见外，还必须解释该意见，而这份解释报告将对临床诊治产生切实的影响。如果领域内没有统一的沟通语言或代码，这将是可怕的。据估计，约 1/3 的浆膜腔积液标本很难仅通过形态学进行评估。过去，临床交流的主要方式是将细胞解释为“恶性”或“非恶性”，甚至许多实验室都有一个刻着这种粗略选项的橡皮图章。这种方式使细胞病理学发布的报告过于机械，缺乏细节，且不考虑处于中间的情况。

过去运用免疫细胞化学和其他辅助技术来帮助确诊和完善诊断，而如今这些技术已经在临床常规应用。这些辅助技术的使用使浆膜腔积液报告也可以成为金标准。没有这些设施的实验室应该考虑与更大的实验室共享这些设施，而不是放弃获得正确答案的机会。

本书中描述的浆膜腔积液细胞病理学国际报告系统（TIS）是细胞病理学专家和临床团队之间进行交流的一种新语言。将诊断结果分层，有利于对所有情况，包括疑难病例进行诊断。TIS 定义了日常临床实践中使用的一系列诊断分类，且允许可疑和诊断困境的存在，临床上有时尽管做了最大努力，仍然无法解决这些困境。TIS 有时仅仅是一个便于沟通的数值分类系统，但也是对先于 TIS 使用诊断分类的细胞病理学其他领域报告系统的肯定。它并不是要替代完整的描述性诊断，而是为了在临床诊治中更加容易解释且便于沟通。TIS 还结合了不同诊断分类中“恶性风险度”（ROM）的概念，此概念已经在细胞病理学其他领域成功应用，并且为临床对话需求增加了重要途径。

实验室与临床的沟通有几个重要方面，最关键的是透明度。如今，当实验室和临床通过数字媒体举行正式会谈时，沟通必须准确、简单，以避免任何误解。作为协助诊治患者的报告，TIS 解决了沟通中的诊断部分，且有助于明确临床诊治指南。细胞病理学专家签发 TIS 报告时，应清楚临床诊治方案及其做出的诊断在临床中所起的作用。理想情况下，应定期与临床多学科团队就结果进行讨论。

除了有益于患者诊治外，TIS 的广泛应用还具有其他优点，例如在合作研究中使实验室之间的数据具有可比性，从而更容易地评估结果、审查后续方案，并与他人讨论教学难题等。

用“潜水面罩”（显微镜）观察细胞不能标记数字或 ROM 百分比。日常实践中，最终结果仍取决于专家的制片质量、使用所有可能的辅助技术后仔细判读和通过新的 TIS 语言（包括数字类别）传达清晰的（有时不是明确的）结论。在这 3 种因素的共同作用下，浆膜腔积液细胞病理学仍然是最常用的诊断方法之一，并且能够为临床诊治做出重大贡献。

加布里埃拉·科克扬

察夫塔特，克罗地亚

（孙子涵　张　骞　译）

原书前言

TIS 是国际细胞学会（IAC）和美国细胞病理学会（ASC）合作，呼吁国际细胞病理学家和肿瘤学家参与，形成的实用的细胞病理学报告系统。当细胞病理学报告术语已广泛应用于身体其他部位的标本中，而浆膜腔积液标本还没有使用相关术语时，TIS 应运而生。此外，不断发展的全球医疗环境要求使用通用语言发出病理报告，以确保合理的患者管理。

作者围绕本书的每一章节组织了特别小组，小组由相关领域的国际专家组成，包括来自 18 个国家的 41 人。作者在网络上向 IAC 和 ASC 成员发起了初步的实践调查，用于制定初步共识的术语和建议。妇科肿瘤学会在互联网上发布了第二份妇科肿瘤学家调查，以研究报告术语在临床中的使用偏好。特别小组面临的挑战之一是缺乏基于证据的数据来支持现行的做法和建议的改变，但标准的浆膜腔积液术语应使进一步的研究成为可能，并在未来允许变更。作者还认识到浆膜腔积液细胞病理学的特殊挑战，如腹腔积液报告中存在米勒管上皮：浆膜腔积液的量多少是充足的？间皮增生应如何报告，做出恶性间皮瘤的解释是否合理？浆膜腔积液报告的肿瘤来源和亚型特异性如何？对于这些样本类型，合适的质量监测有哪些？本书纳入了腹腔冲洗、细胞学制片技术和质量管理相关注意事项等特殊章节以解决这些问题。每个章节都进行了文献回顾，以阐明现有证据，支持目前的做法和建议。在缺乏证据的情况下，最普遍的做法是通过协商一致的方式决定采纳，没有共识的情况下，通常采用专家的意见。

该术语使用了五级分类的架构模式，该模式在以前的细胞病理学术语系统中广为人知：非诊断性（ND）、未见恶性（NFM）、意义不明的非典型性（AUS）、可疑恶性（SFM）和恶性（MAL）。

由于和浆膜腔积液相关的肿瘤多数是转移性腺癌，临床上需要进一步确认肿瘤细胞的分化程度和（或）原发部位，辅助检查章节阐述了其他评估结果的重要性。由于涉及多种肿瘤类型，多数章节未讨论诊断结果的临床管理。

在理想情况下，共识术语将得到广泛应用、支持和循证，但必须有一个起点。我们希望此次努力可以成为国际使用此报告系统的基础。

阿希什·钱德拉

芭芭拉·克罗瑟斯

（张　骞　孙子涵　梁　烁　译）

缩略词中英文释义词汇表

缩略词	英文	中文
ADASP	Association of Directors of Anatomic and Surgical Pathology	美国解剖和外科病理学主任协会
ADC	Adenocarcinoma	腺癌
ADx-ARMS	ADx amplification refractory mutation system	ADx- 扩增阻滞突变系统
AEC	3-amino-9-ethylcarbazole	3- 氨基 -9- 乙基咔唑
AFB	Acid fast bacillus	抗酸杆菌
AFP	Alpha fetoprotein	甲胎蛋白
AJCC	American Joint Committee on Cancer	美国癌症联合委员会
ALCL	Anaplastic large cell lymphoma	间变性大细胞淋巴瘤
ALK	Anaplastic lymphoma kinase	间变性淋巴瘤激酶
ALL	Acute lymphoblastic leukemia	急性淋巴细胞白血病
AMG510	Amgen arcylamide-derived KRAS inhibitor	Amgen 丙烯酰胺衍生 KRAS 抑制剂
AMP	Association for Molecular Pathology	美国分子病理学会
AP	Anatomic pathology	解剖病理学
APC	Allophycocyanin	别藻蓝蛋白
ARID1A	AT-rich interaction domain 1A	富含 AT 的相互作用结构域 1A
ASC	American Society of Cytopathology	美国细胞病理学会
ASCO	American Society of Clinical Oncology	美国临床肿瘤学会
AUS	Atypia of undetermined significance	意义不明确的非典型性
BAP1	BRCA1 associated protein 1	BRCA1 相关蛋白 1
BCL2/6	B cell lymphoma 2/6	B 细胞淋巴瘤 2/6
bFGF	Basic fibroblast growth factor	碱性成纤维细胞生长因子
BRAF	V-Raf Murine Sarcoma Viral Oncogene Homdog B1	小鼠肉瘤病毒癌基因同源物 B1

续表

缩略词	英文	中文
BRCA	Breast cancer (type 1 or 2) gene susceptibility protein	乳腺癌（1 型或 2 型）基因易感蛋白
CAIX	Carbonic anhydrase IX	碳酸酐酶 IX
CAF	Cancer-associated fibroblasts	癌症相关成纤维细胞
CAP	College of American Pathologists	美国病理学家学会
CAPP-Seq	Cancer Personalized Profiling by Deep Sequencing	通过深度测序进行癌症个体化分析
CB	Cell block	细胞块
CCC	Clear cell carcinoma	透明细胞癌
CD	Cluster designation	集群定义
CDKN2A	Cyclin-dependent kinase inhibitor 2A protein	周期蛋白依赖性激酶抑制剂 2A
CEA	Carcinoembryonic antigen	癌胚抗原
CEP	Chromosome enumeration probes	染色体计数探针
CF	Cytocentrifugation	细胞离心
cfDNA	Cell free DNA	游离 DNA
CHC	Cytology-histology correlation	细胞学 - 组织学相关性
CK	Cytokeratin	细胞角蛋白
CLIA	Clinical Laboratory Improvement Amendments of 1988	1988 年临床实验室改进修正案
CLL	Chronic lymphocytic leukemia	慢性淋巴细胞白血病
CMS	Centers for Medicare and Medicaid Services	医疗保险和医疗补助服务中心
CALT	Coelom-associated lymphoid tissue	体腔相关淋巴组织
CS	Cytospin preparation	Cytospin 制片
CT	Computed tomography	计算机断层扫描
DAB	Diaminobenzidine	二氨基联苯胺
DAPI	4,6-diamidino, 2-phenylindole dihydrochloride	4,6- 联脒 -2- 苯基吲哚二盐酸盐
DLBCL	Diffuse large B-cell lymphoma	弥漫大 B 细胞淋巴瘤
DMM	Diffuse malignant mesothelioma	弥漫性恶性间皮瘤

续表

缩略词	英文	中文
DNA	Deoxyribonucleic acid	脱氧核糖核酸
DPAM	Disseminated peritoneal adenomucinosis	播散性腹膜腺黏蛋白病
dPCR	Digital polymerase chain reaction	数字聚合酶链反应
DS	Direct smear	直接涂片
DQ	Diff–Quik stain	Diff–Quik 染色
EBER	Epstein–Barr virus–encoded small RNAs	Epstein–Barr 病毒编码的小RNA
EBT	Endometrioid borderline tumor	子宫内膜样交界性肿瘤
ECA	Endocervical adenocarcinoma	宫颈腺癌
ECCC	Endometrial clear cell carcinoma	子宫内膜透明细胞癌
EGFR	Epidermal growth factor receptor	表皮生长因子受体
EGR	Early growth response factor	早期生长反应因子
EMA	Epithelial membrane antigen	上皮膜抗原
EPP	Extrapleural pneumonectomy	胸膜外全肺切除术
EQA	External quality assurance, European Quality Assurance	室间质量保证，欧洲质量保证
ER	Estrogen receptor	雌激素受体
ERBB2	Erb–B2 receptor tyrosine kinase 2	Erb–B2 受体酪氨酸激酶 2
FDA	Food and Drug Administration	美国食品药品监督管理局
FC	Flow cytometry	流式细胞术
FFPE	Formalin fixed, paraffin embedded	福尔马林固定，石蜡包埋
FIGO	Federation International of Gynecologists and Obstetricians	国际妇产科联盟
FISH	Fluorescent in situ hybridization	荧光原位杂交
FNA	Fine needle aspiration	细针穿刺
FTA	Flinders Technology Associate	FTA 卡
GATA3	GATA binding protein 3	GATA 结合蛋白 3
GCDFP15	Gross cystic disease fluid protein 15	巨囊性病液体蛋白 15
GMS	Grocott’s methenamine silver	六胺银
HCG	Human chorionic gonadotropin	人绒毛膜促性腺激素

续表

缩略词	英文	中文
HE	Hematoxylin and eosin stain	苏木精 – 伊红染色
HER2	Human epidermal growth factor receptor 2	人表皮生长因子受体 2
HG	HistoGel	组织凝胶
HLA	Human leukocyte antigen	人白细胞抗原
HGEC	High grade endometrioid carcinoma	高级别子宫内膜样癌
HGMC	High grade mucinous carcinoma	高级别黏液癌
HGSC	High grade serous carcinoma	高级别浆液性癌
HGSOC	High grade serous ovarian carcinoma	高级别浆液性卵巢癌
HHV8	Human Herpes virus 8	人类疱疹病毒 8
HIV	Human immunodeficiency virus	人类免疫缺陷病毒
HL	Hodgkin's lymphoma	霍奇金淋巴瘤
HMB45	Human Melanoma Black 45	人类黑色素瘤 45
HMWK	High molecular weight keratin	高分子量角蛋白
HNF1	Hepatocyte nuclear factor 1	肝细胞核因子 1
H/RS	Hodgkin/Reed Sternberg cell	Hodgkin/Reed Sternberg 细胞
IAC	International Academy of Cytology	国际细胞学会
IASLC	International Association for the Study of Lung Cancer	国际肺癌研究协会
IC	Immunochemistry	免疫化学
ISH	In situ hybridization	原位杂交
ISO	International Organization of Standardization	国际标准化组织
kD	Kilodalton	千道尔顿
KRAS	Kirsten rat sarcoma	Kirsten 大鼠肉瘤
LAP	Laboratory Accreditation Program	实验室认证流程
LBC	Liquid based cytology	液基细胞学
LBL	Lymphoblastic lymphoma	淋巴母细胞性淋巴瘤
LBP	Liquid based preparation	液基制片
LCM	Laser capture microdissection	激光捕获显微切割
LE	Lupus erythematosus	红斑狼疮

续表

缩略词	英文	中文
LGEC	Low grade endometrioid carcinoma	低级别子宫内膜样癌
LGSC	Low grade serous carcinoma	低级别浆液性癌
LIS	Laboratory information system	实验室信息系统
LM	Localized mesothelioma	局限性间皮瘤
LKB1	Liver kinase B1	肝激酶 B1
LMWK	Low molecular weight keratin	低分子量角蛋白
MAL	Malignant	恶性
MAL–P	Malignant–Primary	原发性恶性
MAL–S	Malignant–Secondary	继发性恶性
MALT	Mucosa–associated lymphoid tissue	黏膜相关淋巴组织
ME	Malignant effusion	恶性积液
MET	Mesenchymal–epithelial transition	间充质 – 上皮转化
METex14	METexon 14 deletion mutation	MET 外显子 14 缺失突变
MBT	Mucinous borderline tumor	黏液交界性肿瘤
MGB	Mammaglobin	乳房珠蛋白
MGG	May–Grünwald Giemsa	May–Grünwald 吉姆萨染色
ml	Milliliter	毫升
MM	Malignant mesothelioma	恶性间皮瘤
MMMT	Malignant Müllerian mixed tumor	恶性米勒管混合瘤
MMR	Mismatch repair	错配修复
MMT	Mesothelial–mesenchymal transition	间皮 – 间充质转化
MPSC	Micropapillary serous carcinoma	微乳头型浆液性癌
MSI	Microsatellite instability	微卫星不稳定型
MSS	Microsatellite stable	微卫星稳定型
MT	Molecular testing	分子检测
MTAP	Methylthioadenosine phosphorylase	甲硫腺苷磷酸化酶
MUC	Mucin protein	黏蛋白
MUM1	Multiple myeloma 1	多发性骨髓瘤 1
MZL	Marginal zone lymphoma	边缘区淋巴瘤

续表

缩略词	英文	中文
NCB	Needle core biopsy	空芯针活检
NCCN	National Comprehensive Cancer Network	美国国立综合癌症网络
ND	Nondiagnostic	非诊断性
NE	Neuroendocrine	神经内分泌
NEC	Neuroendocrine carcinoma	神经内分泌癌
NHL	Non-Hodgkin lymphoma	非霍奇金淋巴瘤
NFM	Negative for malignancy	未见恶性
NGS	Next generation sequencing	二代测序
NOS	Not otherwise specified	无其他特指的
NSCLC	Non-small cell carcinoma lung	非小细胞肺癌
NTRK	Neutrotrophic receptor tyrosine kinase	神经营养受体酪氨酸激酶
OCCC	Ovarian clear cell carcinoma	卵巢透明细胞癌
OCT3/4	Octamer binding transcription factor 3/4	八聚体结合转录因子 3/4
PanK	Pancytokeratin	广谱细胞角蛋白
Pap	Papanicolaou stain	巴氏染色
PARP	Poly (ADP-ribose) polymerase	多聚 ADP 核糖聚合酶
PAS	Periodic acid Schiff	过碘酸希夫
PASD	Periodic acid Schiff with diastase	过碘酸希夫结合淀粉酶
PAX	Paired box gene protein	配对盒基因蛋白
PCR	Polymerase chain reaction	聚合酶链反应
PD-1	Programmed cell death protein 1	程序性细胞死亡受体 1
PD-L1	Programmed cell death ligand 1	程序性细胞死亡配体 1
PEL	Primary effusion lymphoma	原发性渗出性淋巴瘤
PET	Positron emission tomography	正电子发射断层扫描
PIC	Peritoneal inclusion cyst	腹膜包涵囊肿
PLAP	Placental alkaline phosphatase	胎盘碱性磷酸酶
PMP	Pseudomyxoma peritonei	腹膜假黏液瘤
PR	Progesterone receptor	孕激素受体
PSA	Prostate specific antigen	前列腺特异性抗原

续表

缩略词	英文	中文
PSAP	Prostate specific acid phosphatase	前列腺特异性酸性磷酸酶
PT	Plasma thrombin	血浆凝血酶
QA	Quality assurance	质量保证
QC	Quality control	质量控制
QI	Quality improvement	质量改进
QM	Quality management	质量管理
RCC	Renal cell carcinoma	肾细胞癌
RET	Rearranged during transfection	转染过程中重排
RM	Reactive mesothelium	反应性间皮
RNA	Ribonucleic acid	核糖核酸
ROM	Risk of malignancy	恶性风险度
ROS1	ROS proto-oncogene1	ROS 原癌基因 1
ROSE	Rapid on site evaluation	快速现场评估
RPM	Revolutions per minute	每分钟转速
RPMI	Roswell Park Memorial Institute medium	Roswell Park 纪念研究所介质
RS	Reed Sternberg cell	R-S 细胞
RT-PCR	Reverse transcriptase polymerase chain reaction	逆转录聚合酶链反应
SALC	Serosa-associated lymphoid clusters	浆膜相关淋巴簇
SALL4	Sal-like protein 4	Sal 样蛋白 4
SATB2	Special AT-rich sequence-binding protein 2	特异富含 AT 的序列结合蛋白 2
SBT	Serous borderline tumor	浆液性交界性肿瘤
SCC	Squamous cell carcinoma	鳞状细胞癌
SEC	Serous endometrial carcinoma	浆液性子宫内膜癌
SLE	Systemic lupus erythematosus	系统性红斑狼疮
SLL	Small lymphocytic lymphoma	小淋巴细胞淋巴瘤
SFM	Suspicious for malignancy	可疑恶性
SMA	Smooth muscle actin	平滑肌肌动蛋白

续表

缩略词	英文	中文
SMRP	Soluble mesothelin related peptides	可溶性间皮素相关肽
SmCC	Small cell carcinoma	小细胞癌
SP	SurePath liquid based preparation	SurePath 液基制片
STAMP	Sequence tag-based analysis of microbial population dynamics	基于序列标签的微生物种群动态分析
STIC	Serous tubal intraepithelial carcinomas	浆液性输卵管上皮内癌
STK11	Serine threnine kinsase11	丝氨酸苏氨酸激酶 11
TAG	Tumor associated glycoprotein	肿瘤相关糖蛋白
TAT	Turnaround time	周转时间
TBS	The Bethesda system	Bethesda 报告系统
TIS	The International System for Reporting Serous Fluid Cytopathology	浆膜腔积液细胞病理学国际报告系统
TJC	The Joint Commission	联合委员会
TKI	Tyrosine kinase inhibitor	酪氨酸激酶抑制剂
TMB	Tumor mutaional burden	肿瘤突变负荷
TP	ThinPrep liquid based preparation	ThinPrep 液基制片
TPS	Tumor proportion score	肿瘤占比评分
TTF1	Thyroid transcription factor-1	甲状腺转录因子 -1
UK NEQAS	United Kingdom National External Quality Assessment Service	英国国家室间质量评估服务
US	United States	美国
VEGF	Vascular endothelial growth factor	血管内皮生长因子
WDPM	Well differentiated papillary mesothelioma	高分化乳头状间皮瘤
WHO	World Health Organization	世界卫生组织
WT1	Wilms' tumor 1	威尔姆斯瘤 1
YST	Yolk sac tumor	卵黄囊瘤

（肖晓悦　张智慧　译）

目录

第 1 章　浆膜腔积液细胞病理学国际报告系统：引言、诊断术语和报告方式概述

Barbara Crothers, Zubair Baloch, Ashish Chandra,
Sahar Farahani, Daniel Kurtycz, Fernando Schmitt

引言

细胞病理学一直位于诊断术语标准化变革的前沿，这也许是早期的细胞病理学报告中的一系列描述性术语使临床医生难以解读所致。引领报告术语发生变革的是宫颈细胞学 Bethesda 报告系统（TBS）[1–3]，这也是之后其他系统都采用的模式[4–7]。浆膜腔积液细胞病理学国际报告系统（TIS）也不例外，其最重要目的是使诊断术语的含义达成共识，以防止造成临床误解而影响治疗。TIS 能改善浆膜腔积液细胞病理学结果的交流，并减少报告间的不一致性。TIS 还包括改进研究结果、提高电子数据采集的效率、采用共同的教学术语，并为随访的细胞学和外科病理标本提供有意义的联系。此外，TIS 也是临床实践的指南，旨在改善患者管理和临床服务质量。

TIS 由表 1.1 中概述的 5 个诊断分类组成。该分类尽可能地与其他细胞学报告系统和术语采用的分类统一。如果不需要进一步解释，诊断分类可以单独作为一种诊断。分类应以文本形式报告（如恶性），而不是仅以数值形式报告（如Ⅴ类）。如果仍然存在不确定性，则应在诊断分类中增加描述性诊断。病例分类有助于实验室统计分析，并有助于比较个体之间的诊断率和记录实验室诊断趋势。本书每章都提供了报告范例。

表 1.1　TIS：诊断分类和定义、注释

诊断分类和定义	注释
Ⅰ. 非诊断性（ND） 没有足够的细胞进行细胞学诊断的标本	本分类只在处理和检查足够且具有代表性的液体量之后才可以使用

续表

诊断分类和定义	注释
Ⅱ. 未见恶性（NFM） 完全缺乏间皮性或非间皮性恶性肿瘤细胞证据的标本	本分类将包括完全缺乏间皮性或非间皮性恶性肿瘤证据的细胞学标本 这一分类的恶性风险度（ROM）很低 包括炎性、反应性和化生性细胞及由感染因素引起的细胞变化 包括反应性淋巴细胞浸润［可能需要流式细胞术和（或）细胞块免疫组织化学检测以排除低级别淋巴组织增生性疾病的可能性］
Ⅲ. 意义不明确的非典型性（AUS） 有细胞（核）和（或）结构的非典型性（例如，乳头簇或假腺腔形成）的标本	本分类适用于不确定的间皮性或非间皮性恶性肿瘤和液体中良性或交界性肿瘤细胞标本 代表了渗出液细胞学中真正的灰色区域 包括反应性非典型性、含有少量肿瘤或退变的肿瘤细胞标本 包括采集、处理和制备过程中产生伪像的标本，这些伪像掩盖了细胞学特征
Ⅳ. 可疑恶性（SFM） 显示可疑恶性肿瘤细胞特征但不能明确诊断恶性肿瘤的标本	报告中应通过提供鉴别诊断提示可能恶性肿瘤的类型 报告内容应指导临床医生采取适当的后续处理以进行诊断
Ⅴ. 恶性（MAL） 包括明确发现和（或）有支持性证据提示间皮性或非间皮性恶性肿瘤的标本	建议使用辅助性检测技术（免疫组织化学、FISH、分子检测和流式细胞术）对所有恶性肿瘤病例进一步分类，以确定原发部位和肿瘤分化程度

我们试图解决的问题包括：如何定义标本是否满意、确定什么是阴性标本、正确使用非典型性和可疑分类，以及细胞学在恶性间皮瘤初步诊断中的价值。此外，我们认识到术中收集的浆膜腔积液，主要是腹腔积液，会导致特殊的诊断困难，包括可能与恶性肿瘤细胞相似的良性病变细胞。因此，本章专门进行讨论。

虽然目前很少或还没有支持使用特定术语进行浆膜腔积液细胞学检查的研究，但我们预计，随着 TIS 的实施，回顾性和前瞻性研究将提供更多关于不同分类管理的信息，并对术语进行修改。由于缺乏支持性研究，许多最终的术语是根据实践调查确定的，这些调查是由临床常用的术语、专家共识及在其他器官系统中采用的统一术语组成。TIS 将作为实施的基准模板，以便对其有效性进行研究。最后，要特别注意，并非所有病例都符合 TIS 模板，对特殊的患者可能需要进行修改。

报告格式

TIS 适用于胸腔、腹腔和心包腔等浆膜腔的积液。细胞学报告系统的重点是尽量减少使用“不确定性”诊断，包括非典型性和可疑分类。尤其是当临床信息或影像学信息无法获得时，浆膜腔积液的细胞学报告更具挑战性。TIS 的主要原则是，在所有能够明确病变分类的研究检测都已用尽之后才可以采用不确定性分类。然而，在等待确诊数据（例如，辅助性检测结果或相关的手术标本）的同时，也需要诊断为“不确定性”的初步报告。在使用非典型性和可疑分类时，应在报告中增加注释，强调需要补充的信息或研究，以阐明诊断。

浆膜腔积液细胞学诊断的挑战之一是异常细胞谱系广泛，尤其是转移性肿瘤。与其他细胞学系统不同，形态学并不局限于特定的身体部位，大多数肿瘤会在液体中产生三维结构，这就形成了巨大的形态学挑战。在细针穿刺样本中，背景产物有助于缩小诊断范围，但当肿瘤发生转移时，细胞产物在很大程度上被清除。细胞形成的结构（乳头形成，片状生长、散在及聚集成团簇）更难以评估。同时，身体不同部位的腺癌存在很多的形态学重叠，并且腺癌是浆膜腔积液中最常见的转移性肿瘤。因此，辅助检测（例如，特殊染色、免疫化学和分子检测）对于得出正确诊断至关重要。其中一些检测已经发布了标准化的报告模式，如 ER、PR、HER2[8] 和肺癌分子检测[9,10]。本书鼓励采用这些模板，但未对其进行讨论。

细胞学诊断术语的一个原则是，对于恶性肿瘤，细胞学报告应尽可能地确定原发部位或最可能的原发部位，并确定肿瘤的具体类型。通过与相应的外科标本比较，突显细胞学诊断的简便性。由于在非典型性、可疑性和恶性章节中包含所有可能的肿瘤类型是不切实际的，所以作者将重点放在最常见或不常见但令人困惑的病例上。尽管已发表的文章中概述了一些实体肿瘤的细胞学诊断标准，但有些细胞学图像是来自细针穿刺、细胞印片、刮片或其他标本类型的图像，这些图像可能无法反映它们在液体中的实际外观形态。

浆膜腔积液细胞病理学报告格式如表 1.2 所示。

表 1.2 浆膜腔积液细胞病理学报告的格式

报告标题	说明
标本类型、取样部位及方式	对于某些体腔（例如心包腔），特定位置不重要，而对于胸腔和术中腹腔冲洗液，特定位置能进一步提示肿瘤扩散的程度 样本的取样方式可以包括申请单上已注明的、凭借经验判断的或未知的方式
样本满意度的描述	满意度描述通常反映细胞保存或处理的过程而不是细胞收集的过程 以 TBS 为例，提倡的术语是："标本满意""标本评估受限（规定了合格基线）"和"标本不满意"
TIS 诊断分类	不建议将报告分类用数值表示（Ⅰ、Ⅱ、Ⅲ等）；在引入标准化术语之前，类似分类系统受到批评，因为这些系统的应用不一致，且削弱了对报告意义的理解
注释和评论	报告还应包括相关注释和所有必要的管理要求 注释中可包括对细胞学特征的简要描述，以及在不确定情况下的鉴别诊断 总结可以支持诊断证据的辅助检测结果 如果缺乏确凿的证据来支持诊断，应为临床医生提供诊断方向进行后续检测，以确定诊断

恶性肿瘤的发生率和风险

Farahani 和 Baloch 在 2019 年[11]通过文献荟萃分析和使用 TIS 分类的研究结果统计，汇编了迄今为止最全面的关于每个诊断分类恶性风险度（ROM）的统计数据（表 1.3）。该研究可作为未来调查和评估进展风险的框架。由于恶性细胞在液体标本中的多样性，我们选择不对所有肿瘤类型的临床处理进行讨论。

对英国文献报告的 11 799 例胸腔积液、3978 例腹腔积液、8540 例腹腔冲洗液和 941 例心包积液标本，使用单变量随机效应模型计算研究中 ROM 的平均风险。文献中引用以下诊断分类标准误差的平均 ROM 范围：ND 0~100%，NFM 0~81%，AUS 13%~100%，SFM 0~100%，MAL 87%~100%[11]。该系统评价的结果表明，当明确诊断为未见或可见恶性肿瘤时，浆膜腔积液细胞学的敏感性和特异性分别为 72.1% 和 99.9%。该文献分析还显示，与腹腔积液和心包积液标本相比，细胞学检查在证实胸腔积液和腹腔冲洗液标本的恶性肿瘤诊断方面更敏感。有趣的是，Farahani 和 Baloch[11]发现，在使用“NFM”“AUS”“SFM”和“MAL”诊断分类解释浆膜腔积液细胞学标本的研究中，与使用两级系统报告病例为“NFM”或“MAL”的研究相比，使用前者浆膜腔积液细胞学诊断的准确性更高。这一发现表明，浆膜腔积液细胞病理学的多层分类系统可能会提高细胞学标本恶性肿瘤检测的诊断性能。

TIS 的诊断分类可以为适当的临床管理和随访提供有用信息。重要的是，通过传统方法（即组织随访）计算 ROM 可能是有缺陷的。由于选择偏倚，传统方法高估了 ROM，因为并非所有分类为无法诊断、良性和非典型性的浆膜腔积液细胞学标本都会进行组织随访。因此，基于文献综述的最佳评估在表 1.3[11-16] 中进行了更新。包括 ROM（如表 1.3 所示）及细胞学报告中的一般诊断分类，由病理医生或实验室自行决定。理想情况下，每个实验室将根据年度统计数据和后续临床信息和（或）手术切除情况进行 ROM 的评估。

TIS 始终是在新技术和新证据的基础上不断完善的项目。我们欢迎有新的研究和方法，以及批评指正，从而使该系统更好地服务于细胞病理学和患者。

表 1.3　TIS 的恶性风险度

诊断分类	恶性风险度
Ⅰ. 非诊断性（ND）	17%（± 8.9%）
Ⅱ. 未见恶性（NFM）	21%（± 0.3%）
Ⅲ. 意义不明确的非典型性（AUS）	66%（± 10.6%）
Ⅳ. 可疑恶性（SFM）	82%（± 4.8%）
Ⅴ. 恶性（MAL）	99%（± 0.1%）

（金木兰　译）

参考文献

[1] Kurman RJ, Solomon D, editors. The Bethesda system for reporting cervical/vaginal cytologic diagnoses. Defnitions, criteria, and explanatory notes for terminology and specimen adequacy. New York: Springer; 1994.
[2] Solomon D, Nayar R. The Bethesda system for reporting cervical cytology. Defnitions, criteria, and explanatory notes. 2nd ed. New York: Springer; 2004.

[3] Nayar R, Wilbur DC. The Bethesda system for reporting cervical cytology. Defnitions, criteria, and explanatory notes. 3rd ed. New York: Springer; 2015.

[4] Pittman MB, Layfeld LJ, editors. The Papanicolaou Society of Cytopathology system for reporting pancreaticobiliary cytology. Defnitions, criteria, and explanatory notes. New York: Springer; 2015.

[5] Rosenthal DL, Wojcik EM, Kurtycz DFI, editors. The Paris system for reporting urinary cytology. Switzerland: Springer; 2016.

[6] Ali SZ, Cibas ES, editors. The Bethesda system for reporting thyroid cytopathology. Defnitions, criteria, and explanatory notes. 2nd ed. Switzerland: Springer; 2018.

[7] Faquin WC, Rossi ED, editors. The Milan system for reporting salivary gland cytopathology. Switzerland: Springer; 2018.

[8] Fitzgibbons PL, Dillon DA, Berman AR, et al. Template for reporting results of biomarker testing of specimens from patients with carcinoma of the breast. Arch Pathol Lab Med. 2014;138(5):595-601.

[9] Lindeman NI, Cagle PT, Beasley MB, et al. Molecular testing guideline for selection of lung cancer patients for EGFR and ALK tyrosine kinase inhibitors: guideline from the College of American Pathologists, International Association for the Study of Lung Cancer, and Association for Molecular Pathology. Arch Pathol Lab Med. 2013;137(6):828-1174.

[10] Cree IA, Deans Z, Ligtenberg MJ, for the European Society of Pathology Task Force on Quality Assurance in Molecular Pathology and Royal College of Pathologists, et al. Guidance for laboratories performing molecular pathology for cancer patients. J Clin Pathol. 2014;67(11):923-931.

[11] Farahani SJ, Baloch Z. Are we ready to develop a tiered scheme for the effusion cytology? A comprehensive review and analysis of the literature. Diag Cytopathol. 2019;47(11):1145-1159.

[12] Chandra A. Announcement: the international system for reporting serous fuid cytopathology. Acta Cytol. 2019;63(5):349-351.

[13] Psallidas I, et al. Malignant pleural effusion: from bench to bedside. Europ Respir Rev. 2016;25:189-198.

[14] Kremer R, et al. Pleural fuid analysis of lung cancer vs. benign infammatory disease patients. Br J Cancer. 2010;102:1180-1184.

[15] Loveland P, et al. Diagnostic yield of pleural fuid cytology in malignant effusions: an Australian tertiary center experience. Intern Med J. 2018;48:1138-1324.

[16] Rossi ED, et al. The role of liquid-based cytology and ancillary techniques in pleural and pericardial effusions: an institutional experience. Cancer Cytopathol. 2015;123:258-266.

第 2 章　非诊断性（ND）和充分的标本

Mauro Saieg, Kaitlin Sundling, Daniel Kurtycz

背景

必须结合临床和影像学检查结果对标本进行判读。理想情况下，充分的标本更能够体现潜在的疾病过程。仅仅根据细胞数量来定义标本的充分性是不可行的，因为浆膜腔具有不同的病变实体或疾病过程，需要不同的标准。在含有大量炎症细胞的积液中，缺乏间皮细胞并不意味着标本为非诊断性（ND）（图 2.1）。例如，仅含淋巴细胞的胸膜结核标本就足以代表胸膜的疾

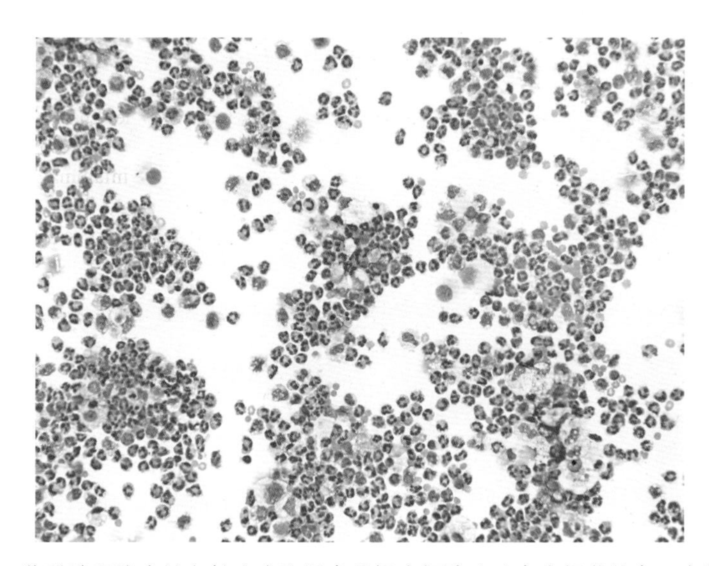

图 2.1　浆膜腔积液中的急性炎症和退变的间皮细胞（改良吉姆萨染色，高倍）。图像显示了中性粒细胞及退变的间皮细胞。这样的细胞形态不会将其评判为非诊断性。在 TIS 中，只要样本反映了疾病过程并提供了有用的信息，它对临床医生就是有帮助的。在这种情况下，急性炎症可以支持现有的诊断、提示新的鉴别诊断，并据提示判断是否需进行微生物培养。将标本评判为非诊断性，可能意味着标本制备不成功，需要重复或可能无效，而事实上这两种假设都不成立

病过程。在转移性恶性肿瘤患者中，尽管标本本身可能没有恶性细胞，但积液可能是由于肿瘤栓子阻塞淋巴管引起的。因此，很难提出依据间皮细胞或炎症细胞至少是多少来评判标本是否为满意的标本这样的标准。此外，将标本评判为 ND，可能意味着标本制备不成功，应该重复。这样的评价存在一定的问题，因为对于炎症严重的标本，重复采样看到的还是同样的情况。

据可靠但数量不多的研究表明，为了减少潜在的假阴性并优化检测的灵敏度，检测需要的标本体积量最低阈值为 50~75 ml[1-6]。

一项对 2500 多份胸腔积液标本的研究提出，阈值体积至少为 75ml。研究显示，当标本量增加到 75ml 时，恶性肿瘤检出率显著增加，且具有统计学意义[1]。实验室收到标本的最大体积量似乎没有上限，送检量越大，报告为 ND 或 AUS 的标本数量越少。

应鼓励临床医生向实验室提供体积量尽可能大的标本，以确保检测的最大灵敏度。如果需要在实验室的多个部门等分后分别检测（如进行微生物培养或细胞计数），则应充分混匀标本（详见第 10 章）。

具有足够量的标本且保存得当、制片佳、染色佳，则形态易于观察。保存不当则会导致细胞退变及破碎，并对染液的浸透产生不利的影响（图 2.2 和图 2.3）。制片太厚可能导致无法判读。任何妨碍判读的因素都可能限制标本质量的评估，包括积液上层的血液和炎症。机械因素（如制作涂片过程时

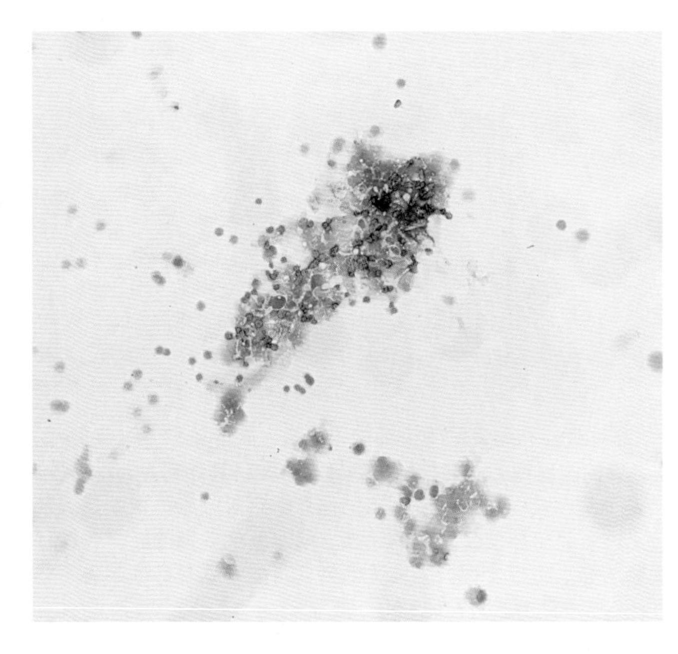

图 2.2 ND 标本（巴氏染色，中倍）。由于固定不足，标本无法判读。胞质内见来源不明的均质团块状物

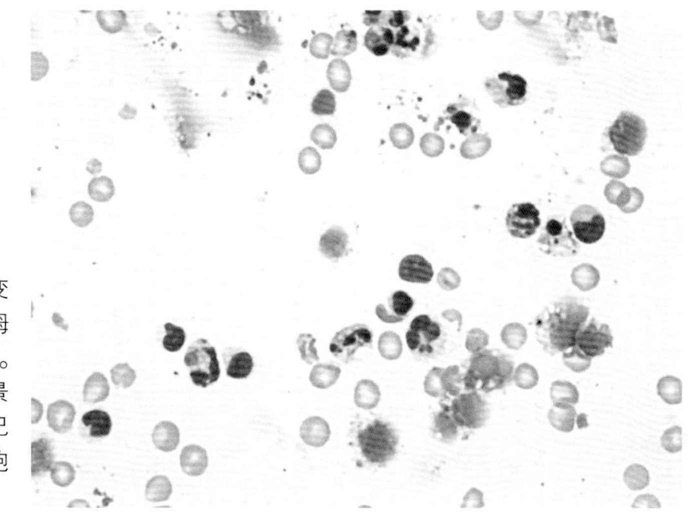

图 2.3　ND 退变的标本（改良吉姆萨染色，高倍）。图像显示碎片背景中正在溶解的淋巴细胞和中性粒细胞

的抖动）可能会使细胞变形或破裂。完全溶血的标本显然是 ND，因制片方法的不同而呈现出不同程度的细颗粒碎片。除非能找到合适的细胞成分，否则人们甚至不能确信溶血样本来自体腔（图 2.4 和图 2.5）。过度染色或染液浸透不一定使得形态无法解释。标本满意度的评估能够反映判读的局限性。完全不满意的标本是不能判读的，因此也是 ND。

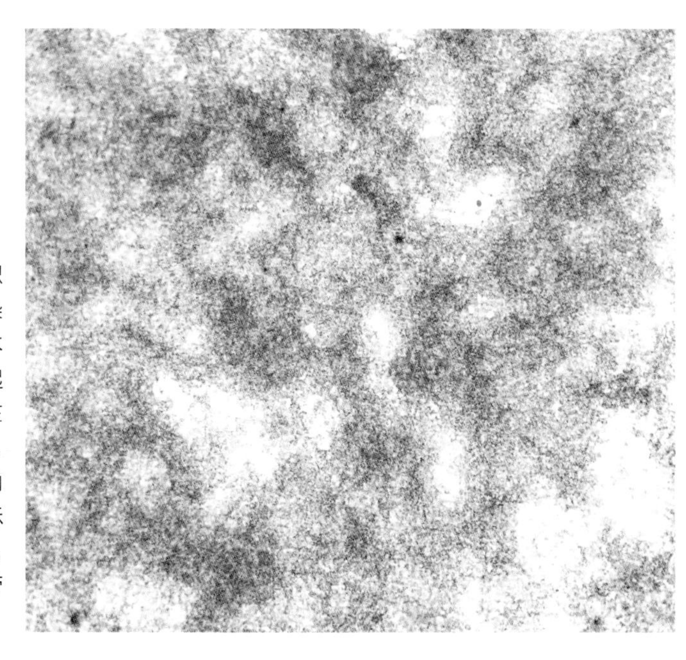

图 2.4　浆膜腔积液溶血（巴氏染色，低倍）。标本显示出由溶血引起的细颗粒状物。在这个放大倍数下，没有观察到完整的细胞，无法确定标本是否来自体腔，也可能是来自血管内的血液

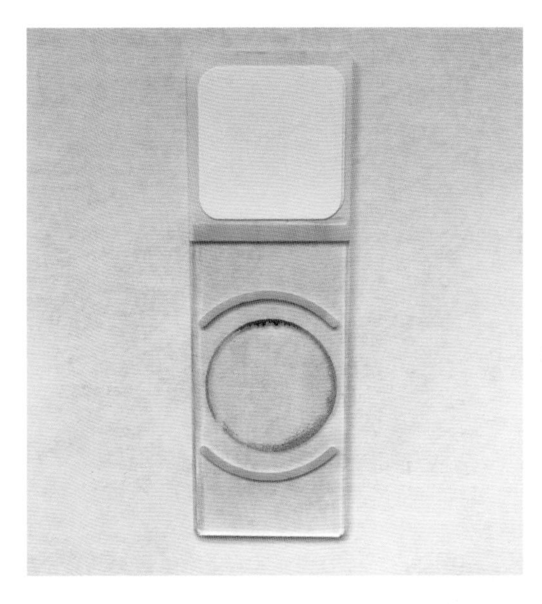

图 2.5 ThinPrep 液基制片（TP）中的溶血。该图像显示了 TP 在溶血时的典型表现。制片过程中，细小的血红素颗粒和细胞碎片会堵塞 TP 过滤器，并填充中间的孔隙。由于在处理标本过程中压力不均等，残留的溶血碎屑环围绕在玻片的边缘

定义

如果标本在适当的临床环境中没有提供诊断信息，如没有细胞、细胞严重退变或血性样本等，则被视为 ND。符合任何其他类别标准的标本应报告为相应类别，即使细胞数量少或样本量少，也不能视为 ND。

注释

体积小于 50 ml 的标本不能完全排除恶性肿瘤。尽管尚未建立以循证医学为基础的依据间皮细胞的最低数量来确定标本满意度的标准，但细胞数量不足且怀疑有恶性肿瘤的病例可以附加一个这样的注释：样本量有限且对诊断的敏感性存疑。

在疑似炎症性疾病的病例中，大量的炎性细胞及很少或没有间皮细胞可视为支持炎症性疾病的诊断。

标本是否满意不仅取决于细胞的数量或标本的多少，还取决于这些细胞的保存质量。这在积液标本中至关重要，因为保存不佳或处理不当的标本可能会损害细胞形态，退变的细胞不应被评估，也不应被解释为 AUS。此外，

滑石粉、皮肤表面的鳞状上皮细胞和其他外部污染物，以及大量出血、溶血，可能会妨碍标本评估，并可能将标本评估为不满意标本。

临床管理

报告为 ND 的标本应被视为没有临床意义，如果临床允许，建议出现积液时再次送检。

报告范例

例 2.1

- 腹腔积液
- 因细胞数量少或没有细胞使判读受限
- 诊断：非诊断性

注：该标本仅见血液，建议重新制片。

例 2.2

- 腹腔穿刺液
- 因外来的污染物限制了判读
- 诊断：非诊断性

注：由于粪便碎屑的污染，目前标本的评估受限或结构模糊不清。

例 2.3

- 右肺胸腔穿刺液
- 由于标本保存不佳，评估受限
- 诊断：非诊断性

评论：尽管可见细胞，但由于干燥 / 保存不佳导致的人工假象使标本的评估受限。建议重复上述程序，恰当处理标本。

（梅　平　译）

参考文献

[1] Rooper LM, Ali SZ, Olson MT. A minimum fuid volume of 75 mL is needed to ensureadequacy in a pleural effusion: a retrospective analysis of 2540 cases. Cancer Cytopathol. 2014;122(9):657-665.
[2] Rooper LM, Ali SZ, Olson MT. A minimum volume of more than 60 mL is necessary for adequate cytologic diagnosis of malignant pericardial effusions. Am J Clin Pathol. 2016;145(1):101-106.
[3] Thomas SC, Davidson LR, McKean ME. An investigation of adequate volume for the diagnosis of malignancy in pleural fuids. Cytopathology. 2011;22(3):179-183.
[4] Swiderek J, Morcos S, Donthireddy V, et al. Prospective study to determine the volume of pleural fuid required to diagnose malignancy. Chest. 2010;137(1):68-73.
[5] Abouzgheib W, Bartter T, Dagher H, Pratter M, Klump W. A prospective study of the volume of pleural fuid required for accurate diagnosis of malignant pleural effusion. Chest.2009;135(4):999-1001.
[6] Sallach SM, Sallach JA, Vasquez E, Schultz L, Kvale P. Volume of pleural fuid required for diagnosis of pleural malignancy. Chest. 2002;122(6):1913-1917.

第 3 章　未见恶性（NFM）

Eva M. Wojcik, Xiaoyin Sara Jing, Safa Alshaikh, Claudia Lobo

背景

浆膜腔病理性积聚过多液体可能与全身性或局灶性病变有关[1]。鉴于浆膜腔积液的发生频率，积液成为最常见的非妇科细胞学标本之一。导致积液形成的原因很多，恶性肿瘤仅为其中之一[2]。然而，尽管只在少数病例中发现恶性细胞，浆膜腔积液细胞学检查的主要目标是检测恶性细胞。大部分（大于 80%）积液会被判读为"未见恶性（NFM）"[3–7]。

定义

当来自腹膜、胸膜或心包腔的浆膜腔积液标本中仅含有良性或反应性细胞成分，缺乏恶性肿瘤细胞及可能有恶性嫌疑的细胞时，可被判读为 NFM。这些细胞成分包括无明显肿瘤形态、免疫组织化学或分子改变的间皮细胞，也包括炎症细胞，其比例和种类取决于导致积液的疾病。感染导致的积液也属于该诊断类别。

NFM 的标准

- 绝大多数间皮细胞呈单个散在、小簇（常具有"窗隙"样结构）或扁平片状的排列方式
- 偶尔可见双核或多核的间皮细胞
- 可见数量不一的组织细胞、巨细胞、淋巴细胞和中性粒细胞

- 无或仅有轻微的细胞非典型性
- 可以含有其他良性成分（例如砂粒体、胶原球、石棉小体或微生物）

注释
浆膜腔积液的诊断流程（图 3.1）

所有浆膜腔积液都是病理性的，并没有所谓的“正常积液”。因此，这些标本中的所有细胞，特别是间皮细胞，若出现一定程度的反应性改变是预期中的。评价积液标本的第一步是判断标本是否适合用于诊断。一旦标本满意，应观察出现的细胞类型、总体细胞数量（多或少）及结构组成。结构组成指细胞的排列，包括单个散在、小簇状或形成大的复杂细胞团块等方式。下一步是判断所出现的细胞是否为浆膜腔积液中的预期发现［即间皮细胞和（或）炎症细胞，包括组织细胞］，亦或为非预期的细胞成分（第二种细胞）。有时候明确诊断可能需要追加染色或辅助检查以证实细胞来源。大多数情况下 NFM 可仅凭形态学诊断。

预期的细胞发现
与细胞数量和组成无关的问题

所有浆膜腔均由间皮细胞覆盖。这些细胞通常是浆膜腔积液的主要组成细胞，伴或不伴比例不等的炎症细胞。体腔积液细胞学中，多数间皮细胞具有某些程度的反应性改变，因此并不需要报告反应性间皮细胞。所有细胞中，间皮细胞是最有适应能力的细胞类型之一，具有最大的可塑性以适应环境改变[8]。所以反应性改变导致细胞形态与恶性细胞发生明显的重叠也并不令人惊奇，此时需要额外的检查来识别其性质。反应性间皮细胞形态学表现的多样性可见于图 3.2~3.12。

良性积液中，间皮细胞为圆形至卵圆形，单个排列和（或）呈有黏附性的小簇状排列。细胞大小不一，但通常细胞核大小为中性粒细胞核的 1.5~2 倍。核可以居中或偏位分布。双核或多核间皮细胞并不少见，它们的出现常指向反应性改变。间皮细胞常有核仁，有时核仁显著，但巨大核仁的数量增

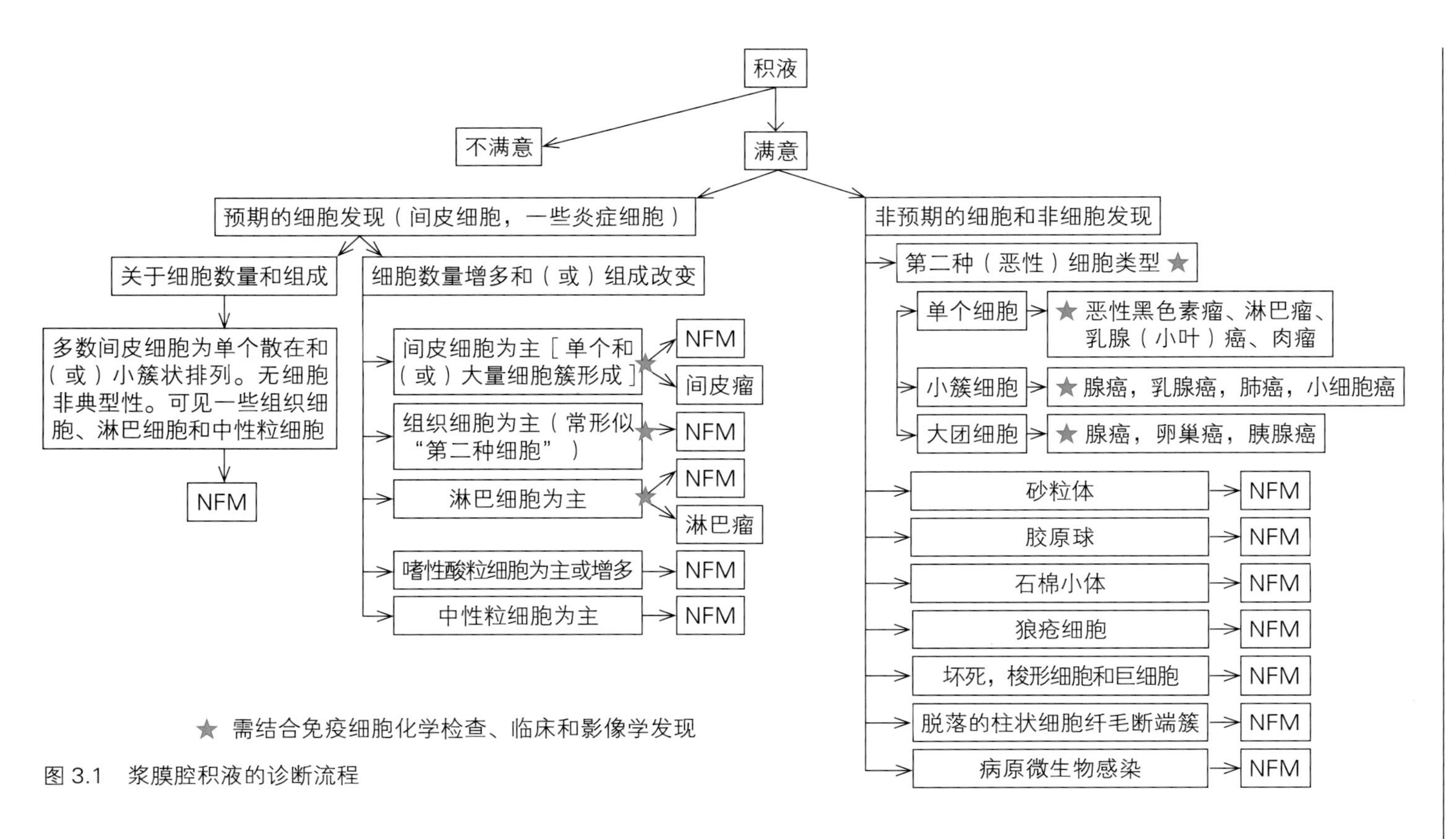

图 3.1　浆膜腔积液的诊断流程

多则更是恶性间皮瘤的特征[9,10]。要重视的是，反应性间皮细胞中，核仁及核膜轮廓通常光滑且清晰，核质比可有增高[2,11]。胞质可有蕾丝样边缘（“褶边裙”，图 3.3）。频见描述的“双色”胞质通过传统的罗式（Romanowsky）染色方法最容易显现，但目前的薄层制片技术，改良吉姆萨或巴氏染色却使这

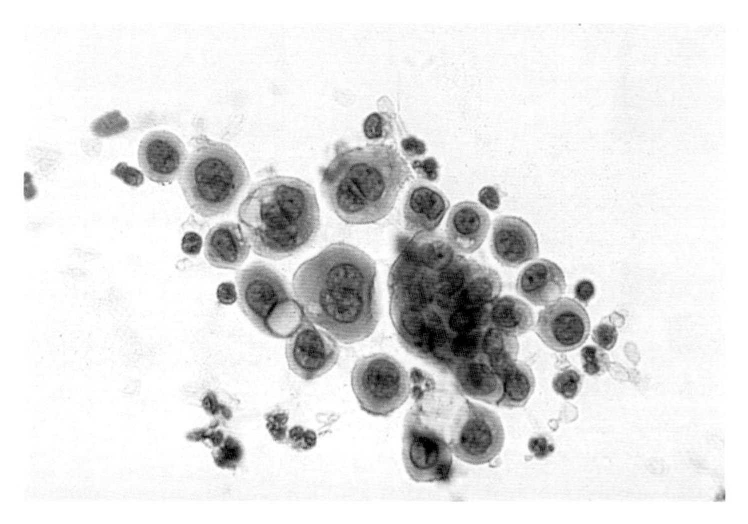

图 3.2　间皮细胞。图示多核细胞，胞质空泡化和疏松细胞簇。细胞大小和形状的差异性常见于反应性间皮细胞（胸腔积液，巴氏染色，TP，高倍）

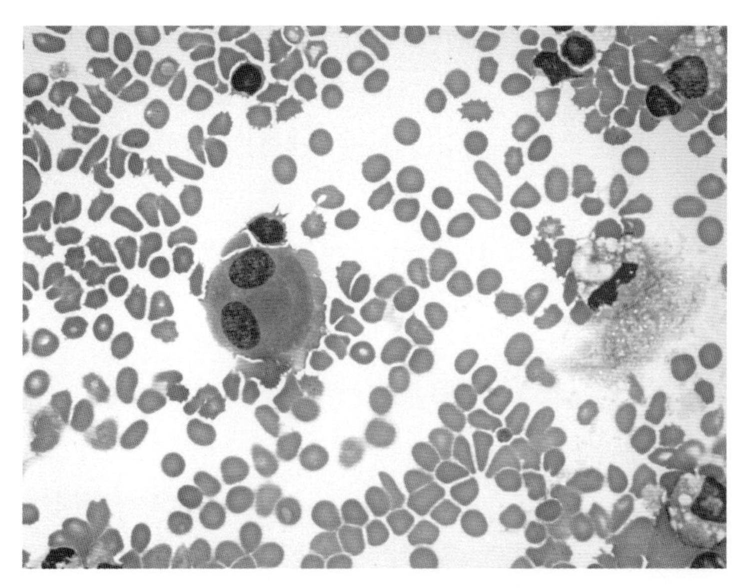

图 3.3　双核间皮细胞。该双核细胞具有“褶边裙”状的胞质边缘（胸腔积液，改良吉姆萨染色，CS，高倍）

种特征更不明显。胞质空泡化不少见，可使细胞呈印戒样[12]（图 3.7）。

间皮细胞常脱落形成小的细胞簇，相邻两个细胞间具有特征性的“窗”或空间（图 3.4）。这些空间的形成是因为间皮细胞表面具有指状突起的微绒毛，微绒毛在光学显微镜下观察不到，但在电子显微镜下能很好地显示[8]。

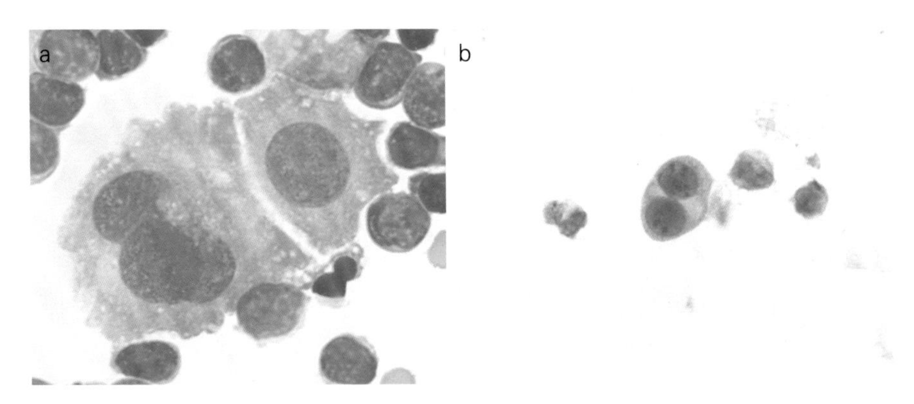

图 3.4　具有窗隙结构的间皮细胞。相邻间皮细胞间有透明间隙，或称之为“窗”，该现象是因光学显微镜下观察不到微绒毛导致。微绒毛位于间皮细胞边缘，撑开胞质，使相邻细胞分离（a 为胸腔积液，改良吉姆萨染色，CS，高倍；b 为腹腔积液，巴氏染色，TP，高倍）

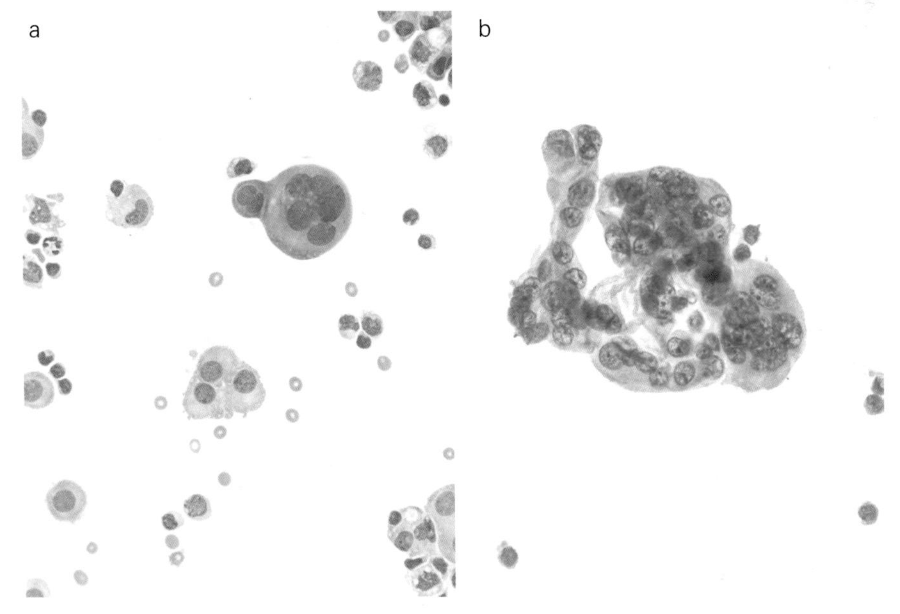

图 3.5　反应性间皮细胞。反应性间皮细胞可为多核，伴细胞增大。注意可见小核仁，核轮廓相对规则（a 为胸腔积液，改良吉姆萨染色，CS，高倍；b 为胸腔积液，巴氏染色，LBP，高倍）

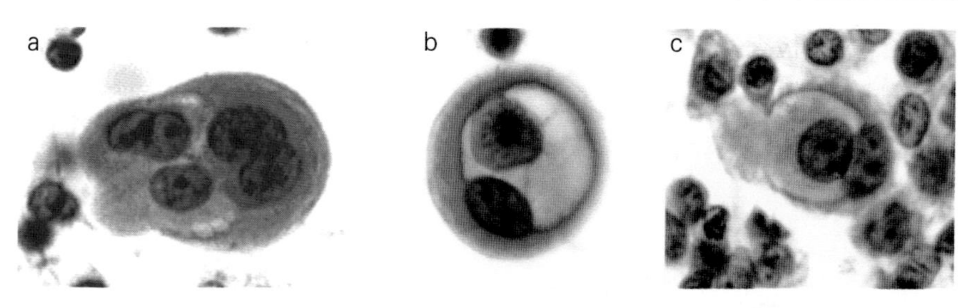

图 3.6　反应性间皮细胞。间皮细胞显示所谓“自相吞入”、相互紧扣或细胞内含细胞的现象。良恶性间皮细胞增生均可见这种现象（a 为胸腔积液，改良吉姆萨染色，CS，高倍；b 和 c 为胸腔积液巴氏染色，LBP，高倍）

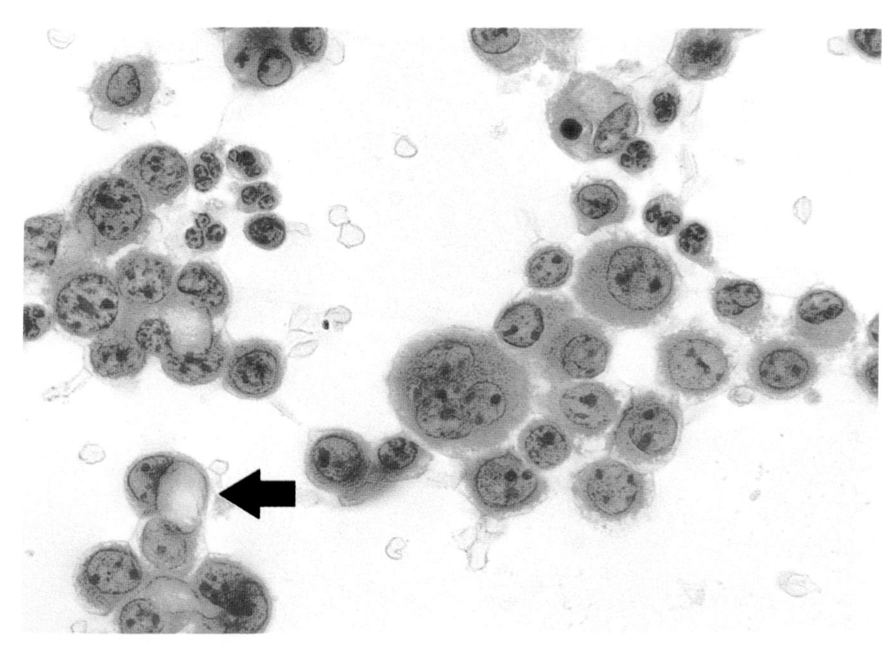

图 3.7　反应性间皮细胞。图中间皮细胞可见核仁、多核细胞及胞质空泡，胞质空泡有印戒样形态（箭头）。显著的核仁反映出受刺激的细胞在制造蛋白的过程中生成 RNA（胸腔积液，巴氏染色，TP，高倍）

腹腔冲洗液标本可出现扁平片状或球状排列的间皮细胞。这些细胞可见分叶状的核轮廓，由此产生了所谓“雏菊细胞”（图 3.11）。

如果标本所含细胞多为单个散在分布和（或）小簇状排列的间皮细胞，而且这些细胞没有明显的细胞非典型性，NFM 的诊断可以在没有额外免疫化学（IC）检查的情况下成立。通常，浆膜腔积液使用 IC 检查应审慎，不应超过病例数的 10%~15%[13]。

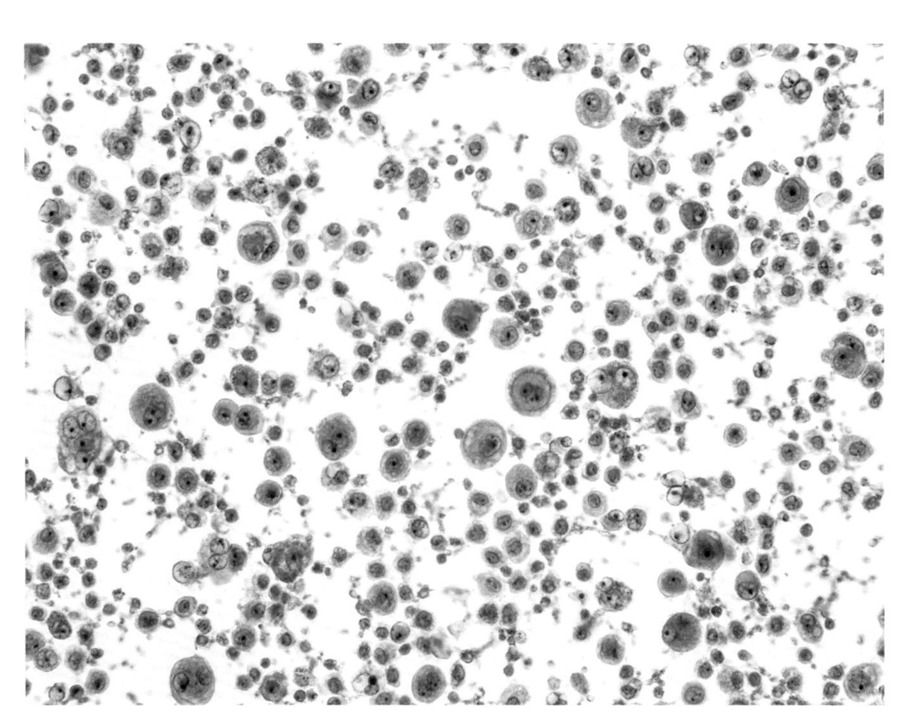

图 3.8　反应性间皮细胞。这些间皮细胞具有明显的多形性——细胞大小有很大差异，与间皮瘤比较，后者细胞组成常更一致（“单型性”）（胸腔积液，巴氏染色，TP，中倍）

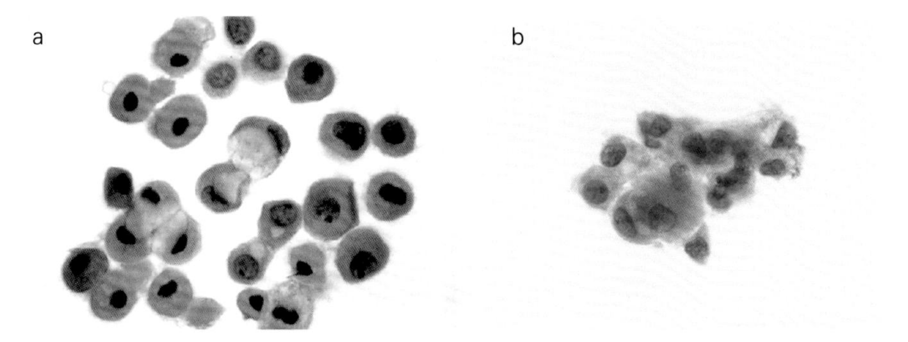

图 3.9　假角化和退变。a. 假角化发生于退变且胞质致密的间皮细胞，因胞质塌陷伴橙黄 G 染剂陷入而使细胞呈橙色，形似鳞状细胞。b. 间皮细胞有些退变表现，可见胞质空泡和磨损的胞质边界（a 和 b 均为胸腔积液，巴氏染色，TP，高倍）

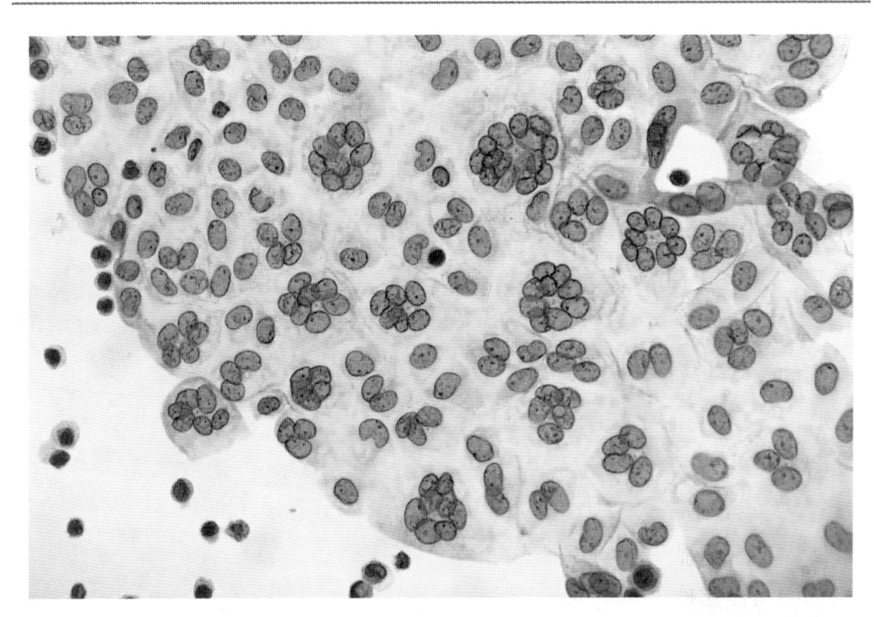

图 3.10　腹腔冲洗液。图示片状排列的良性间皮细胞，有些为多核细胞，核轮廓有轻微分叶状表现（巴氏染色，TP，高倍）

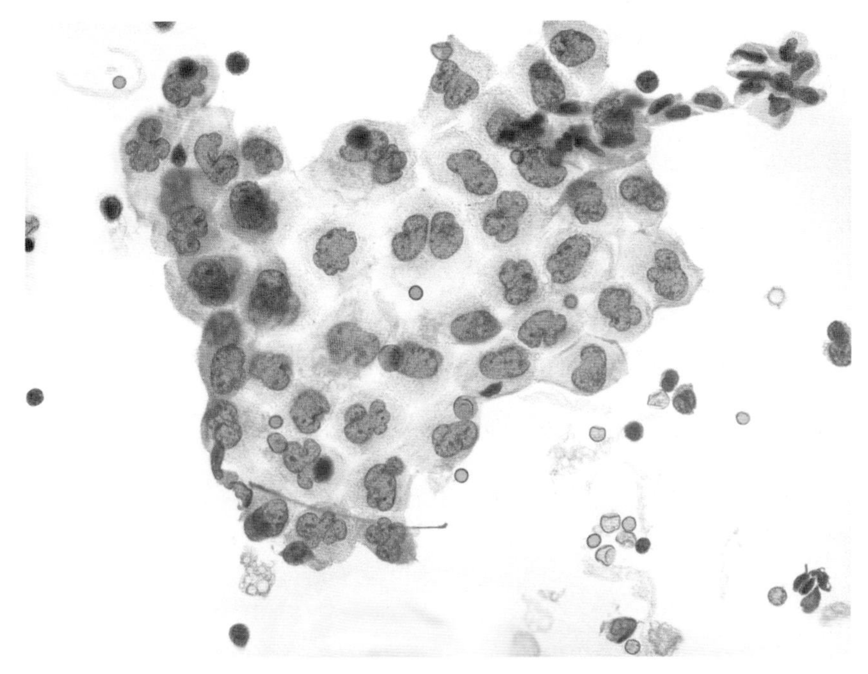

图 3.11　腹腔冲洗液。来自腹膜的标本含有片状排列的良性间皮细胞，核轮廓明显呈分叶状，称为“雏菊细胞”（巴氏染色，TP，高倍）

细胞数量增多和（或）细胞组成以单一类型为主

间皮细胞为主

积液标本可以有非常丰富的细胞量，含有丰富的单个间皮细胞和（或）大量的有黏附性的间皮细胞簇，其中一些具有乳头状结构。细胞可发生显著的反应性改变，表现为核增大，出现双核及多核。可有吞噬活性增加现象，表现为某些类型细胞的明显空泡化，甚至非吞噬性细胞可有所谓细胞自相吞入的行为（细胞内含细胞或细胞互相包裹）[14]。另外，可有核染色加深及出现明显核仁的情况。形态上，反应性间皮细胞与恶性细胞间可有显著的重叠，尤其是与腺癌细胞之间。这些情况下，免疫组织化学检查有助于明确细胞是否具有间皮表型[15,16]。如果非典型细胞具有间皮表型，则可能是恶性间皮瘤。有明显细胞增多，且特别有细胞数量、大小及细胞簇复杂程度异常时，应考虑恶性间皮瘤的诊断[10]。关于间皮瘤，更详细的讨论见第 6 章。如果因无相符合的临床病史、影像学发现及 IC/ 分子检查结果而排除了间皮瘤，对于有丰富细胞量且以间皮细胞为主的标本应报告为 NFM，并加以注释（见报告范例，例 3.2）。

组织细胞为主

以组织细胞为主要组成的积液标本在日常工作中常见。仅凭形态鉴别组织细胞和间皮细胞非常有挑战性，很多情况下组织细胞被误判为间皮细胞[2,11]。这种误判并不影响诊断分类，因为这两种细胞类型皆适用于 NFM。组织细胞的典型表现是细胞圆，细胞边界清楚或不清，并通常为单个分布。它们可以组成边缘模糊且轮廓不规则的小细胞簇，或者形成有黏附性的细胞团，形似上皮细胞（图 3.13）。当标本以组织细胞为主要细胞组成，并偶见小簇的间皮细胞时，会给人以两种细胞成分的印象。此外，组织细胞的胞质可以为粗的空泡状，而且可含有单个的大空泡，大空泡可将核挤至边缘，形成印戒细胞的外观（图 3.14）。这些特征可导致腺癌的假阳性诊断。疑难病例中，免疫细胞化学检测（例如 CD68 和 CD163）有助于明确是否为组织细胞[15,16]（图 3.15）。

淋巴细胞为主

积液中常见多种类型的淋巴细胞，大致 80% 为 T 细胞占优的反应性病变[17]。大多数病例中，淋巴细胞表现为形态成熟的散在细胞。然而确有以

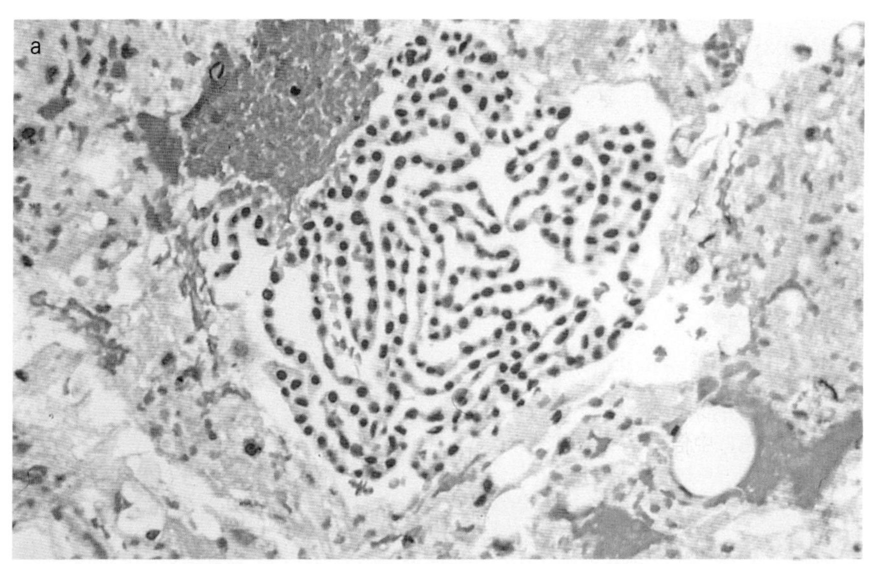

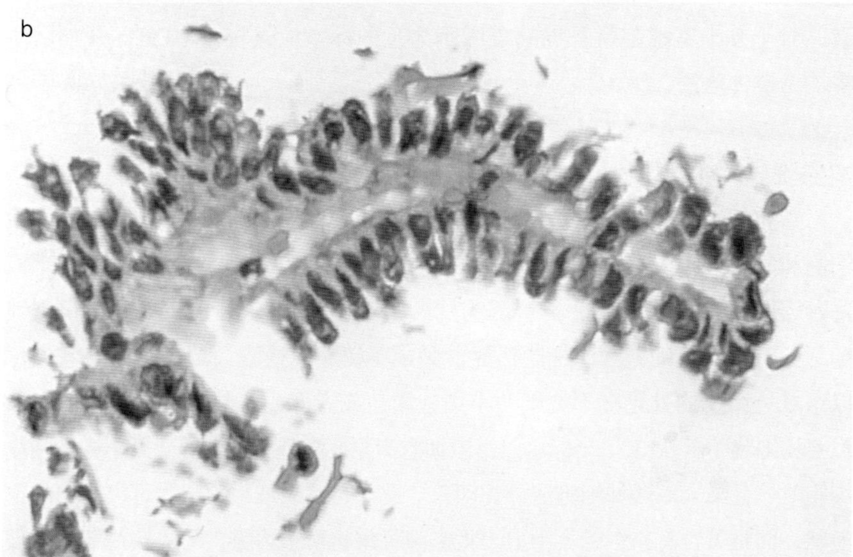

图 3.12 腹腔冲洗液细胞块。a 为成片折叠的良性间皮细胞。细胞黏附性好，为低的立方状细胞，缺乏非典型性，而且这群细胞周边没有任何空隙或“陷窝”。b 为折叠成条带状的反应性间皮细胞，因形似乳头状结构，在腹腔冲洗液中可导致诊断陷阱（a 和 b 均为细胞块，HE 染色；a 为低倍，b 为中倍）

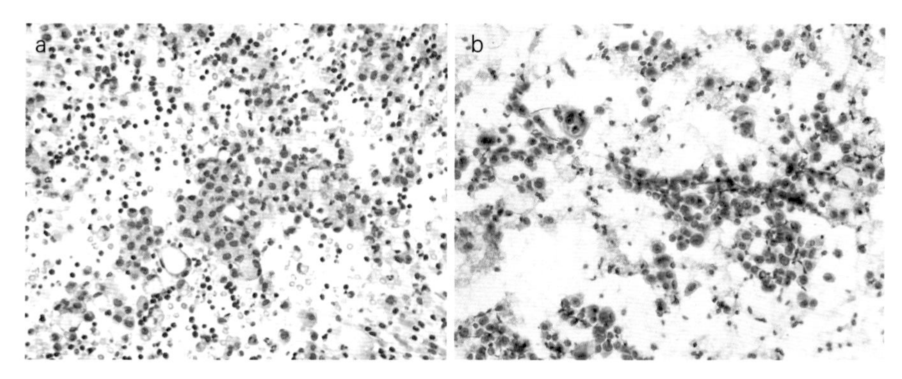

图 3.13　组织细胞。组织细胞可以聚集成上皮样细胞簇，如 a 和 b 所示，与上皮来源的恶性肿瘤 / 第二种细胞有相似之处。这显然是一个重大的诊断陷阱（a 为胸腔积液，HE 染色，中倍；b 为胸腔积液，巴氏染色，TP，中倍）

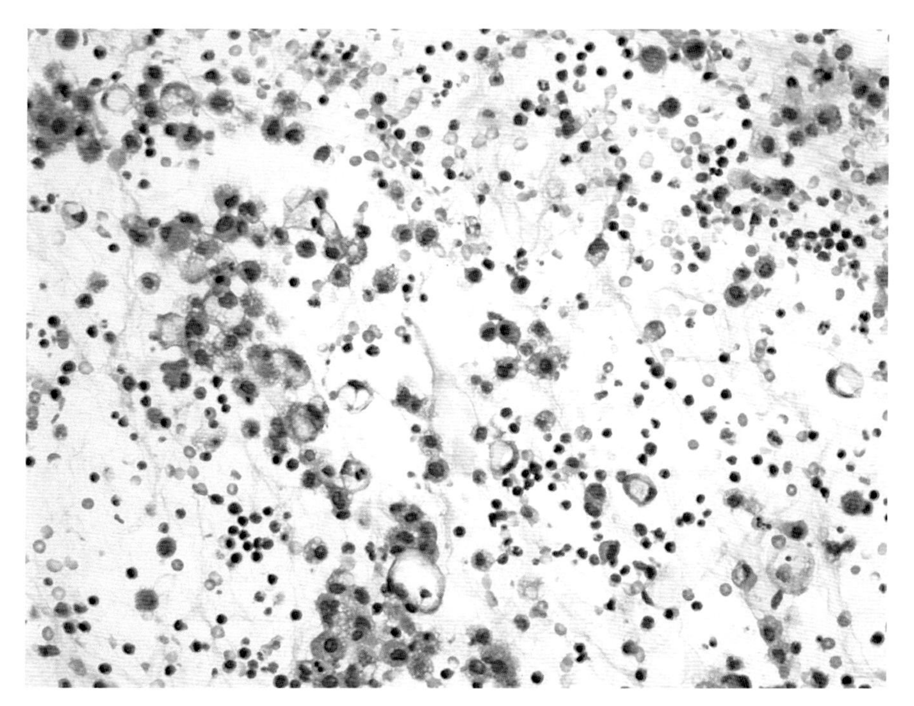

图 3.14　组织细胞。退变的组织细胞胞质内出现单个的大空泡，将核挤至边缘，形成印戒样形态，从而具有腺癌的嫌疑（胸腔积液，HE 染色，细胞块，中倍）

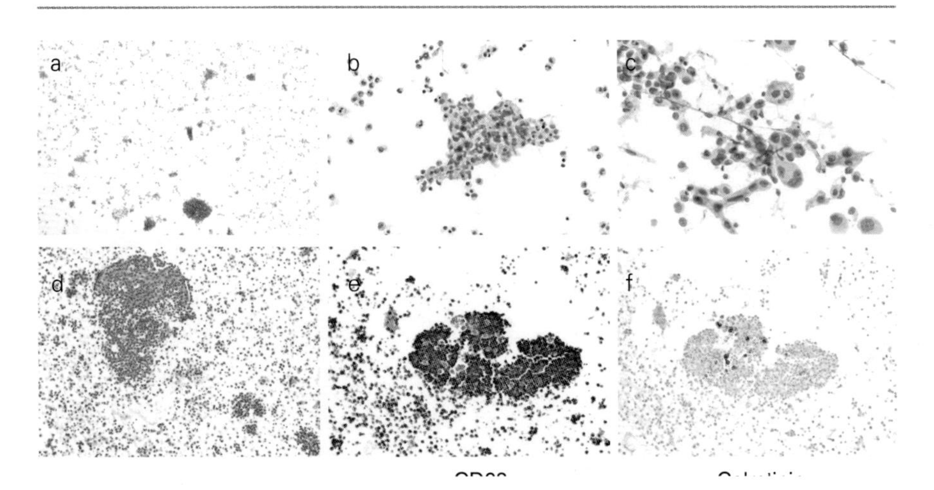

图 3.15 组织细胞。a~c 为组织细胞形成上皮样细胞簇，仅凭形态可能与转移性癌鉴别困难（胸腔积液，巴氏染色，TP，低倍、中倍和高倍）。细胞块免疫组织化学检测可有帮助。d 为细胞块中的上皮样细胞簇（胸腔积液，HE 染色，细胞块，低倍）。e 为 CD68 免疫染色，几乎所有细胞皆阳性，证实这些细胞为组织细胞（胸腔积液，CD68 免疫染色，细胞块，低倍）。f 为钙网膜蛋白免疫染色，仅显示出几个散在的间皮细胞（胸腔积液，钙网膜蛋白免疫染色，细胞块，低倍）

淋巴细胞为主要细胞组成的病例。结核病患者的积液主要由 T 细胞组成[18]（图 3.16）。通常，积液标本中明确区分评价淋巴样细胞的形态较困难，特别是那些用酒精固定的标本。有时可能无法仅凭形态鉴别反应性淋巴细胞增生和淋巴瘤[19,20]。因此，包括流式细胞的辅助检查对于有显著淋巴细胞成分的病例是必要的，特别当临床提示为淋巴细胞恶性肿瘤时。

嗜酸性粒细胞为主或数量增加

积液标本以嗜酸性粒细胞为主要组成的现象很少见。然而确有病例嗜酸性粒细胞显著增多（图 3.16）。虽然并无“显著”的清晰定义，但当嗜酸性粒细胞大量出现时，应在报告中注明，并应结合临床病史。出现嗜酸性粒细胞最常见的情况是空气进入了间皮细胞覆盖的空间，可能与之前接受胸腔穿刺术或外伤导致气胸或血胸有关。但很多浆膜腔积液嗜酸性粒细胞增多症是特发性的。其他原因包括恶性肿瘤、感染、肺梗死和超敏反应[21,22]。

中性粒细胞为主

以中性粒细胞为主要细胞组成的情况见于脓性积液[23]，且应该报告为

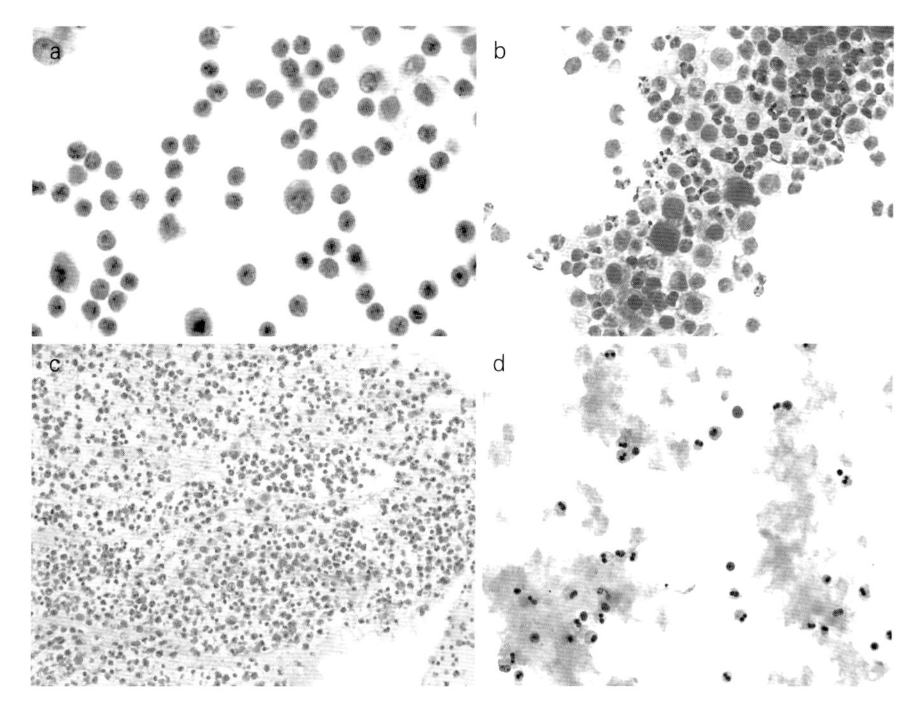

图 3.16　多种炎症。a 为结核性胸腔积液，示淋巴细胞（T 细胞），间皮细胞极少或无（胸腔积液，巴氏染色，LBP，高倍）。b 为急慢性炎症细胞混合出现，间杂反应性间皮细胞（胸腔积液，改良吉姆萨染色，高倍）。c 和 d 为胸腔积液，示显著的嗜酸性粒细胞组成。双叶核及明亮的胞质颗粒是嗜酸性粒细胞的特征（c 为 HE 染色，细胞块，低倍；d 为巴氏染色，TP，中倍）

NFM，附带“大量中性粒细胞符合脓胸”的诊断。导致脓胸最常见的原因为感染，其他病因罕见，例如类风湿关节炎[24]。

非预期的细胞和非细胞发现

非预期的细胞群（第二种细胞）

一般含有非预期性的细胞群或第二种细胞的标本通常为恶性。恶性积液会在第 6 章和第 7 章详细讨论。当异常细胞组成出现时，免疫组织化学检测对这些细胞进一步分类是有价值的。联系细胞形态和临床病史有助于谨慎选择适合的辅助检查。

非预期的良性细胞和非细胞发现

偶尔，积液中可含有正常情况下不会出现的细胞成分或良性细胞，如下文所列举。此时，判读结果应为 NFM，并加注释，以解释上述发现（见例 3.5）。

砂粒体

浆膜腔积液中发现砂粒体并不少见。砂粒体是具有同心分层结构的钙化物（图 3.17）。尽管砂粒体和很多种恶性肿瘤相关，仅出现砂粒体（缺乏伴随的细胞增生）不足以诊断为恶性肿瘤。特别是在腹腔积液中，砂粒体可在良性病变中出现。任何生成乳头状结构的病变都可以形成砂粒体，例如间皮细胞乳头状增生、子宫内膜异位和输卵管内膜异位（图 3.18）。此外，诸如

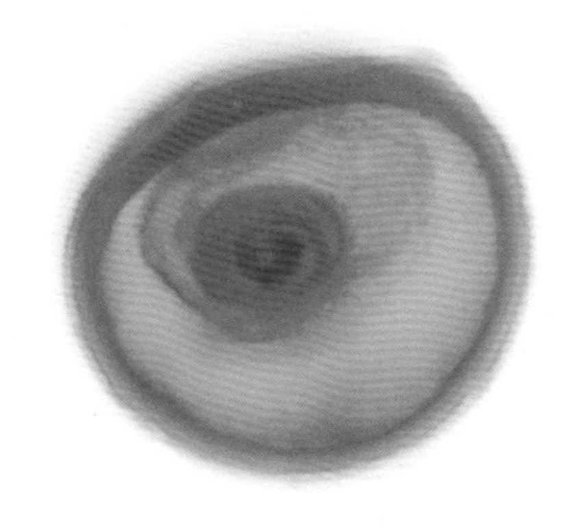

图 3.17 腹腔积液中的砂粒体。砂粒体是具有同心分层结构的钙化物。该例随访结果为良性（腹腔积液，巴氏染色，TP，高倍）

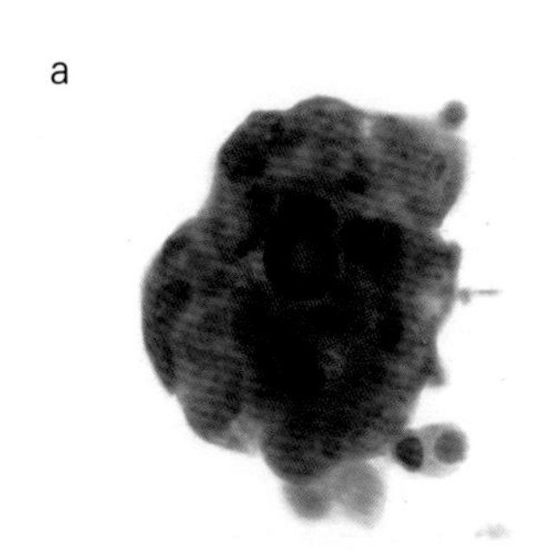

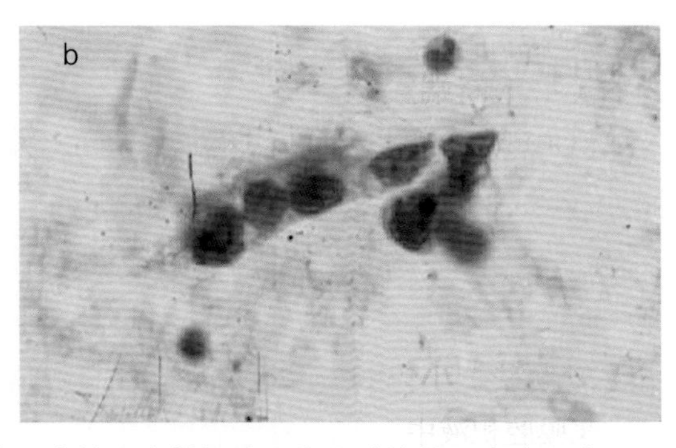

图 3.18 输卵管内膜异位。a 为一个被反应性细胞围绕的砂粒体（腹腔积液，巴氏染色，高倍）。b 为纤毛上皮细胞，提示输卵管内膜异位（腹腔积液，巴氏染色，TP，高倍）

卵巢囊腺瘤和囊腺纤维瘤等良性肿瘤也可有砂粒体[25-27]。发现砂粒体应极其谨慎地检查标本并结合临床病史及影像学结果，以排除潜在的肿瘤。

胶原球

胶原球是圆形或卵圆形的胶原小片段，覆盖有间皮细胞。胶原球源自卵巢表面常见的乳头状突起，相对更常见于盆腔冲洗液，也可见于自发性积液[28]（图 3.19）。最重要的问题是不要误诊为恶性。胶原球是意义不大的意外发现，因此并不需要报告它们的存在。

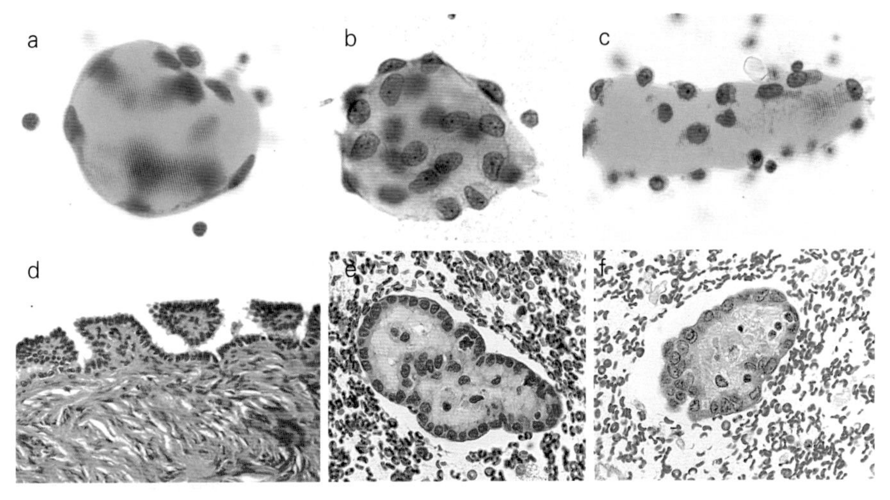

图 3.19　胶原球。这些结构是腹腔冲洗液标本的常见发现，积液细胞学中也常见。胶原形成的三维球被良性间皮细胞包裹（a~c 为腹腔积液，巴氏染色，TP，高倍；d~f 为腹腔积液，HE 染色，细胞块，中倍）

脱落的纤毛断端簇

偶尔可见输卵管纤毛上皮细胞的纤毛断端成簇脱落于腹腔冲洗液中[29]（图 3.20）。不应把这一发现当成原虫或寄生虫[30]，这不是有重大临床意义的发现，不需要纳入报告中。

石棉（含铁）小体

浆膜腔积液中出现石棉小体极为罕见。胸腔积液中有这种非常罕见的发现应被视为肺内有沉重石棉负荷的表现[31]（图 3.21）。诊断是 NFM，然而，鉴于这种发现临床意义重大，出现石棉小体应纳入报告或评论中。

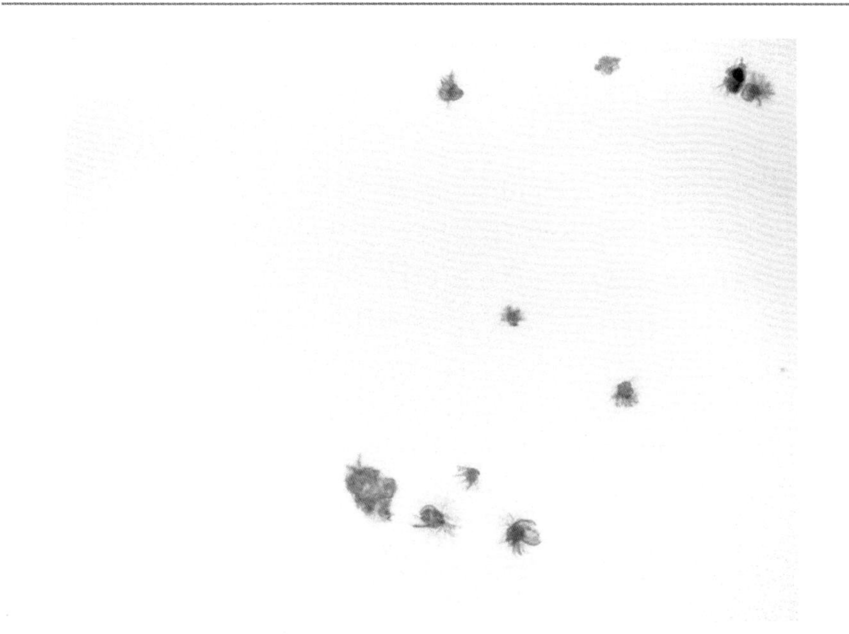

图 3.20　纤毛细胞变性崩解类型的改变。积液细胞学中脱落的纤毛断端簇有时可见于女性患者，并可能被误作寄生虫。这些变化还可以在透析标本中发现。本例来自一个浆液性囊腺瘤的囊液；腹腔积液中也会有类似表现（囊液，巴氏染色，TP，高倍）

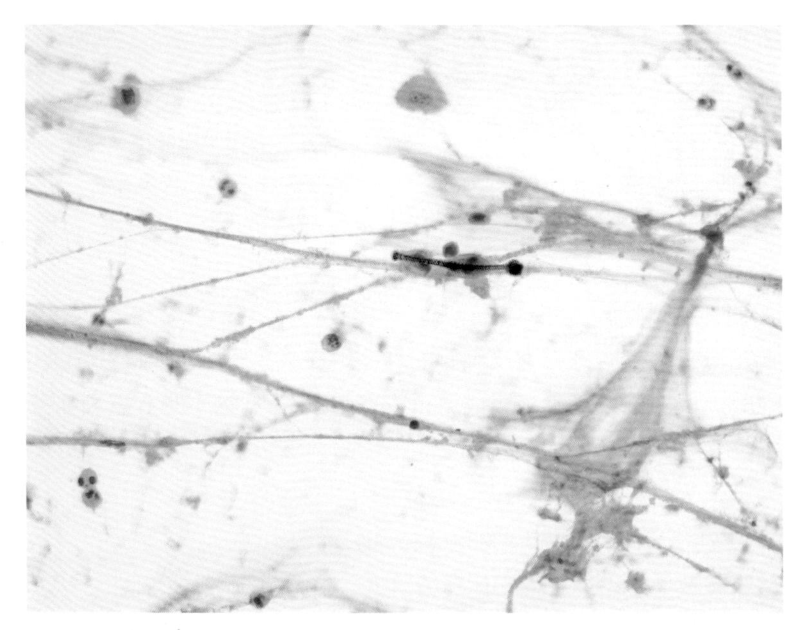

图 3.21　石棉（含铁）小体。这些结构偶见于积液细胞学，表现为一种两端圆的线性结构，常由石棉构成核心，覆盖有褐色的铁盐（胸腔积液，巴氏染色，TP，高倍）

库什曼螺旋

尽管极为罕见，库什曼螺旋可以出现在积液中。出现这些螺旋应积极寻找有否分泌黏液的腺癌细胞，因为这些细胞是积液中库什曼螺旋最常见的来源[32,33]。仅有库什曼螺旋不代表恶性，诊断应仍为 NFM。

狼疮（LE）细胞

LE 细胞是对系统性红斑狼疮（SLE）所致积液中的特征性细胞的经典描述。LE 细胞属炎症细胞，通常为中性粒细胞，但有时是巨噬细胞，含有均质糊状的苏木素小体（退变的核物质）（图 3.22）。尽管出现 LE 细胞是 SLE 的特征，但即使经过仔细检查，也不是所有 SLE 患者的积液都有 LE 细胞。LE 细胞并非完全有提示疾病的特异性，LE 细胞也可以在其他情况下出现[34,35]。出现 LE 细胞应在报告中注明，以确保临床相关举措得当。

坏死物质

出现广泛的坏死物质提示恶性病变。浆膜腔积液内的坏死也是类风湿性疾病的特征，特别是当标本中含有圆形、多核巨细胞，梭形细胞（与梭形鳞状上皮细胞相像），坏死碎片和很多退变细胞时[36,37]。重要的是需要熟悉这些特征性改变，并且不要把这些标本误诊为恶性，以避免为患者增加不必要的额外检查来证实恶性或结核。类风湿性疾病标本可发现拉长的梭形巨噬细胞、多核的巨大巨噬细胞以及坏死性颗粒状物质，这些发现应被判读为 NFM，并加以注释，提示这些发现符合类风湿性浆膜炎（图 3.23）。

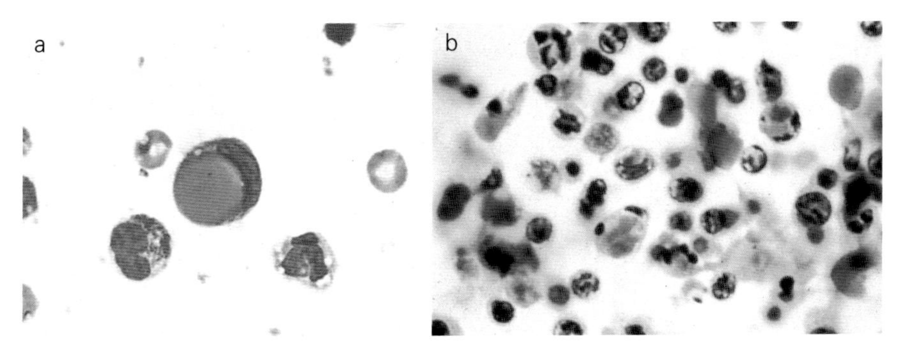

图 3.22　LE 细胞。LE 细胞是 SLE 相关积液中的经典发现，表现为细胞（中性粒或巨噬细胞）吞噬所谓的“苏木素小体”。这些细胞并不总是能出现于 SLE 相关的积液中（a 为胸腔积液，改良吉姆萨染色，CS，高倍；b 为胸腔积液，巴氏染色，TP，高倍）

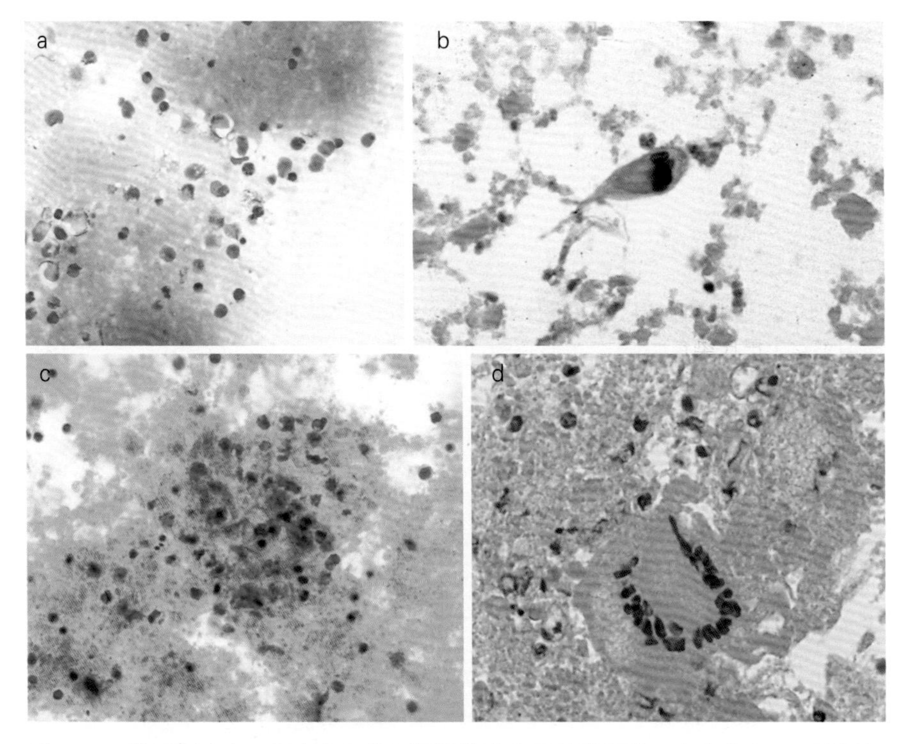

图 3.23　类风湿改变。标本来自类风湿性浆膜炎相关的积液。左上和左下：淋巴细胞和退变的中性粒细胞，出现于“感觉上”富含蛋白成分的背景中（a 为胸腔积液，改良吉姆萨染色，CS，中倍；c 为胸腔积液，巴氏染色，直接涂片，中倍）。b 和 d 为坏死物质和多核巨细胞，可以拉长或呈梭形（b 为胸腔积液，巴氏染色，LBP，中倍；d 为胸腔积液，HE 染色，CB，中倍）

瘘

瘘可以起自多种器官，并与浆膜腔吻合，导致积液标本中出现超出预期的细胞或其他成分。这些物质的种类和数量取决于瘘的位置[38]。例如，有食管胸膜瘘的患者，胸腔积液中可出现分层的鳞状细胞和食物成分。出现异物应在注释中提出，说明这些发现提示瘘的形成。

感染性微生物

曾报道浆膜腔积液中出现过各种类型的感染性微生物，包括寄生虫、真菌、细菌和病毒，所有这些改变均属于 NFM。如能识别出某种特异性变化，也应予以报告。必要时应使用恰当的特殊染色来证实诊断（图 3.24~3.26）

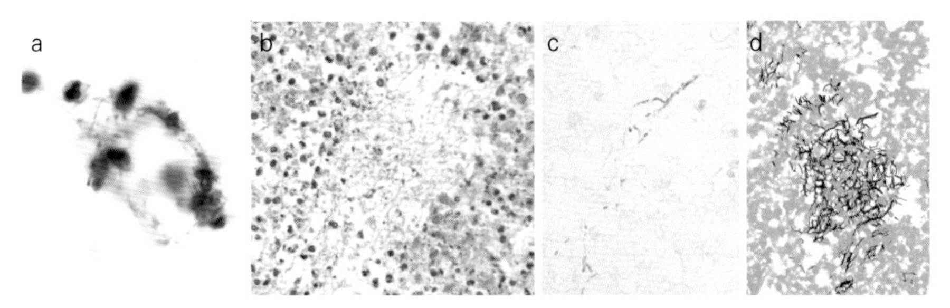

图 3.24　积液中的诺卡氏菌属。a 为胸腔积液，可见纤细的棒状细菌，形成有分支的细丝（巴氏染色，CP，高倍）。b 的背景示炎症和碎片（胸腔积液，HE 染色，CB，中倍）。c 为细菌抗酸染色弱阳性（胸腔积液，抗酸杆菌染色，CB，高倍）。d 为六胺银（GMS）染色细菌银染阳性（胸腔积液，GMS 染色，CB，高倍）

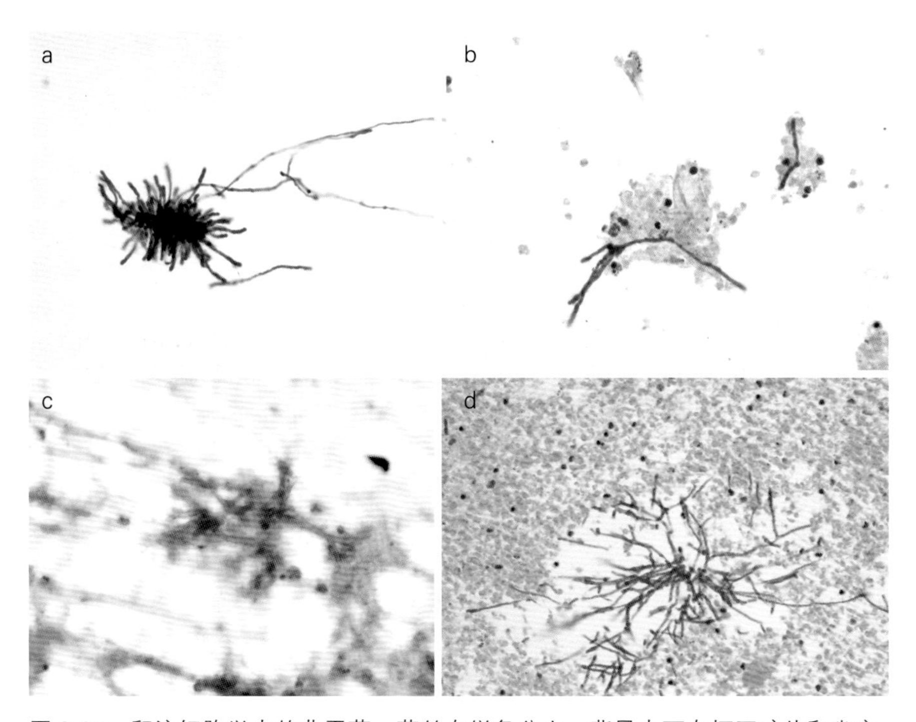

图 3.25　积液细胞学中的曲霉菌。菌丝有锐角分支。背景中可有坏死碎片和炎症。霉菌成分可以通过常规染色发现，但微生物稀少时，对霉菌进行特殊染色可能有帮助（a 和 b 为胸腔积液，巴氏染色，TP，高倍；c 为胸腔积液，巴氏染色，直接涂片，高倍；d 为胸腔积液，HE 染色，CB，中倍）

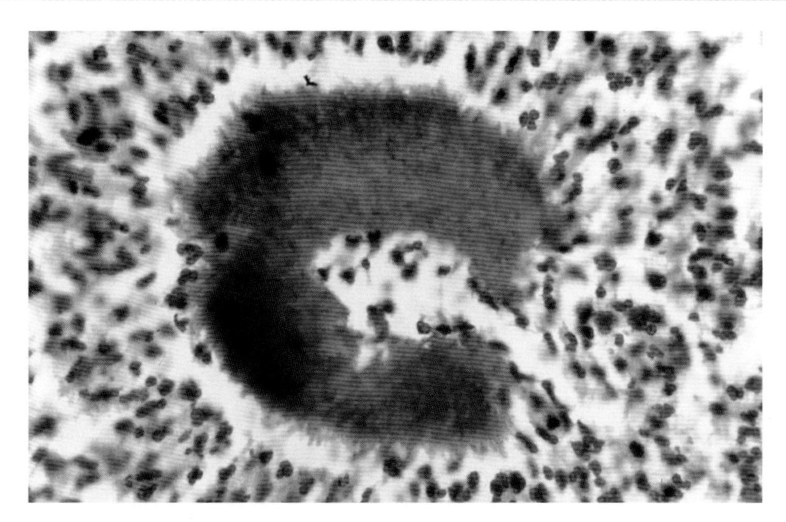

图 3.26 放线菌。体液中的放线菌表现为细菌“毛球”，伴有缠绕的细菌丝，被炎症细胞包围（胸腔积液，HE 染色，CB，中倍）

NFM 报告率及 ROM

尽管浆膜腔积液整体的 NFM 报告率及 NFM 诊断的 ROM 并未得到很好地研究，但关于特殊部位或疾病的浆膜腔积液细胞学的敏感性、特异性和阳性预测值却已有大量文献发表。近期一项荟萃分析入组了病例数不小于 35 且有明确阴阳性结果的 80 篇英语文献，分析结果显示超过 22 000 个病例被报告为 NFM，其 ROM 范围为 0~82%，ROM 平均值为 20.7%[40]。总体上浆膜腔积液细胞学的敏感性为 73.1%，特异性为 99.9%，阴性似然比为 0.27。胸腔积液和腹腔积液的细胞学检查敏感性比心包积液更高[40]。

报告范例

例 3.1

- 胸腔积液
- 满意度：满意
- 诊断：未见恶性

例 3.2

- 腹腔积液，腹腔穿刺术
- 满意度：满意
- 诊断：未见恶性；出现反应性间皮细胞

注：鉴于标本细胞量丰富，诊断经免疫组织化学检查证实，结果如下（列出适当的标志物、判读结果以及使用理由）。

例 3.3

- 右肺，胸腔积液
- 满意度：满意
- 诊断：未见恶性；出现多型性淋巴细胞组成，符合淋巴细胞增生

注：请结合流式细胞检测结果。

例 3.4

- 左侧胸腔积液
- 满意度：满意
- 诊断：未见恶性；出现增多的嗜酸性粒细胞，符合患者的气胸病史

例 3.5

- 肺，右侧，胸腔穿刺术
- 满意度：满意
- 诊断：未见恶性（见注）

注：偶见石棉小体，提示有程度高的石棉暴露。

注：出现孤立的砂粒体，但无恶性证据。建议结合临床病史及影像学检查。

注：偶见 LE 细胞。出现这种细胞是 SLE 的典型表现。建议结合临床。

（平　波　译）

参考文献

[1] Light RW. Clinical practice: pleural effusion. N Engl J Med. 2002;346:1971-1977.
[2] Bibbo M, Draganova-Tacheva D, Naylor B. Pleural, peritoneal and pericardial fuids. In: BibboM, Wilbur DC, editors. Comprehensive Cytopathology. Philadelphia: Saunders Elsevier; 2014.
[3] Dragoescu EA, Liu L. Pericardial fuid cytology: an analysis of 128 specimens over a 6-year period. Cancer Cytopathol. 2013;121(5):242-251.
[4] Hsu C. Cytologic detection of malignancy in pleural effusion: a review of 5,255 samples from 3,811 patients. Diagn Cytopathol.1987;3(1):8-12.
[5] Irani DR, Underwood RD, Johnson EH, Greenberg SD. Malignant pleural effusions. A clinical cytopathologic study. Arch Intern Med. 1987;147(6):1133-1136.
[6] Motherby H, Nadjari B, Friegel P, Kohaus J, Ramp U, Böcking A. Diagnostic accuracy of effusion cytology. Diagn Cytopathol. 1999;20(6):350-357.
[7] Rossi ED, Bizzarro T, Schmitt F, Longatto-Filho A. The role of liquid-based cytology and ancillary techniques in pleural and pericardic effusions: an institutional experience. Cancer Cytopathol. 2015;123(4):258-266.
[8] Mutsaers SE. The mesothelial cell. Int J Biochem Cell Biol. 2004;36(1):9-16.
[9] Hjerpe A, Abd-Own S, Dobra K. Cytopathologic diagnosis of epithelioid and mixed-type malignant mesothelioma: ten years of clinical experience in relation to international guidelines. Arch Pathol Lab Med. 2018;142(8):893-901.
[10] Hjerpe A, Ascoli V, Bedrossian C, et al. Guidelines for cytopathologic diagnosis of epithelioid and mixed type malignant mesothelioma. Complementary statement from the InternationalMesothelioma Interest Group, also endorsed by the International Academy of Cytology and the Papanicolaou Society of Cytopathology. Cytojournal. 2015;12:26.
[11] Bedrossian CW. Diagnostic problems in serous effusions. Diagn Cytopathol. 1998;19(2):131-137.
[12] Wu JM, Ali SZ. Signifcance of “signet-ring cells” seen in exfoliative and aspiration cytopathology. Diagn Cytopathol. 2010;38(6):413-418.
[13] Alshaikh S, Lapadat R, Atieh MK, et al. The utilization of immunostains in body fuid cytology. Cancer Cytopathol. 2020; https://doi.org/10.1002/cncy.22256.
[14] Bansal C, Tiwari V, Singh U, Srivastava A, Misra J. Cell cannibalism: a cytological study in effusion samples. J Cytol. 2011;28(2):57-60.
[15] Sundling KE, Cibas ES. Ancillary studies in pleural, pericardial, and peritoneal effusion cytology. Cancer Cytopathol. 2018;126(Suppl8):590-598.
[16] Yu GH, Glaser LJ, Gustafson KS. Role of ancillary techniques in fuid cytology. Acta Cytol.2020;64(1-2):52-62.
[17] Spieler P, Kradolfer D, Schmid U. Immunocytochemical characterization of lymphocytes in benign and malignant lymphocyte-rich serous effusions. Virchows Arch A Pathol Anat Histopathol. 1986;409(2):211-221.
[18] Spriggs AI, Boddington MM. Absence of mesothelial cells from tuberculous pleural effusions.Thorax. 1960;15(2):169-171.
[19] Yu GH, Vergara N, Moore EM, King RL. Use of fow cytometry in the diagnosis of lymphoproliferative disorders in fuid specimens. Diagn Cytopathol. 2014;42(8):664-670.
[20] Walts AE, Marchevsky AM. Low cost-effectiveness of CD3/CD20 immunostains for initial triage of lymphoid-rich effusions: an evidence-based review of the utility of these stains in selecting cases for full hematopathologic workup. Diagn Cytopathol. 2012;40(7):565-569.

[21] Kalomenidis I, Light RW. Pathogenesis of the eosinophilic pleural effusions. Curr Opin Pulm Med. 2004;10(4):289-293.

[22] Oba Y, Abu-Salah T. The prevalence and diagnostic significance of eosinophilic pleural effusions:a meta-analysis and systematic review. Respiration. 2012;83(3):198–208.

[23] Davies RJ, Gleeson FV. The diagnosis and management of pleural empyema. Curr Opin Pulm Med. 1998;4(3):185–90.

[24] Avnon LS, Abu-Shakra M, Flusser D, Heimer D, Sion-Vardy N. Pleural effusion associated with rheumatoid arthritis: what cell predominance to anticipate? Rheumatol Int. 2007;27:919–25.

[25] Covell JL, Carry JB, Feldman PS. Peritoneal washings in ovarian tumors. Potential sources of error in cytologic diagnosis. Acta Cytol. 1985;29(3):310–6.

[26] Fanning J, Markuly SN, Hindman TL, et al. False positive malignant peritoneal cytology and psammoma bodies in benign gynecologic disease. J Reprod Med. 1996;41(7):504–8.

[27] Parwani AV, Chan TY, Ali SZ. Significance of psammoma bodies in serous cavity fluid: a cytopathologic analysis. Cancer Cytopathol. 2004;102(2):87–91.

[28] Wojcik EM, Naylor B. "Collagen balls" in peritoneal washings. Prevalence, morphology, origin and significance. Acta Cytol. 1992;36(4):466–70.

[29] Sidawy MK, Chandra P, Oertel YC. Detached ciliary tufts in female peritoneal washings. A common finding. Acta Cytol. 1987;31(6):841–4.

[30] Kuritzkes DR, Rein M, Horowitz S, et al. Detached ciliary tufts mistaken for peritoneal parasites: a warning. Rev Infect Dis. 1988;10(5):1044–7.

[31] Butler EB, Stanbridge CM. Cytology of body cavity fluids. A colour atlas. London: Chapman and Hall; 1986.

[32] Wahl RW. Curschmann's spirals in pleural and peritoneal fluids. Report of 12 cases. Acta Cytol. 1986;30(2):147–51.

[33] Naylor B. Curschmann's spirals in pleural and peritoneal effusions. Acta Cytol. 1990;34(4):474–8.

[34] Naylor B. Cytological aspects of pleural, peritoneal and pericardial fluids from patients with systemic lupus erythematosus. Cytopathology. 1992;3(1):1–8.

[35] Kaplan AI, Zakher F, Sabin S. Drug-induced lupus erythematosus with in vivo lupus erythematosus cells in pleural fluid. Chest. 1978;73(6):875–6.

[36] Montes S, Guarda LA. Cytology of pleural effusions in rheumatoid arthritis. Diagn Cytopathol. 1988;4(1):71–3.

[37] Boddington MM, Spriggs AI, Morton JA, Mowat AG. Cytodiagnosis of rheumatoid pleural effusions. J Clin Pathol. 1971;24(2):95–106.

[38] Weaver KM, Novak PM, Naylor B. Vegetable cell contaminants in cytologic specimens: their resemblance to cells associated with various normal and pathologic states. Acta Cytol. 1981;25(3):210–4.

[39] Cherveniakov A, Tzekov C, Grigorov GE, Cherveniakov P. Acquired benign esophago-airway fistulas. Eur J Cardiothorac Surg. 1996;10(9):713–6.

[40] Farahani SJ, Baloch Z. Are we ready to develop a tiered scheme for the effusion cytology? A comprehensive review and analysis of the literature. Diag Cytopathol. 2019;47(11):1145–59.

第 4 章　意义不明确的非典型性（AUS）

Philippe Vielh, Renê Gerhard, Maria Lozano, Voichita Suciu
Backgroun

背景

在报告系统的诊断类别中，意义不明确的非典型性（AUS）与可疑恶性（SFM）相比，ROM 较低。AUS 这一诊断类别是指少量细胞表现出某些异型特征，使其难以排除恶性肿瘤，但特征与反应性改变的细胞有重叠。如果特征接近恶性，SFM 是首选类别。如果特征是非典型的，在处理或辅助检查后不能明确诊断，那么 AUS 是合适的。腹腔积液中难以辨识的良性上皮细胞（如难以确定的良性或交界性肿瘤引起的）也可归类为 AUS。AUS 的临床资料可能会影响分类和是否进行辅助检查，但对恶性肿瘤的预期较低。最近对 73 项研究[1]进行的荟萃分析显示，只有 0.6% 的积液被报告为非典型，ROM 为 65.9%。然而，目前尚不清楚用什么特征将标本归类为 AUS，且其与 SFM 类别有一定程度的重叠。前瞻性数据使用建议的诊断标准可能有助于改进浆膜腔积液 AUS 和其他诊断类别的 ROM。

在我们对肿瘤学家的调查中，只有 22% 的受访者发现 AUS 诊断有用，如果手术结果是良性的，大多数受访者会将 AUS 视为良性改变。然而，其他受访者表示，他们将更加密切地随访患者，甚至用激素或化疗治疗患者。细胞学家必须防止将这一类别作为“垃圾桶”，并尽量在注释中阐明鉴别诊断和难以解释的原因。

定义

浆膜腔积液细胞学中 AUS 这一诊断类别适用于在质和量上既不能诊断

为良性也不能诊断为恶性的标本，细胞具有足够清晰的形态学特征，可排除非诊断性标本的可能性。与恶性特征相比，非典型细胞学形态特征更接近良性、反应性或退行性改变。

标准

与起源相似的正常参比细胞相比，非典型细胞具有以下特征。

- 核轻至中度增大，核质比略有增加
- 核仁明显或可变
- 核膜轻度不规则
- 染色质的改变
- 细胞质的改变

AUS 诊断类别可用于以下任何情况。

- 诊断 SFM 的细胞学特征不明确（图 4.1 和图 4.2）
- 细胞数量少的标本，有或没有人为因素导致的退行性改变，使得应归于 NFM 类别的间皮细胞或巨噬细胞，由于退行性改变，诊断为良性的信心不足（图 4.3 和图 4.4）
- 不能明确诊断为 SFM 的间皮细胞增生（图 4.5~4.7）（见第 5 章和第 6 章）

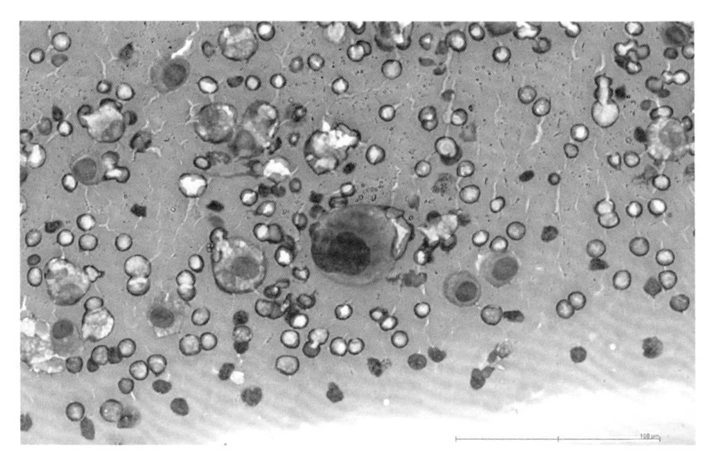

图 4.1　非典型上皮样细胞，细胞增大，双核。该例为乳腺癌患者，BerEp4 和 MOC-31 均为阴性；可能是间皮细胞（胸腔积液，直接涂片，改良吉姆萨染色，高倍）

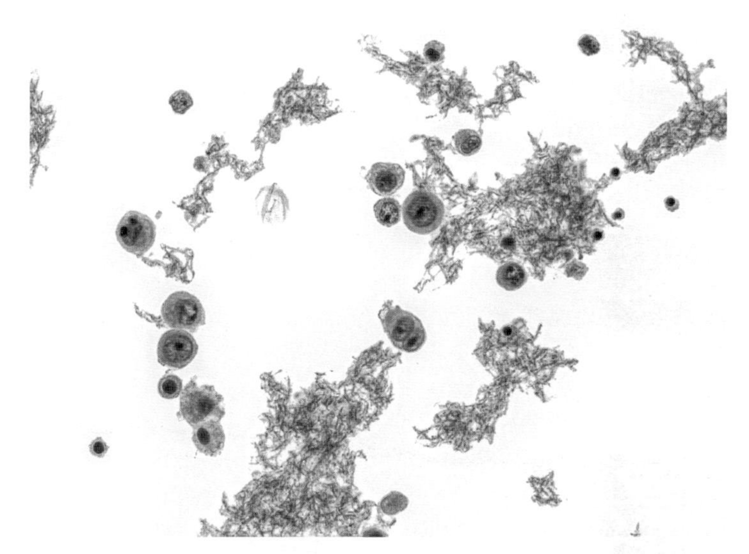

图 4.2 非典型上皮样细胞。这些非典型细胞表现出较高的核质比和显著的核仁。该患者既往有肺腺癌病史，临床随访结果为阴性（胸腔积液，TP，巴氏染色，高倍）

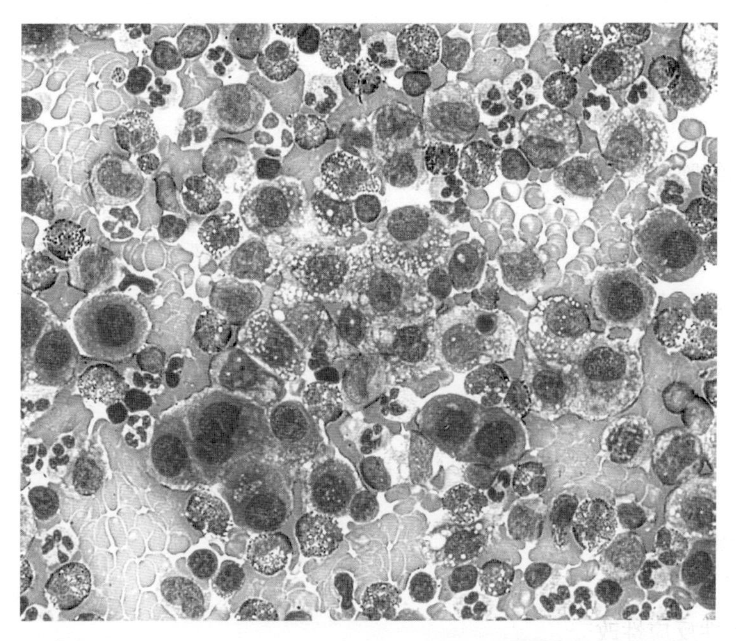

图 4.3 非典型微空泡细胞。炎症背景下的非典型微空泡细胞（可能是间皮细胞）令人担忧，可能与炎症引起的退变相关。该患者既往有乳腺癌病史，目前患有肺炎，随访结果为阴性（胸腔积液，直接涂片，改良吉姆萨染色，高倍）

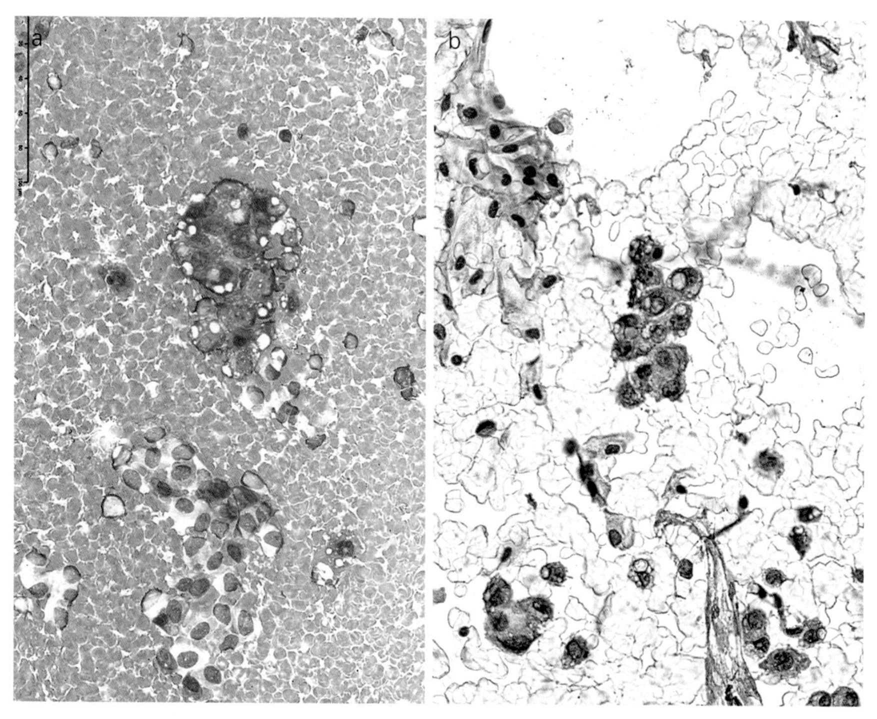

图 4.4　非典型细胞簇。这些细胞可能是退变的间皮细胞，该例为子宫肌瘤患者，病理显示散在的胞质内空泡［腹腔积液，直接涂片，改良吉姆萨染色（b）和巴氏染色（b），中倍］

- 淋巴细胞增多不确定为淋巴增生性疾病，但倾向于反应性改变
- 来源不明或不确定的上皮细胞，具有温和的良性特征（见第 9 章）
- 来源于卵巢或腹腔 / 盆腔的良性或交界性肿瘤的上皮细胞或其他细胞（见第 9 章）

注释

积液细胞学诊断中使用“非典型”是一个挑战，“非典型”已经被证明是相当多变的[2,3]，文献报道存在很多的不一致。与其他诊断系统相似，AUS 介于良性反应性改变和 SFM 之间。因此，AUS 诊断类别的 ROM 应高于良性病变，低于 SFM。标本退变或制片差等人为干扰因素都会损害形态学，导致难以解读恶性和非恶性病变。减少退变和更好的制片有利于做出更明确的诊

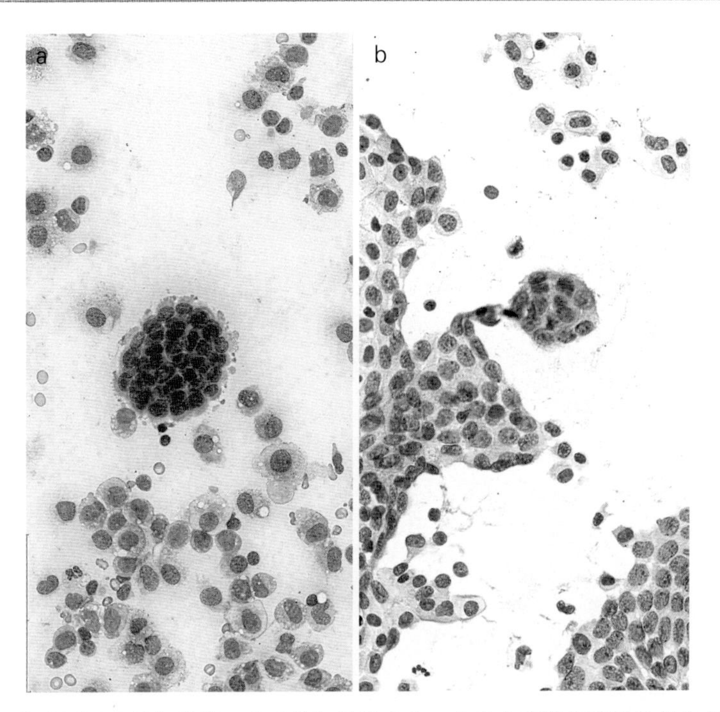

图 4.5　非典型乳头状细胞簇。乳头状细胞簇来自一名患有囊性卵巢肿块的年轻患者。随访显示卵巢浆液性交界性肿瘤，无卵巢外或腹膜受累［腹腔积液，直接涂片，改良吉姆萨染色（a）和巴氏染色（b），中倍］

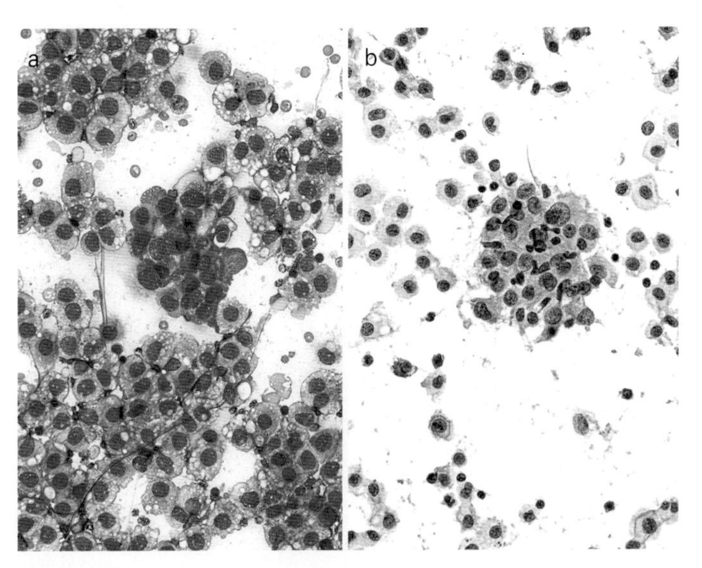

图 4.6　来源不明的非典型细胞。女性患者，卵巢囊实性肿块，伴有慢性炎症的非典型细胞，经手术证实为子宫内膜样癌伴间皮增生但无腹膜转移［腹腔积液，直接涂片，改良吉姆萨染色（a）和巴氏染色（b），中倍］

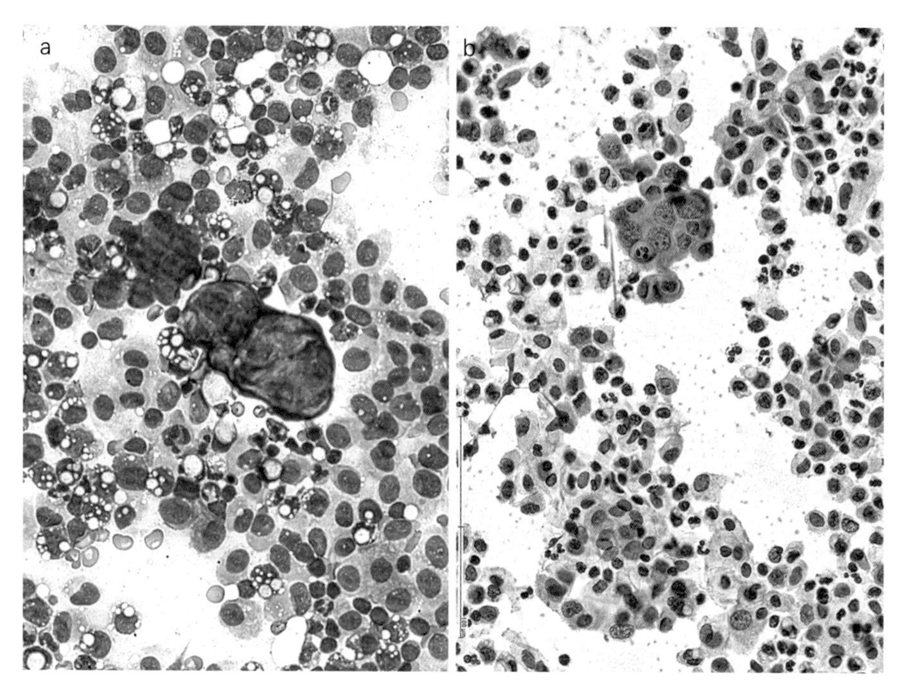

图 4.7　非典型细胞簇。一位结直肠肿物患者腹腔积液中紧密排列的细胞簇。钙网膜蛋白阳性，CK20 和 BerEp4 阴性，证实间皮细胞来源。手术标本证实结直肠腺癌无腹膜受累［腹腔积液，直接涂片，改良吉姆萨染色（a）和巴氏染色（b），高倍］

断，诊断经验和良好的质量控制也会有所帮助。将组织学和细胞学相结合的实验室可能会细微地调整标准，以做出更安全的诊断并避免不确定的类别。

任何医学检查方法都难以将“患病”人群与“正常”人群区分开来。判读的值或特征总是有重叠性。这一概念在临床化学、血液学和组织学中都存在。在肿瘤的形态学中，有一些样本不足以使观察者分辨肿瘤与非肿瘤，这时这一类归于非典型范畴（图 4.8）。制片差或者标本退变可能会使重叠更加严重。测试结果将根据观察者在横轴上决策点的位置而变化。越往右，假阳性越少，诊断特异性越高，但相应的敏感性越低。越往左，假阳性越高，特异性越低，敏感性就越高。国际诊断系统建议将明确的反应性形态学从 AUS 类别中排除，将决策点向右移动，以减少非典型诊断的数量。

需要特别注意识别由肝硬化、异位妊娠、输卵管卵巢脓肿、化疗、放疗和盆腔肿瘤等疾病引起的间皮细胞的反应性改变。间皮细胞很少诊断在 AUS 类别中，但这应该局限在临床无明显良性或恶性诊断的情况下，当积液中的间皮细胞形态出现轻度或中度异型性的情况下，需要辅助检查来明确间皮细

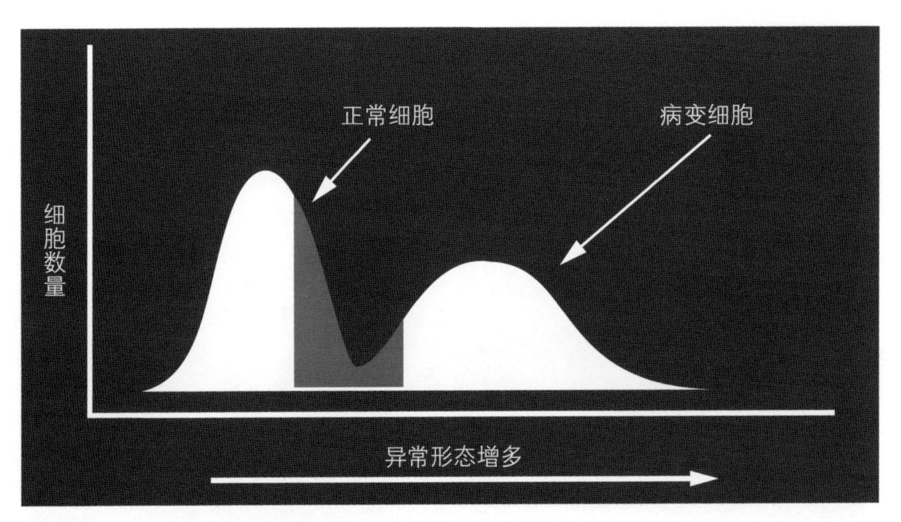

图 4.8 正常细胞和病变细胞的形态学特征重叠

胞的良、恶性。

在子宫内膜异位症和输卵管内膜异位症的病例诊断中可能会出现诊断陷阱。在子宫内膜异位症中，反应性间皮细胞（有时伴有钙化）的大量聚集可能与浆液性肿瘤有相似之处。输卵管内膜异位症（米勒管包涵物）是假阳性的潜在原因，可能表现为与砂粒体紧密结合的乳头状结构。尽可能将这两种情况报告为 NFM。

卵巢交界性肿瘤或其他低度恶性潜能肿瘤被归类为 AUS，一旦积液内细胞被确认与手术标本诊断符合，诊断应提示“与交界性肿瘤一致”。如果手术标本不可用或诊断未知，AUS 或 SFM 的分类选择取决于病理医生的临床判断，因为 AUS 代表可能是良性或交界性的病变，而 SFM 代表至少是交界性和（或）疑似恶性的病变。最好尽可能将 AUS 的诊断限定为“倾向良性”“倾向反应性”“倾向交界性肿瘤”或其他合适的术语。

正如已经强调的，临床上有意义的、标准化的 AUS 诊断类别需要对“非典型”一词有一个狭义的定义，包括：什么不是“非典型”[4]；预设量化标准；商定的参考图像，以图文并茂的说明或标准的参考图片在线集合呈现；可翻译的临床意义（如恶性肿瘤风险）；理想情况下，定义良好的管理选项[3]。因此，AUS 诊断类别在积液细胞学中的成功应用需要对细胞学专业人员进行持续教育和质量保证[3,5]。尽管前面描述的大多数标准都是一般性的，但我们相信这一诊断类别在日常实践中是有用的。它填补了可判读为正常和明确为异常之间的空白，并可能分别减少“恶性肿瘤阴性”和“恶性”诊断类别中的假阴性和假阳性的诊断数量。

AUS 诊断类别对应的是排除已知或未知器官（肝脏、心脏和肾脏）疾病、各种反应性改变、细菌或病毒感染以及肿瘤或癌前病变[3]对细胞形态学影响后的细胞病理学所见，这些改变不够明确，无法做出更具体的诊断。很难对浆膜腔积液中出现的所有细胞类型应用一套标准；参照物是一个正常细胞。AUS 是一种排除性诊断，其发生率应尽可能低，以增加临床医生对细胞学报告的信心，减少患者的焦虑和潜在发病率，并降低医疗成本[5]。

对目前国际细胞病理学的大型网络调查（手稿正在准备中）倾向采用两步法报告 AUS：先是基于形态学的临时报告（书面或口头），再是基于辅助检查结果的更明确报告［SFM 或 MAL/ 继发性恶性（MAL-S）］（图 4.9）。此调查还表明，当预期结果为良性时，辅助检查的目的是排除恶性肿瘤而不是明确诊断。相比之下，当辅助检查的预计结果支持恶性诊断时，应该首选 SFM 类别。

在福尔马林固定石蜡包埋细胞块上进行 IC 染色，使用一组抗体结合细胞形态学，可能有助于胸腔、腹腔和心包腔积液标本中转移性上皮细胞与正常、反应性间皮细胞或恶性间皮瘤的鉴别[6]。IC 染色在淋巴细胞增多时也是有用的，淋巴细胞增多在恶性和结核性积液中最常见。在淋巴细胞增生性

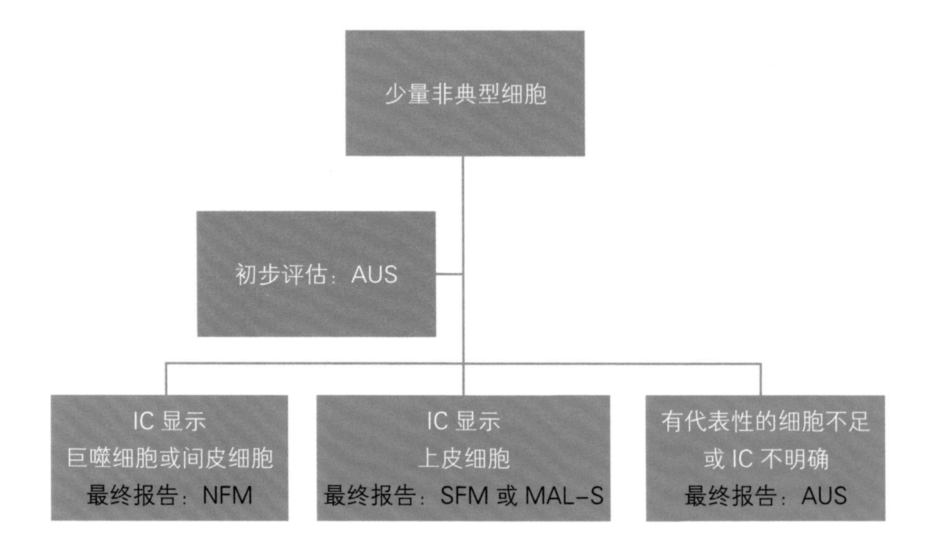

图 4.9　意义不明确的非典型性的初步报告方式

病变或其他良性病变，如结节病、类风湿性疾病和乳糜胸的诊断中，IC 染色也可提供帮助。新鲜渗出液的流式细胞术免疫分型对非典型淋巴造血细胞具有辅助诊断意义。

报告范例

例 4.1

临时报告

- 右侧胸腔积液，胸腔穿刺术
- 意义不明确的非典型性
- 类别：意义不明确的非典型性

注：该制片细胞数量少，由淋巴细胞、巨噬细胞和间皮细胞组成。少量细胞的细胞核轻度增大，但没有深染或染色质异常。鉴于一名 65 岁男性患者有单侧胸腔积液和肺腺癌病史，目前正在进行细胞蜡块的制备和免疫化学染色，随后将进行补充报告。

补充报告

- 右侧胸腔积液，胸腔穿刺术
- 意义不明确的非典型性
- 类别：意义不明确的非典型性
- 最终报告：意义不明确的非典型性

注：细胞块仅由淋巴造血细胞组成，不具有代表性，因此无法进行辅助检查。考虑再次送检胸腔积液以进一步评估。

例 4.2：

临时报告

- 左侧胸腔积液，胸腔穿刺术
- 意义不明确的非典型性
- 类别：意义不明确的非典型性

注：制片中细胞数量中等，由淋巴细胞、巨噬细胞和间皮细胞组成。散在的细胞显示细胞核轻度增大，但没有深染或染色质异常。鉴于一名 57 岁女性患者，新出现左侧胸腔积液和乳腺癌病史，目前正在制备细胞蜡块和免疫化学染色，随后将进行补充报告。

补充报告

- 左侧胸腔积液，胸腔穿刺术
- 免疫细胞化学检测未发现恶性肿瘤细胞
- 类别：恶性肿瘤阴性
- 最终报告：恶性肿瘤阴性

注：在细胞块上进行的 BerEp4 和 MOC-31 免疫化学染色没有显示上皮细胞，表明非典型细胞可能是反应性间皮细胞或巨噬细胞。

例 4.3

- 腹腔积液，穿刺术
- 非典型上皮样细胞伴砂粒体，与浆液性交界性肿瘤一致
- 类别：意义不明确的非典型性（见注）

注：细胞学检查与患者的手术标本（右侧卵巢浆液性交界性肿瘤）相比较，形态一致。意义不明确的非典型性（AUS）类别反映了这些恶性潜能不确定的病变，尽管大多数病变表现为良性。

ROM 和发生率

TIS 与其他细胞学报告系统一样，诊断为非典型的样本比例应该比较低。对于这一诊断类别，5%~10% 的诊断率似乎是合理的。然而，这项工作仍需要进行回顾性和前瞻性研究。

由于大多数已发表的文章强调病例的诊断为良性或恶性，而不是不确定性（非典型或可疑），因此很难确定积液标本中非典型细胞的出现频率、不确定性诊断的可接受率及其 ROM[7]。Farahani 和 Baloch[1] 的最新荟萃分析显示，总的 ROM 为 65.9%。如果 AUS 分类仅限于疑似良性或表现为良性的病例，那么这一比例似乎过高。鉴于 AUS 这一诊断类别的 ROM 相关文献中

缺乏重要数据，预计其ROM可能介于“恶性肿瘤阴性”和“可疑恶性肿瘤”之间。未来的研究应该有助于完善AUS可接受的ROM。此外，我们建议对AUS诊断率进行实验室内监测，这可能有助于避免过度使用这一诊断类别[5]。

（孟芝兰 译）

参考文献

[1] Farahani SJ, Baloch Z. Are we ready to develop a tiered scheme for the effusion cytology? A comprehensive review and analysis of the literature. Diagn Cytopathol. 2019;47(11):1145-1159.

[2] Tabatabai ZL, Nayar R, Souers RJ, Crothers BA, Davey DD. Performance characteristics of body fuid cytology analysis of 344 380 responses from the College of American Pathologists Interlaboratory Comparison Program in Nongynecologic Cytopathology. Arch Pathol Lab Med. 2018;142(1):53-58.

[3] Pambuccian SE. What is atypia? Use, misuse, and overuse of the term of atypia in diagnostic cytopathology. J Am Soc Cytopathol. 2015;4(1):44-52.

[4] Wojcik EM. What should not be reported as atypia in urine cytology? J Am Soc Cytopathol. 2015;4(1):30-36.

[5] Barkan GA, Wojcik EM, Pambuccian SE. A tale of atypia: what can we learn from this? Cancer Cytopathol. 2018;126(6):376-380.

[6] Sundling KE, Cibas ES. Ancillary studies in pleural, pericardial, and peritoneal effusion cytology. Cancer Cytopathol. 2018;126(Suppl8):590-598.

[7] Raab SS. Signifcance of atypical cells in cytologic serous fuid specimens. Am J Clin Pathol. 1999;111(1):11-13.

第 5 章　可疑恶性（SFM）

Panagiota Mikou, Marianne Engels, Sinchita Roy-Chowdhuri, George Santis

背景

在浆膜腔积液的细胞病理学报道中很少使用 AUS 和 SFM。文章中大多数是强调良性或恶性的病例，而不是那些诊断不明确的病例[1-4]。这样很难确定积液标本报告 SFM 的频率。部分原因可能是细胞学家对这些细胞的认知不同，只有少数观察者对此有不同的看法[5-6]。该灰色区域可能反映实验室的诊断经验、制片质量、临床资料和辅助检查的使用情况等。在疑似转移性癌的病例中，可疑细胞的数量通常很少。然而，在可疑淋巴瘤或间皮瘤中，这些细胞可能是大量的。此外，常规染色中可疑细胞的数量很少，而免疫染色中可能会突出显示更多。因此，目前还没有确定特定数量的细胞来区分 SFM 和 MAL 类别。这些区别取决于形态学和辅助检查的结果，可用的临床资料，以及有经验的病理医生出示的报告。

当前的一项调查[7]显示，大多数病理医生（64.4% 的受访者）已经使用可疑这一类别作为初步诊断或临时诊断类别，并等待 IC 染色结果。在缺乏代表性细胞或 IC 染色结果不确定的情况下，最终报告仍为 SFM。其余病例明确诊断后最终报告可从 SFM 提升为 MAL，也可从 SFM 降级为 AUS 或 NFM。

根据免疫染色结果预期返回所需时间和临床对结果要求的紧迫性等因素，可以对临床发布临时 SFM 报告或进行口头沟通。然而，在进行辅助检查后，只能出具一份最终报告，而不是临时报告。调查还表明，尽管 AUS 和 SFM 存在重叠，目前受访者仍在同时使用。AUS 和 SFM 的比较见表 5.1。

表 5.1 AUS 与 SFM 的比较

	AUS	SFM
细胞学特征	只有轻微的细胞学异常，如细胞核增大和深染，通常为少量散在的细胞和偶见的小细胞团	细胞学异常较 AUS 更加明显，通常细胞数少，偶尔出现三维结构的细胞团
细胞谱系	倾向良性细胞，不除外上皮或其他良性或低级别肿瘤来源的细胞	倾向上皮细胞或其他来源的恶性细胞
免疫化学	结果可能是良性、SFM、恶性或不确定的	结果通常是恶性或不确定的
建议恶性风险度[7, 24]	不超过 20%	不超过 80%

定义

SFM 类别的定义是：根据细胞形态学和辅助检查的结果，不足以诊断为恶性肿瘤的一类别。

细胞学标准

- 细胞数量少或偶尔大量出现，但受人为因素的影响，可疑恶性肿瘤
- 形态单一的淋巴细胞群或数量不等的非典型淋巴样细胞，可疑淋巴瘤
- 黏液性物质单独存在或有少量形态温和的上皮细胞（腹膜假性黏液瘤），需要确认恶性肿瘤和原发部位
- 间皮细胞增生可疑间皮瘤（见第 6 章）
- 腹腔冲洗液中存在上皮细胞（见第 10 章）

注释

明确浆膜腔积液的细胞学诊断有时仅从细胞形态学角度进行，这具有挑战性，因而辅助检查必不可少。目前为止，DNA 倍体分析、图像分析，甚至人工智能等技术都无法对模棱两可的情况给出明确的诊断结果。过去十

年，我们已经清楚地看到，在所有辅助方法中，IC 染色对积液细胞学的诊断明显优于上述辅助方法[8-19]。除了形态学，免疫化学和临床资料能够协助做出决定性的诊断，从而降低 SFM 作为最终报告的发生率。

如果最近的标本已经通过 IC 染色证实为恶性肿瘤，则无需重复免疫染色，因为本次获得的标本可能是为了缓解症状，将用于进行遗传研究［二代测序（NGS）、荧光原位杂交（FISH）等］，或用于治疗的标志物，如 HER2（乳腺和胃原发性肿瘤）或 PD-L1（肺、尿路上皮和其他原发性肿瘤）的检测。理想的情况下，这些信息应该由提出申请的临床医生提供，但病理医生在调阅患者的病历时也会发现。即使既往有恶性肿瘤病史，如果有足够的临床证据怀疑有新的肿瘤发生，也应考虑新的恶性肿瘤并进行适当的 IC 检测。

适用于可疑转移性恶性肿瘤细胞学诊断的临床情况也是常见的。第一种情况是患者既往无恶性肿瘤病史，积液中可疑细胞数量稀少（图 5.1）。这些细胞表现出恶性特征，如核质比增高、染色质深，偶尔出现三维立体结构，为可疑转移性癌。最常见的是转移性腺癌，其他还包括低分化鳞状细胞癌、神经内分泌癌、黑色素瘤和肉瘤。这些病例可能会先被诊断为 SFM，直到 IC 证实它们是上皮细胞、神经内分泌细胞或肉瘤细胞，从而可能被重新归到 MAL-S（继发性或转移性恶性）类别。然而，无论临床资料是否支持，具有恶性肿瘤特征的细胞均应诊断为 MAL。这些情况下，进行 IC 是为了确定肿瘤细胞的来源，而不是确诊恶性肿瘤。

第二种情况是，少量可疑恶性肿瘤细胞，积液中剩余标本不足，尽管做了免疫染色，也无法升级为 MAL 类别。

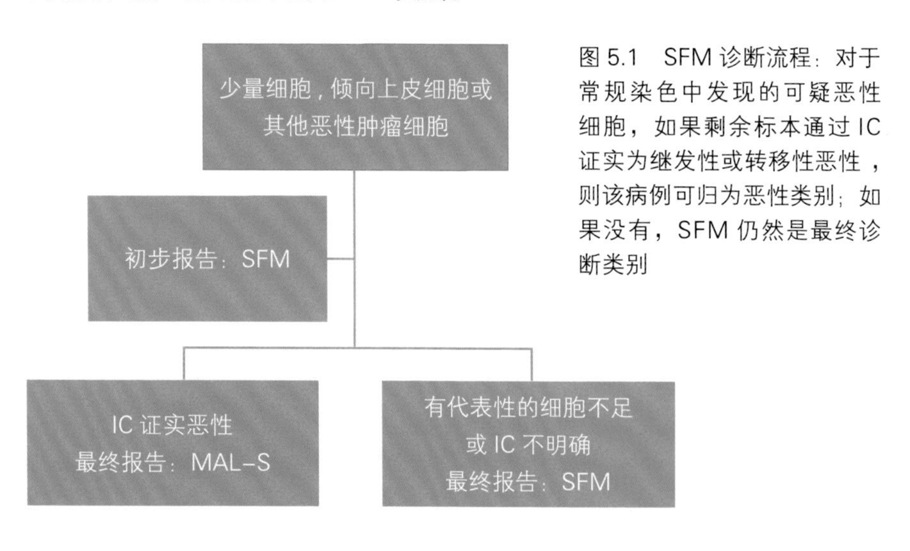

图 5.1　SFM 诊断流程：对于常规染色中发现的可疑恶性细胞，如果剩余标本通过 IC 证实为继发性或转移性恶性，则该病例可归为恶性类别；如果没有，SFM 仍然是最终诊断类别

第三种情况是，患者有恶性肿瘤病史，积液由少量可疑恶性肿瘤细胞组成，但由于技术原因或肿瘤的非典型性或免疫表型的改变，IC 染色也无法确定为恶性（图 5.2）。

第四种情况是标本中有大量形态相对温和的上皮细胞，与巨噬细胞有些相似，有或没有间皮细胞。上皮细胞可能看起来很温和，以致无法做出明确诊断，尽管有大量可疑恶性肿瘤细胞，没有通过 IC 染色仍不能直接诊断为恶性。这种情况在乳腺癌和肺癌中并不少见，是潜在的诊断陷阱（图 5.3）。

SFM 中的一个重要组成是积液中的淋巴细胞。大量淋巴细胞应该引起重视，尽管良性淋巴细胞增多有多种原因，最常见的原因是感染（如结核）。慢性淋巴细胞白血病（CLL）累及浆膜，在细胞形态学上可能诊断为可疑恶性肿瘤，因为细胞呈单一的小而圆的淋巴细胞，胞质很少，“龟壳”状的块状染色质，无核仁。B 细胞和 T 细胞标志物的 IC 染色在这些病例中可能有所帮助，而流式细胞术能够提供准确的表型分析，被视为积液淋巴瘤诊断的金标准[20,21]（图 5.4）。

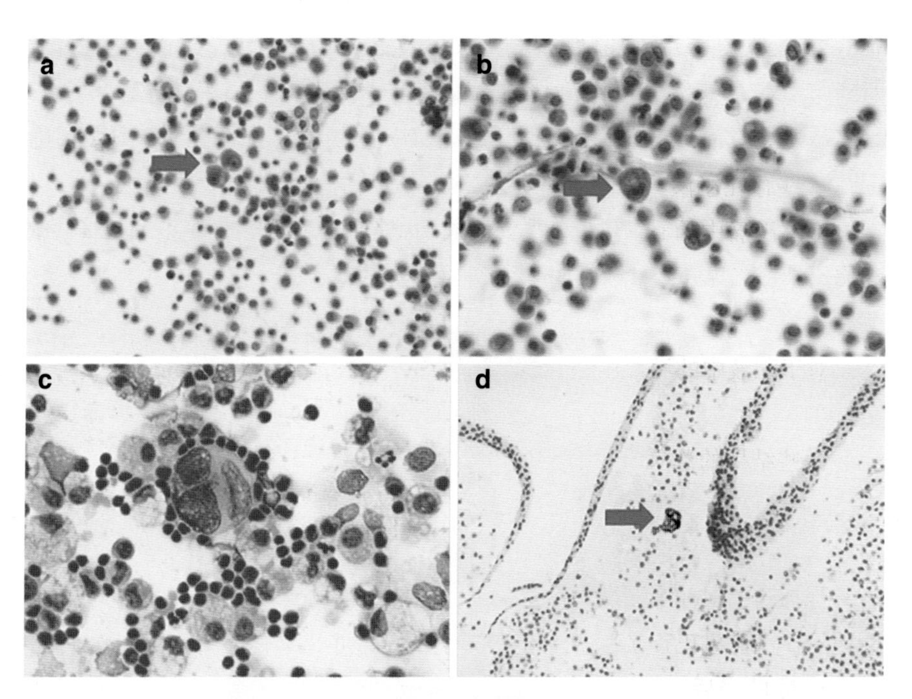

图 5.2　SFM。腹腔积液涂片中见少量可疑恶性肿瘤细胞（a 和 b 为巴氏染色，c 为吉姆萨染色）。细胞块切片 BerEp4 免疫染色（d）最终证实这些细胞起源于上皮细胞，因此升级为转移性腺癌（MAL-S）。进一步的免疫染色确定这些细胞源自卵巢

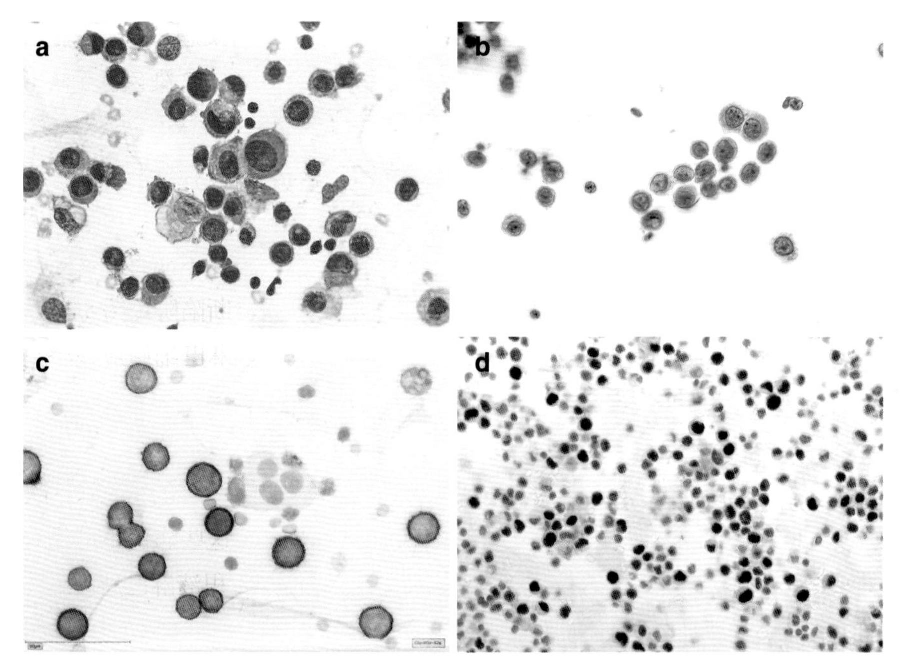

图 5.3　SFM。沉渣涂片（a 为吉姆萨染色，b 为巴氏染色）上存在大量可疑恶性肿瘤细胞。但是，它们缺乏明显的核多形性，需进行辅助检查以明确诊断。免疫细胞化学显示可疑恶性肿瘤细胞 BerEp4（c）和 GATA3（d）阳性，因此最终报告升级为转移性腺癌（MAL–S）。乳腺癌原发可能

一些存在于淋巴瘤中的基因突变，能够确切支持恶性类别的诊断，如套细胞淋巴瘤中的 t（11；14）或滤泡性淋巴瘤中的 t（14；18）。荧光原位杂交（FISH）可以对这些基因变化进行准确分析，并进行明确诊断。聚合酶链反应（PCR）对 B 细胞或 T 细胞的克隆性分析有助于惰性淋巴瘤的诊断。对于积液中的可疑淋巴细胞，建议结合患者全血细胞计数和外周血涂片考虑。

一些结果的诊断价值可能因人口统计学的不同而有所不同。例如，积液中反应性淋巴细胞通常起源于 T 细胞，这在西欧或北欧很有帮助，那里的大多数惰性淋巴瘤都起源于 B 细胞。多数情况下，积液中包含中、小型淋巴细胞和强表达 CD3 的淋巴细胞，表明是反应性的良性淋巴细胞。然而，这一发现对 T 细胞淋巴瘤的高发人群没有帮助。

SFM 的最后一种情况是腹腔积液中存在黏蛋白。腹膜假性黏液瘤是由分泌黏液的腺癌扩散而来，可能来源于胃肠道（通常为阑尾）或女性生殖系统（通常为卵巢）。黏蛋白可能伴有上皮细胞，这些上皮细胞只表现出轻微

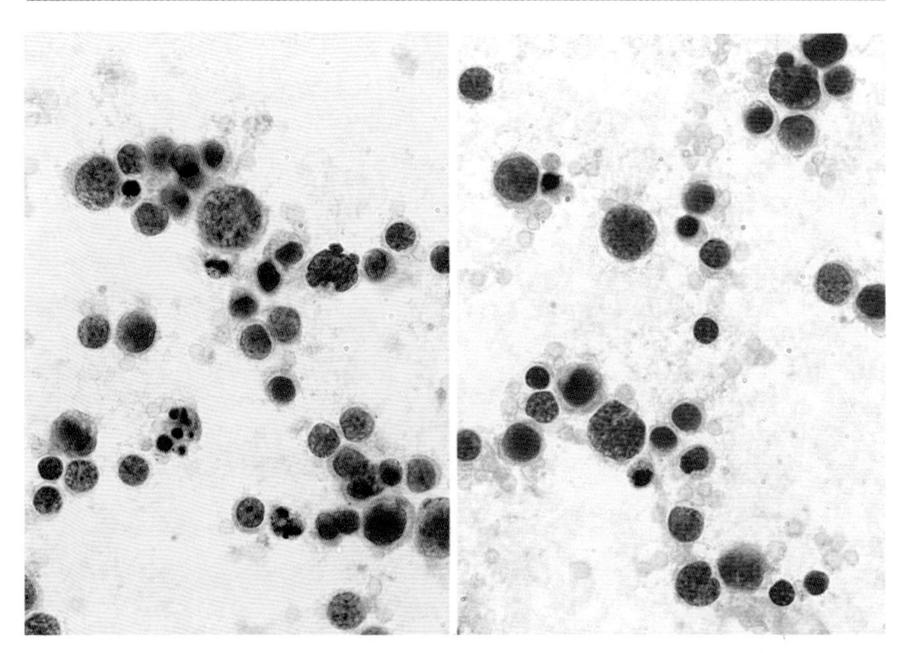

图 5.4 SFM。Cytospin 制片中含有大量增大的淋巴细胞，与成熟淋巴细胞相混合，可疑淋巴瘤。间皮细胞和巨噬细胞不明显。流式细胞术证实为套细胞淋巴瘤

的核多形性，需要明确其上皮的性质和来源。良性囊性黏液性肿瘤破裂后腹膜中出现黏液的情况罕见。无论哪种情况，结合临床至关重要。

ROM 和发生率与临床管理

文献中可疑恶性病例的诊断结果对临床影响的数据报道很少[22]。多数研究表明，如果在结合临床资料支持恶性的情况下，临床医生通常对积液可疑恶性患者的管理方式与对已证实恶性患者的管理方式相同。因此，SFM 类别的使用应确保具有很高的恶性肿瘤可能。最近对 73 项研究[23]进行的荟萃分析显示，34941 份积液标本中可疑恶性的报告占 2.3%，ROM 为 81.8%。最近一项来自单一机构的研究[24]报道，可疑类别的 ROM 为 83.3%。这些数据为进一步明确该诊断类别的标准和对这一类别的临床管理研究提供了支持。

报告范例

例 5.1

临床资料：女性，64 岁。腹腔积液。等待影像学扫描排除恶性肿瘤。

肉眼所见：28 ml 血性液体，其中见大小为 $10 \times 5 \times 3\ mm^3$ 的血凝块。

临时报告

- 腹腔穿刺
- 标本评估：满意
- 可疑恶性肿瘤（腺癌）

注：Cytospin 制片中含有淋巴细胞、巨噬细胞和间皮细胞。少量散在细胞和偶见的呈团细胞显示细胞核增大和染色质过增深，怀疑为恶性肿瘤。下面进行血凝块切片和免疫染色。

补充报告

- 腹腔穿刺
- 标本评估：满意
- 转移性腺癌，与卵巢浆液性癌一致
- 类别：恶性

注：随后的血凝块切片中含有类似的细胞团，细胞质空泡状，高核质比，染色质聚集与转移性腺癌一致。PAX8、WT1 和 BerEP4 免疫染色在恶性肿瘤细胞中呈阳性，很可能提示浆液性卵巢癌。建议结合临床和影像学考虑。

例 5.2

临床资料：男性，73 岁，左侧胸腔积液；不能确定是感染还是恶性肿瘤。

肉眼所见：10 ml 淡黄色液体，无凝块。

临时报告

- 肺，左侧胸腔穿刺术
- 标本评估：满意
- 可疑腺癌
- 类别：可疑恶性肿瘤

注：Cytospin 制片中含有巨噬细胞、少量间皮细胞和淋巴细胞。

偶尔可见细胞核增大和深染的细胞，可疑腺癌。细胞块正在制备中并将做免疫染色。

补充报告

- 肺，左侧胸腔穿刺术
- 标本评估：满意
- 可疑腺癌
- 类别：可疑恶性肿瘤

注：细胞块免疫染色未显示任何 BerEp4 和 TTF1 阳性的上皮细胞。WT1 间皮细胞阳性。鉴于细胞形态学的发现，这个病例仍然被认为可疑恶性肿瘤。建议再次送检标本（最好≥ 75 ml）明确诊断。

例 5.3

临床资料：男性，52 岁，双侧胸腔积液，右侧为著。

肉眼所见：30 ml 浑浊液体，无凝块。

临时报告

- 胸腔积液
- 标本评估：满意
- 可疑高级别淋巴瘤
- 类别：可疑恶性肿瘤

注：细胞形态单一、大的淋巴样细胞，可疑高级别淋巴瘤。背景中见少量巨噬细胞和间皮细胞。剩余标本送流式细胞术检测。流式细胞术检测结果如下。

补充报告

- 胸腔积液
- 标本评估：满意
- 高级别淋巴瘤，与大 B 细胞淋巴瘤一致
- 类别：恶性

注：流式细胞术检测证实了大 B 细胞淋巴瘤的免疫特征。

（孟芝兰　译）

参考文献

[1] Davidson B, Firat P, Michael CW. Serous effusions: etiology, diagnosis, prognosis and therapy. 2nd ed. New York: Springer; 2018.

[2] Chandra A, Cross P, Denton K, et al. The BSCC code of practice-exfoliative cytopathology (excluding gynecological cytopathology). Cytopathology. 2009;20(4):211-223.

[3] Johnston WW. The malignant pleural effusion. A review of cytopathologic diagnoses of 584 specimens from 472 consecutive patients. Cancer. 1985;56(4):905-909.

[4] Hsu C. Cytologic detection of malignancy in pleural effusion: a review of 5,255 samples from 3,811 patients. Diagn Cytopathol. 1987;3(1):8-12.

[5] Raab SS. Signifcance of atypical cells in cytologic serous fuid specimens. Am J Clin Pathol. 1999;111(1):11-13.

[6] Tabatabai ZL, Nayar R, Souers RJ, Crothers BA, Davey DD. Performance characteristics of body fuid cytology: analysis of 344,380 responses from the College of American Pathologists Interlaboratory Comparison Program in Nongynecologic Cytopathology. Arch Pathol Lab Med. 2018;142(1):53-58.

[7] Kurtycz DFI, Crothers BA, Schmitt F, Chandra A. International system for reporting serous fuid cytopathology: initial project survey. Acta Cytol. 2019;63(Suppl1):13. https://doi. org/10.1159/000500433.

[8] Gupta S, Sodhani P, Jain S. Cytomorphological profle of neoplastic effusions: an audit of 10 years with emphasis on uncommonly encountered malignancies. J Cancer Res Ther. 2012;8:602-609.

[9] Esteban JM, Yokota S, Husain S, Battifora H. Immunocytochemical profle of benign and carcinomatous effusions. A practical approach to diffcult diagnosis. Am J Clin Path. 1990;94(6):698-705.

[10] Tickman RJ, Cohen C, Varna VA, Fekete PS, DeRose PB. Distinction of carcinoma cells and mesothelial cells in serous effusions. Usefulness of immunohistochemistry. Acta Cytol. 1990;34(4):491-496.

[11] Athanassiadou P, Kavantzas N, Davaris P, et al. Diagnostic approach of effusion cytology using computerized image analysis. J Exp Clin Cancer Res. 2002;21(1):49-56.

[12] Bassen D, Nayak S, Li XC, et al. Clinical decision support system (CDSS) for the classifcation of atypical cells in pleural effusions. Procedia Computer Sci. 2013;20:379-384.

[13] Antonangelo L, Rosolen D, Bottura G, et al. Cytology and DNA ploidy techniques in the diagnosis of malignant pleural effusion. Eur Resp J. 2012;40:4625.

[14] Kayser K, Blum S, Beyer M, Haroske G, Kunze KD, Meyer W. Routine DNA cytometry of benign and malignant pleural effusions by means of the remote quantitation server Euroquant: a prospective study. J Clin Pathol. 2000;53(10):760-764.

[15] Illei PB, Ladanyi M, Rusch VW, Zakowski MF. The use of CDKN2A deletion as a diagnostic marker for malignant mesothelioma in body cavity effusions. Cancer Cytopathol. 2003;99(1):51-56.

[16] Sundling KE, Cibas ES. Ancillary studies in pleural, pericardial, and peritoneal effusion cytology. Cancer Cytopathol. 2018;126(Suppl 8):590-598.

[17] Das DK. Serous effusions in malignant lymphomas: a review. Diagn Cytopathol. 2006;34(5):335-347.

[18] Czader M, Ali SZ. Flow cytometry as an adjunct to cytomorphologic analysis of serous effusions. Diagn Cytopathol. 2003;29(2):74-78.

[19] Savvidou K, Dimitrakopoulou A, Kafasi N, et al. Diagnostic role of cytology in serous effusions of patients with hematologic malignancies. Diagn Cytopathol. 2019;47(5):404-411.
[20] Bangerter M, Hildebrand A, Griesshammer M. Combined cytomorphologic and immunophenotypic analysis in the diagnostic workup of lymphomatous effusions. Acta Cytol. 2001;45(3):307-312.
[21] Bode-Lesniewska B. Flow cytometry and effusions in lymphoproliferative processes and other hematologic neoplasias. Acta Cytol. 2016;60(4):354-364.
[22] Mårtensson G, Pettersson K, Thiringer G. Differentiation between malignant and nonmalignant pleural effusion. Eur J Respir Dis. 1985;67(5):326-334.
[23] Farahani S, Baloch Z. Are we ready to develop a tiered scheme for the effusion cytology? A comprehensive review and analysis of the literature. Diagn Cytopathol. 2019;47(11):1145-1159.
[24] Valerio E, Nunes W, Cardoso J, et al. A 2-year retrospective study on pleural effusions: a cancer Centre experience. Cytopathology. 2019;30(6):607-613.

第 6 章 原发性恶性（MAL-P）（间皮瘤）

Claire Michael, Kenzo Hiroshima, Anders Hjerpe, Pam Michelow, Binnur Önal, Amanda Segal

引言

虽然间充质和淋巴增生引起的恶性肿瘤也可能源于浆膜腔积液，但浆膜腔积液中发现的原发性恶性肿瘤通常是恶性间皮瘤。本章的重点是间皮起源的恶性肿瘤（即间皮瘤），它经常脱落到浆膜腔内。细胞学诊断恶性间皮瘤的能力已经得到了很好的证实，诊断指南也已被公布[1,2]。尽管恶性间皮瘤的细胞学诊断在过去一直存在争议，但多年来，专家们一直在成功地对其进行诊断[3,4]。这种诊断方法代表了作者和参与者的共识，他们中的许多人通过积液细胞学对恶性间皮瘤做出了明确诊断。具有非典型间皮细胞的液体在细胞学上可分为 MAL、SFM 或 AUS。细胞学诊断主要依赖于细胞学形态表现和（或）辅助检查，最终的分类取决于各项分析的综合。形态学表现、临床病史及影像学表现决定了下一步的患者管理。

背景

据报道，恶性间皮瘤的病例在美国每年有约 2500 例，西欧每年高达约 5000 例。2018 年，估计全球有 30 000 多名患者被诊断为间皮瘤，其中约 26 000 人死于间皮瘤[5]。在土耳其等间皮瘤流行地区，农村人口接触石棉多，一般人群中恶性间皮瘤的年均发病率被确定为 20/10 万。在一个由 30 岁以上且已知接触石棉的村民组成的研究序列中，男性恶性间皮瘤的年均发病率估计为 114.8/10 万，女性为 159.8/10 万[6]。

众所周知，80% 以上有完整病史的恶性间皮瘤患者被记载有石棉暴露史和（或）绒毡纤维暴露史。恶性间皮瘤的其他少见原因也有报道，如辐射史或玻璃纤维、镍、铍和硅尘暴露史[7]。然而重要的是，一些患者可能真的没有注意到潜在的病史。如上所述，该疾病与石棉接触密切相关，潜伏期可能超过 20 年。患者常表现为非特异性症状，如胸痛、呼吸急促、体重减轻，积液多为单侧血性渗出。通常男性患者比女性患者更常见。大多数病例的病变位于胸膜，很少位于腹膜。

病变位于心包膜者更加少见。病变位于胸膜处，其特征性的表现为弥漫性胸膜纤维增厚，称为包裹肺的“胸膜外皮”，但偶尔也可表现为胸膜下结节。病变位于腹膜处，表现为结节性肿块或“癌病”。恶性间皮瘤在组织学上分为上皮样、肉瘤样或双相性（混合性）。上皮样成分容易大量脱落，肉瘤样成分很少脱落，细胞学诊断的绝大多数病例为上皮样或双相性。

间皮瘤分为弥漫性恶性间皮瘤（DMM）、局限性间皮瘤（LM）、高分化乳头状间皮瘤（WDPM）和腺瘤样瘤。DMM 和 LM 进一步分为上皮样间皮瘤、肉瘤样间皮瘤和双相性间皮瘤。DMM 和 LM 被认为是恶性的，预后较差，而 WDPM 的临床病程更为缓慢，在完全切除时表现为良性，尽管有茎部浸润的病例往往会复发。虽然 DMM 是最常见的类型，但熟悉 LM 和 WDPM 很重要，因为它们偶尔会脱落，其细胞学特征已被报道。本章将专注于常见的 DMM 形态变异（例如小梁状、管状毛细血管和实体状）的诊断。其他形态类型，如蜕膜样、小细胞、透明细胞和印戒样是罕见的，需要具备更多的经验方可做出诊断，这些类型在细胞学文献中没有充分地描述。

积液的细胞学诊断方法

积液的以下特征是鉴别诊断的关键（图 6.1）。通过下面的解释性说明，我们对这种方法进行了详细的讨论。由间皮细胞组成的细胞学标本需要对恶性间皮瘤进一步评估，并应按照本章的建议进行报告。

- 细胞数量：非常多、多、中等、少
- 细胞类型：间皮细胞、非间皮细胞或两者兼有
- 细胞异型性：明显恶性、可疑、非典型或良性细胞

由于识别细胞的间皮起源对于启动恶性间皮瘤的鉴别和研究至关重

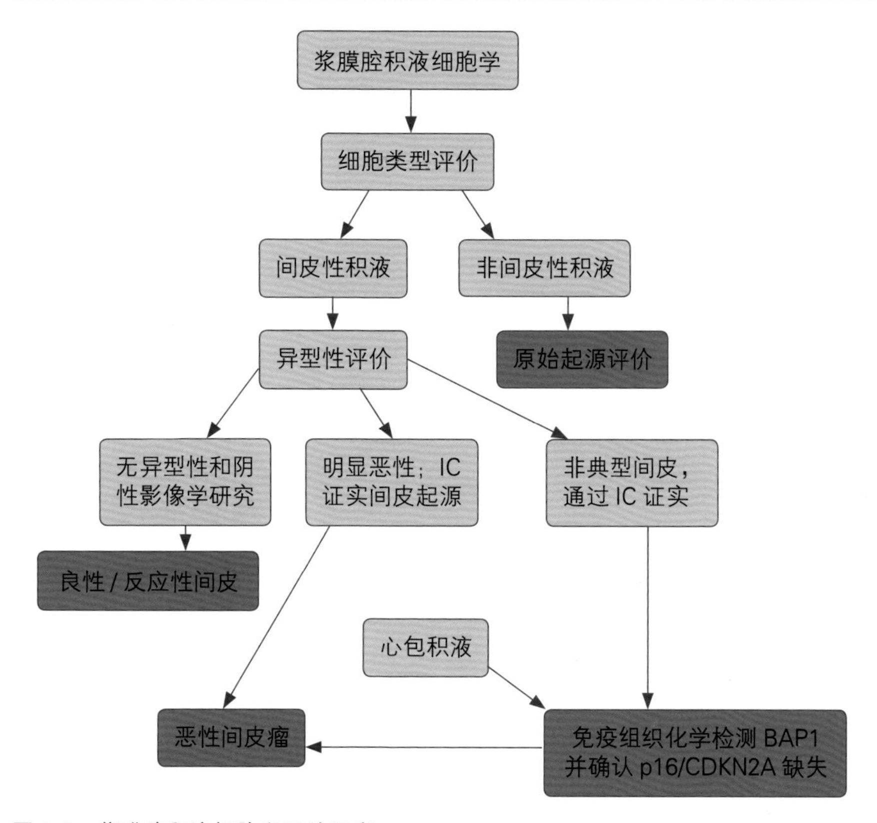

图 6.1 浆膜腔积液细胞学评价程序

要，以下是对间皮细胞形态学的简要回顾。更详细的综述[8,9]超出了本章的讨论范围。

以下特征适用于良性和恶性间皮；然而，它们在反应性细胞中更明显，在恶性细胞中最常见。间皮细胞呈圆形，细胞核居中，细胞质量中等。由于内 – 外细胞质的分界，细胞质呈现双色调。糖原存在于外周，被视为膜下液泡，经常合并且与“香肠连接”相似（图 6.2）。糖原通过过碘酸希夫（PAS）染色显示，淀粉酶（PASD）使其消化（图 6.3）。电镜下所见的长微绒毛常表现为刷子样模糊的细胞边界，迈 – 格 – 姬（MGG）染色使其呈现为外周囊泡（图 6.4）。核周脂肪滴在新鲜液体上的油红 O 染色最易识别，尤其易见于恶性间皮瘤（图 6.5）。细胞核为圆形、泡状，可能含有明显的核仁。双核和多核细胞在反应性和恶性积液中更常见（图 6.6）。间皮细胞有一个非常独特的连接方式：它们往往有细胞间窗，可以在细胞之间辨别（图 6.7），甚至是在细胞群中辨别。这些细胞经常以“细胞拥抱”的模式相互缠绕，并以封入细胞的形式呈现（图 6.8），有时伴有细胞质挤压（“驼峰状”），导致外周细胞质隆起（图 6.9）。这种情况下双倍体、短索和成排的细胞频繁出现。

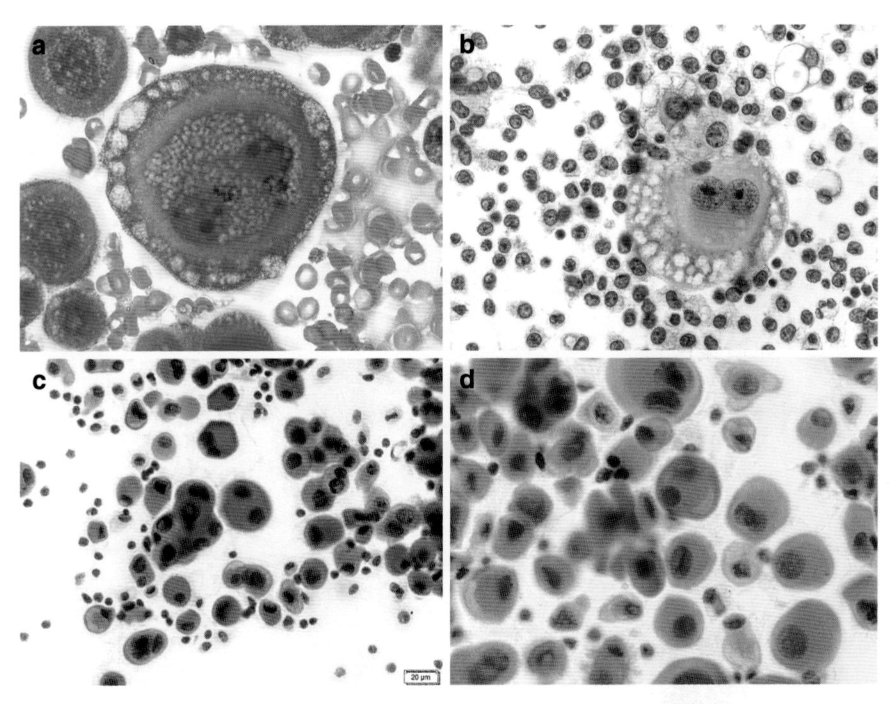

图 6.2　间皮细胞。间皮细胞具有双色调细胞质，胞膜下和核周囊泡。改良吉姆萨染色（a）和巴氏染色（b）。间皮瘤细胞的胞膜下糖原检测呈黄色小滴（c 和 d）；巴氏染色

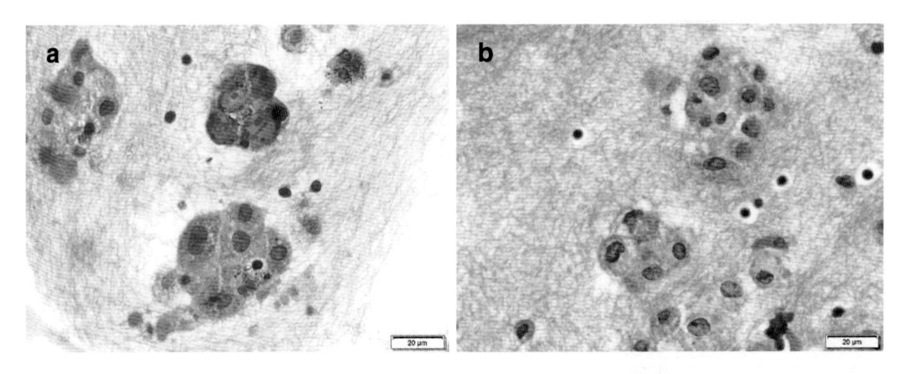

图 6.3　间皮细胞的糖原表达。过碘酸希夫染色显示胞膜下糖原液泡（a）。糖原小滴被淀粉酶（PASD）消化（b）

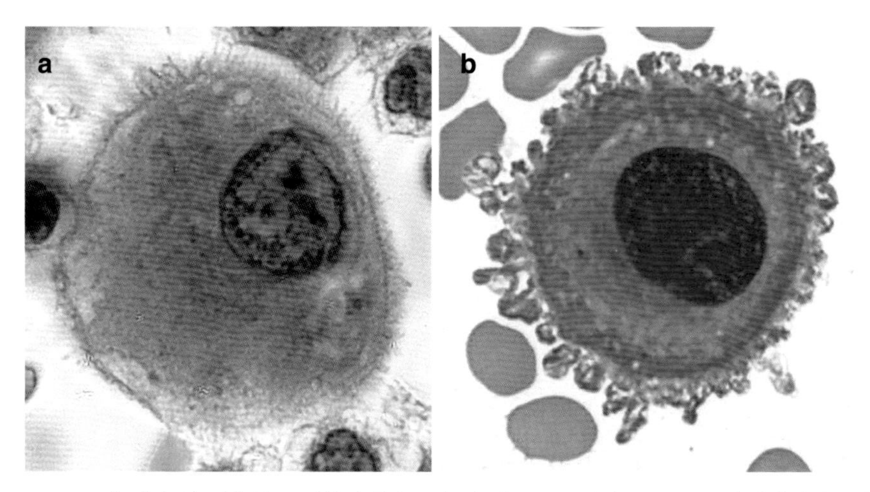

图 6.4　间皮细胞刷状缘。刷状边缘包围细胞膜，巴氏染色（a）。周边的囊泡包围着刷状缘，MGG 染色（b）

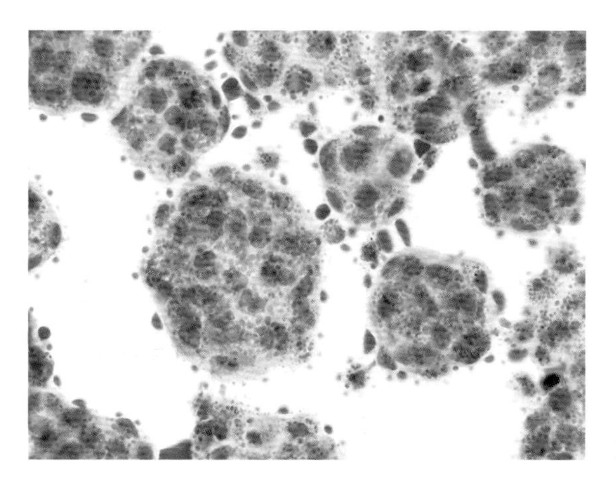

图 6.5　含脂质的间皮瘤。大量核周脂滴；油红 O 染色

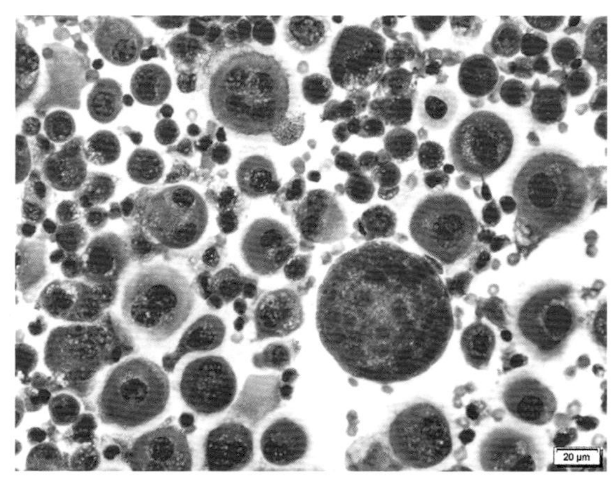

图 6.6　间皮瘤。一个小的细胞球，背景显示众多的双核和多核细胞，核仁明显；改良吉姆萨染色

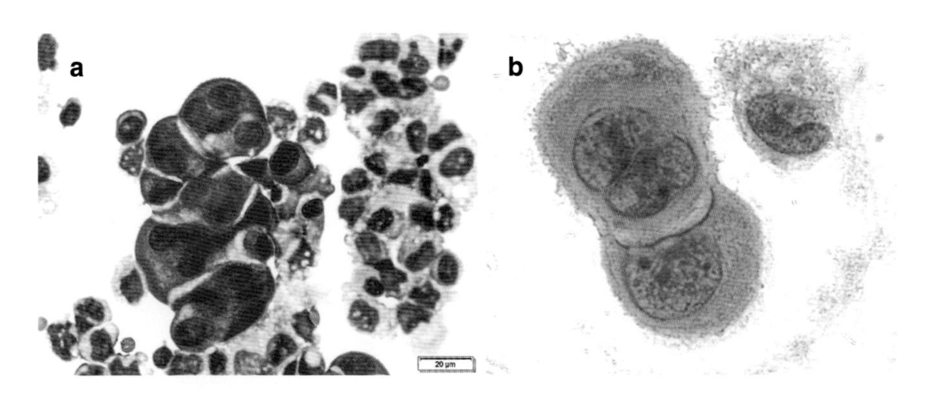

图 6.7 良性间皮细胞。具有细胞间窗的间皮细胞簇，改良吉姆萨染色（a）。两个细胞之间的细胞间窗，巴氏染色（b）

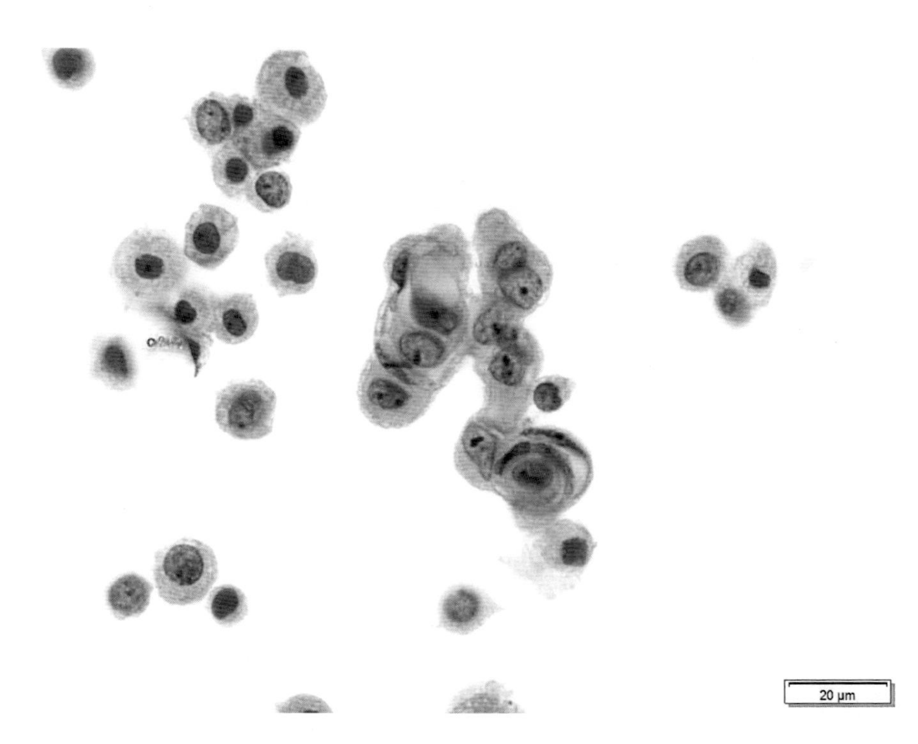

图 6.8 良性间皮细胞。当细胞质从一个细胞延伸到相邻细胞周围，或当细胞相互重叠时，就会形成“细胞拥抱”，过度的重叠可能会让人觉得一个细胞内有另一个细胞；巴氏染色

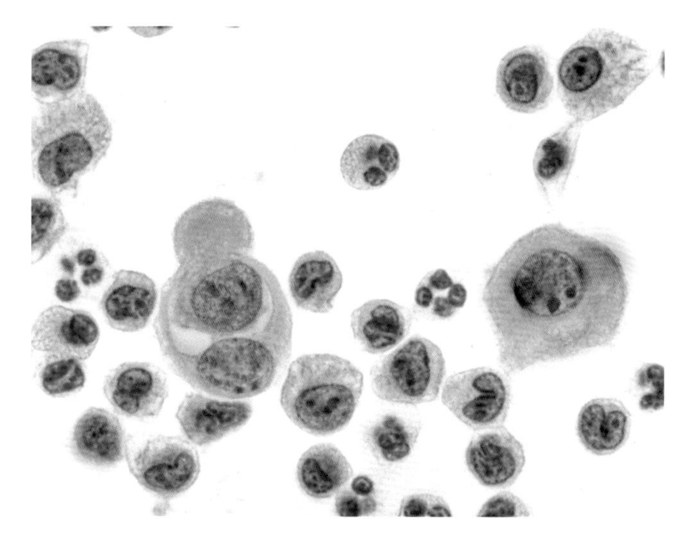

图 6.9　细胞质挤压（“驼峰状”）的良性间皮细胞。“细胞拥抱”可能导致细胞质挤压，使细胞周围出现隆起；巴氏染色

恶性间皮瘤

定义

间皮瘤是来源于胸腔、腹腔、心包膜和鞘膜等的表面间皮细胞的恶性增生。

浆膜腔积液的大体表现

- 经常表现为大量积液，往往会迅速复发。
- 通常呈琥珀色，但也可能因血液而呈红色。
- 非常黏稠，具有“焦油状”或“蜂蜜状”稠度，与高透明质酸浓度相关。

细胞学标准

恶性肿瘤的诊断标准[10-18]（图 6.10）如下。

- 细胞数量丰富（低倍鸟瞰图显示数百万个细胞）
- 许多细胞排列成球状、乳头状、浆果状、桑椹胚状，呈单个散在或混合存在的组织碎片

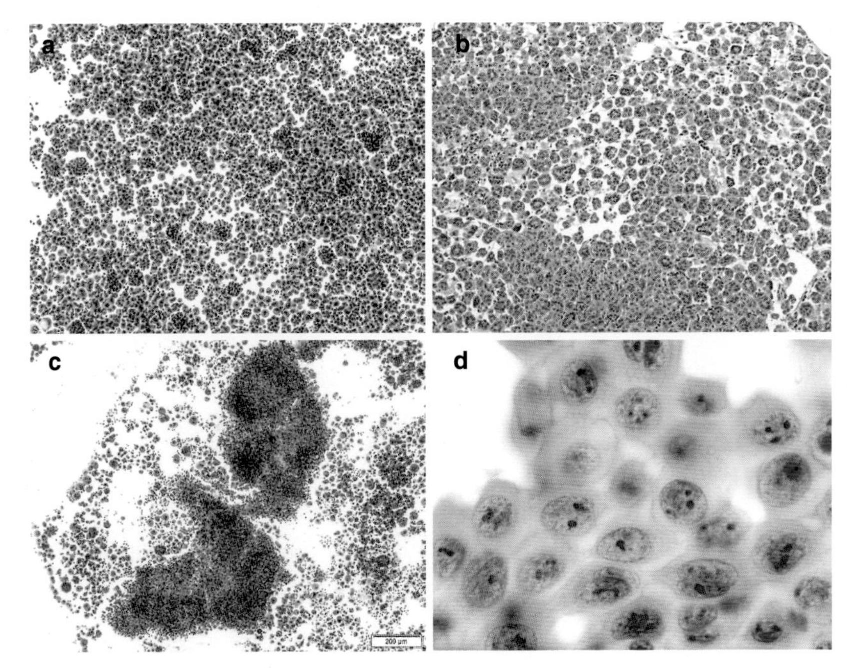

图 6.10 间皮瘤。鸟瞰图显示了一个超级数量细胞的涂片，在许多单个细胞的背景下有无数的“桑椹胚”和球体；巴氏染色（a）。具有无数球体的细胞块，HE 染色（b）。显示大量组织片段的涂片，背景为多个细胞簇和单个细胞，巴氏染色（c）。显著的核增大和樱桃红大核仁，巴氏染色（d）

- 通过以下任意一种方式识别恶性特征
  - 通过明显的核异常诊断为恶性肿瘤（核增大、核膜不规则、大核仁、多见的双核化和多核化、细胞多形性、非典型有丝分裂）
  - 表现为多量的大组织片段和细胞簇
  - 支持恶性肿瘤的诊断（图 6.11~6.14）
- 间皮细胞显著增大，胞质丰富（异染或双色调）
- 细胞核大，有轻微的异型性
- 突出的核仁，通常大小和数量可变
- 细胞大小差异很大，从正常的间皮细胞到巨大的间皮细胞
- 大量多核细胞
- 带胶原或基底膜核心的组织碎片或乳头状组织
- 固缩的、嗜酸性或嗜橙细胞（假角化细胞）
- MGG 染色涂片显示大量核周脂质空泡，在新鲜积液标本中经油红 O 染色证实
- MGG 染色涂片上的粉红色或红色颗粒背景（代表高透明质酸浓度）

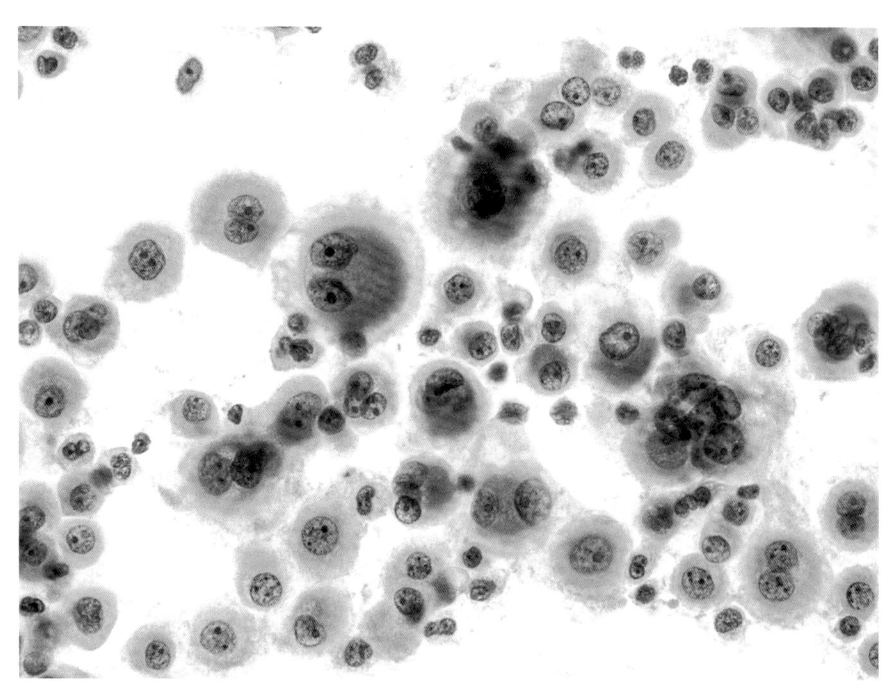

图 6.11　可疑间皮瘤。这些间皮细胞虽然外观单一，但细胞大小变化很大，从小到巨大。显示几个多核细胞。细胞有丰富的细胞质和泡状核，核仁明显；巴氏染色

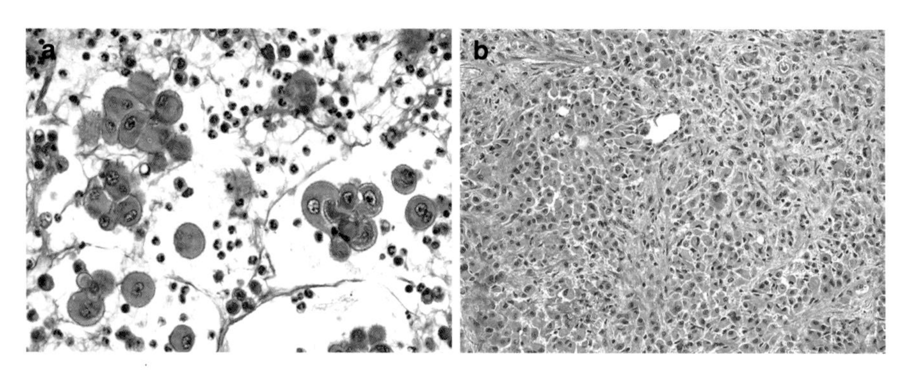

图 6.12　间皮瘤。中等细胞量的细胞标本，间皮细胞明显增大，细胞核有大核仁和细微的膜不规则，巴氏染色（a）。切割针活检显示弥漫性恶性间皮瘤，上皮样型，HE 染色（b）

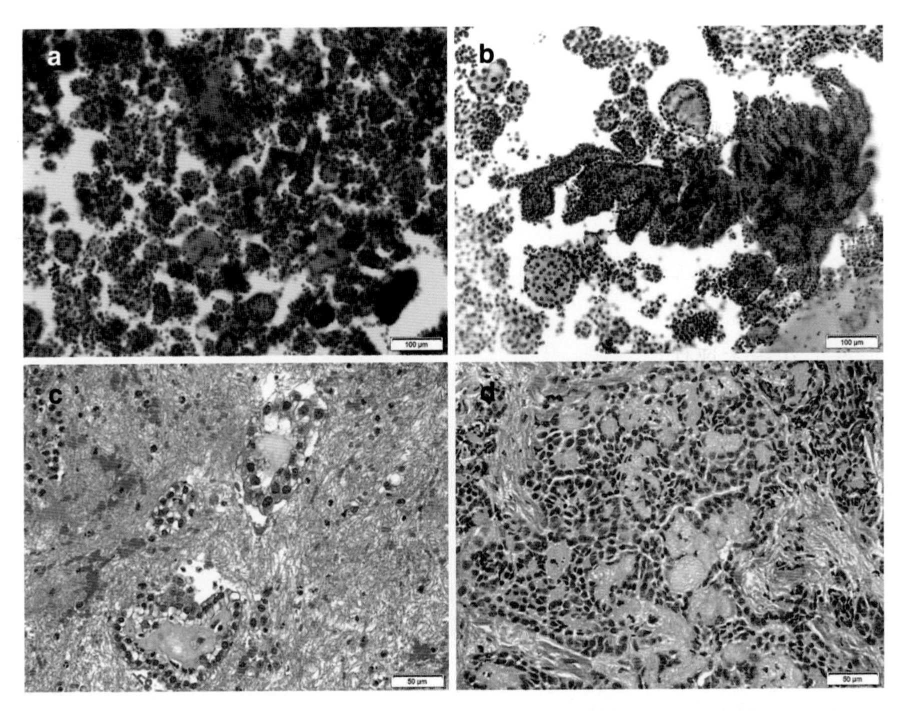

图 6.13 间皮瘤。细胞涂片显示许多细胞簇、小管和胶原核心，巴氏染色（a）。病灶显示大的乳头状组织片段，巴氏染色（b）。相应的细胞块显示出类似的中空细胞簇，中心有胶原核心，HE 染色（c）。相应的活检显示管状毛细血管模式和许多胶原核心，HE 染色（d）

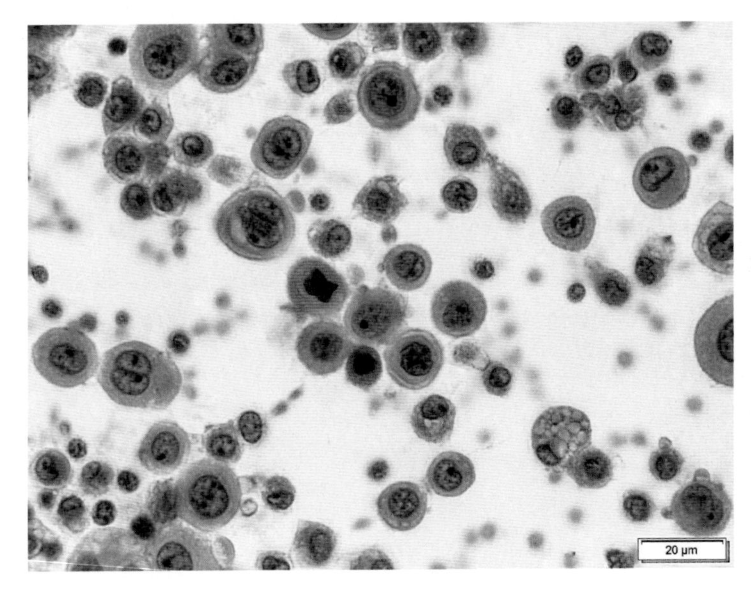

图 6.14 间皮瘤。散在的嗜酸染色细胞，核固缩（假角化细胞）；巴氏染色

注释

恶性间皮瘤在细胞学上表现为渗出性细胞，伴有明显的核异型性（明显的恶性），细胞量丰富伴有大量的组织片段和细胞簇（明显的异常），或者表现为含有轻度异型性的间皮细胞和丰富的细胞簇。虽然前两种表现在间皮起源被确认后很容易被认为是恶性间皮瘤，但后一种表现更具挑战性，需要经验，应该通过额外的辅助检查来确认。类似于其他任何细胞学标本，在标本评估期间应结合临床和影像学相关检查。要强调的是，间皮增生性渗出液的细胞学诊断主要取决于形态学。虽然病史和影像学检查结果可以极大地支持间皮瘤的诊断，但部分患者可能意识不到自己有石棉和（或）毛沸石的接触史。此外，恶性积液是该疾病的第一个表现，也是进一步临床评估的诱因，这并不罕见。恶性积液可能代表早期间皮瘤（EM）或原位间皮瘤（MIS）。MIS 最早于 20 世纪 90 年代初由 Whitaker 等人提出，是一种异常的表面间皮增生，可能表现为恶性渗出，但缺乏与诊断相关的典型影像学表现，随后被证实为恶性间皮瘤[19]。虽然罕见，但间皮瘤专家越来越接受 MIS 的诊断。MIS 是 T0 阶段。根据浸润的组织学证据，EM 可分为 T1 或更高阶段，尽管其大小可能有限，并且影像学发现不明显[20]。最近的文献表明，查出恶性积液的 EM 患者比细胞学阴性患者有更高的生存率[21]。这强调了早期确诊和疾病管理的重要性。恶性间皮瘤（MAL-P）的诊断可在确定明显恶性特征的情况下做出。通过辅助检测，如 BAP1 表达缺失和（或）荧光原位杂交（FISH）缺失 p16/CDKN2A，即使细胞仅有轻微异型性但符合许多其他恶性肿瘤支持标准的病例也可被诊断为恶性间皮瘤（MAL-P）。怀疑与恶性间皮瘤有关但没有辅助检查支持的病例可报告为 SFM。最近的文献证实，当遵循上述标准时，恶性间皮瘤可以在细胞学样本中得到准确诊断，敏感性从 55% 到 82%，最高可达 86%（当包括可疑和非典型病例时）。在这些病例中，恶性间皮瘤诊断的预测率为 100%[4,22,23]。

AUS 的诊断应谨慎使用，尽可能避免。间皮 AUS 应保留在临床表现不支持反应性病因、低或中度细胞渗出液中存在异型性和（或）辅助检查不确定的情况下。细胞表现为桑椹状或簇状的恶性间皮瘤的主要鉴别诊断包括反应性间皮（RM）和癌，尤其是腺癌（表 6.1 和表 6.2）。对于以单细胞为主要表现的间皮瘤，这种鉴别诊断还包括其他恶性肿瘤，如黑色素瘤、散在型腺癌和大细胞淋巴瘤。RM 在形态学上与恶性间皮瘤有同源关系，是目前细胞学上间皮瘤易漏诊的最常见原因[24]。然而，恶性间皮瘤的细胞数量通常明显增加，表现出更多、更大的细胞和细胞簇[16]。两者都含有单一的间皮细胞群。RM 中的细胞大小相仿，而恶性间皮瘤的大小不等，从静止的细胞到巨大的细胞。在这两种情况中都可以看到多核细胞，但间皮瘤中的多核细胞数量更多，可能达到相邻小细胞桑椹簇的大小，并且含有更多的细胞核。两者都表现出明显的核仁，但 RM 很少表现出恶性间皮瘤中所见的大核仁。在 RM 中，间皮簇可能会增加，但它们往往保持为二维群，很少形成球形（图 6.15）。相比之下，恶性间皮瘤中的簇往往较大，有扇背形的“山莓状”边界，或形成三维细胞球。在一些间皮瘤中，这些球体含有胶原蛋白，在细胞块切片上显示明显，反映了它们的乳头状性质。有时但少见地，在肝硬化和肾透析的情况下，RM 会在异染核心周围形成间皮簇，异染核心可能代表纤维蛋白物质（图 6.16）。但恶性间皮瘤的其他特征通常在这些病例中缺乏。肝硬化和腹膜透析患者的 RM 可能具有许多非典型特征，但细胞数量少于恶性间皮瘤。在这种情况下，病理医生应谨慎行事。同样，由于心脏收缩与间皮产生的摩擦，与其他渗出部位相比，反应性心包积液可表现出明显的非典型性（图 6.17）。恶性间皮瘤在心包积液中应谨慎诊断，并且只有在临床病史、表现和辅助检查的支持下才能做出诊断。

鳞状细胞癌和尿路上皮癌是恶性间皮瘤的重要鉴别诊断[25,26]。它们有一些共同的细胞特征，例如双色调细胞质和细胞连接。幸运的是，这些恶性肿瘤很少以恶性积液的形式出现，与传统上已知的转移性疾病同时发生。在大多数病例中，使用 IC 检测可以很容易地解决恶性渗出液的鉴别诊断问题。腺癌（ADC）也可能与恶性间皮瘤相似，过去被认为是鉴别诊断的最大挑战。由于近年来免疫化学的发展，这一点不再成立。转移癌性渗出液可能在细胞数量上不同，呈现两个细胞群，即恶性细胞和背景良性间皮细胞。根据癌的类型，形态变化很大。腺癌簇主要表现为共同的细胞边界，细胞核与胞质边界相邻，与恶性间皮瘤的扇形边界形成对比，恶性间皮瘤细胞核居中且细胞质位于周围。癌表现为明显的恶性特征，细胞往往是多形性的。尽管腺癌具有多形性，但与恶性间皮瘤相比，其细胞大小仍在有限范围内。

表 6.1　反应性间皮与恶性间皮瘤的鉴别诊断

特征	反应性间皮	恶性间皮瘤
细胞数量	中至高细胞密度	显著的高细胞密度
背景	浆液性或血性	浆液性或血性 代表透明质酸的浓稠基质
细胞群	单一的间皮细胞群，大小相仿	单一的间皮细胞群，大小不等
低倍镜下特征	主要是单个细胞，簇的数量相对增加	具有无数簇、单个细胞或这两者混合的超级细胞簇
炎症细胞	可能是病因的一部分	多样，插管后急性炎症显著增加
细胞特征		
大小	轻度增大	明显增大
大小变化	大小相仿	从良性到巨大不等
异型性	轻度到中度	轻度到重度不等
细胞核	轻度增大	明显增大
核仁	可能突出	多数情况下，大核从 2 个到无数个核仁不等
多核	细胞可能含有 2~3 个核，更多核的细胞少见	从 2 个到无数个细胞核
细胞质	中等	丰富
核周脂肪滴	罕见	多见
假角化细胞	罕见	常见
细胞簇特征		
形状	以二维为主，边界呈扇形	以三维为主，可能呈山莓样，带有扇贝形或平滑边框的球体
复杂性	大多是简单的小簇	从小到大，非常复杂，有时呈分支的乳头状
胶原核心	罕见	偶尔出现，可能很明显
空心细胞簇	未见	偶见
辅助检测		
Desmin	阳性	阴性
EMA（E29 clone）	阴性	阳性
BAP1	阳性	在 60% 的病例中缺失
p16/CDKN2（FISH）缺失	未缺失	纯合缺失率高达 80%
透明质酸	<150 μg/mL	>150 μg/mL
间皮素	缺失 *	存在 **

注：* 肾功能衰竭的患者可能会出现。

** 更多地被认为是恶性肿瘤的标志物，因为它也存在于卵巢癌和胰腺癌中。

表 6.2 恶性间皮瘤与癌的鉴别诊断

特征	恶性间皮瘤	癌
细胞数量	大量细胞	多少不等
背景	浆液性或血性稠厚基质（透明质酸）	黏液癌中经常出现血性黏蛋白
细胞群	单一细胞群	两类细胞群（外来细胞群）
低倍镜下特征	多个细胞簇、单个细胞或两者的组合	根据原发细胞来源的不同而有所不同
细胞特征		
形态和大小	圆形大细胞	依据细胞的起源而变化
大小变化	大小不等	大小相仿
异型性	单一异型性	多种异型性
细胞核	增大	增大
核质比	轻度增加	高度增加
核仁	突出	突出
多核	常见	少见
细胞质	丰富	少，充其量中等
核周脂肪滴	较多	不典型
细胞簇特征		
形状	扇形边界或完美球体	合体细胞样三维细胞簇
复杂性	变化无常	依据细胞的起源而变化
胶原核心	常见	不常见。纤维血管核心可见于非特征性乳头状肿瘤
空心细胞簇	可能出现	不典型
免疫化学		
钙网膜蛋白	阳性	阴性（大多数情况下）
D2-40	阳性	阴性
WT-1	阳性	不确定
CK5/6	阳性	阴性（大多数情况下）
claudin 4	阴性	阳性
GATA-3	阳性（50%）	乳腺、尿路上皮及部分鳞癌阳性
MOC-31 和 BerEp4 广谱上皮标志物	阴性（15% 的病例可能有反应）	阳性
p40 和 p63	阳性	阳性
	阴性	鳞状细胞癌和尿路上皮癌阳性

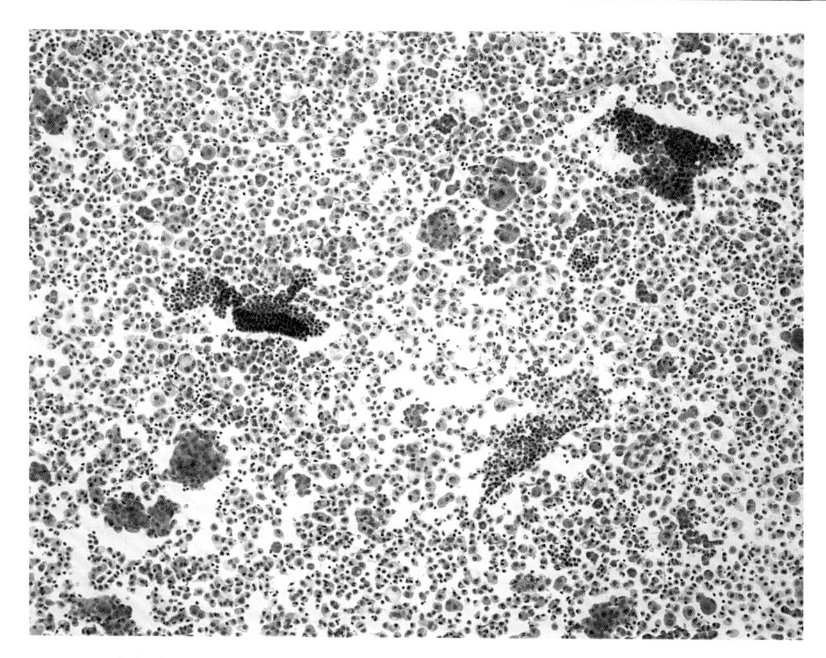

图 6.15　反应性间皮细胞。肾透析患者腹腔积液中增生的间皮细胞。涂片中大量的细胞，一些细胞呈二维簇状或大片状，细胞形态单一，大小相似，没有异型性；巴氏染色

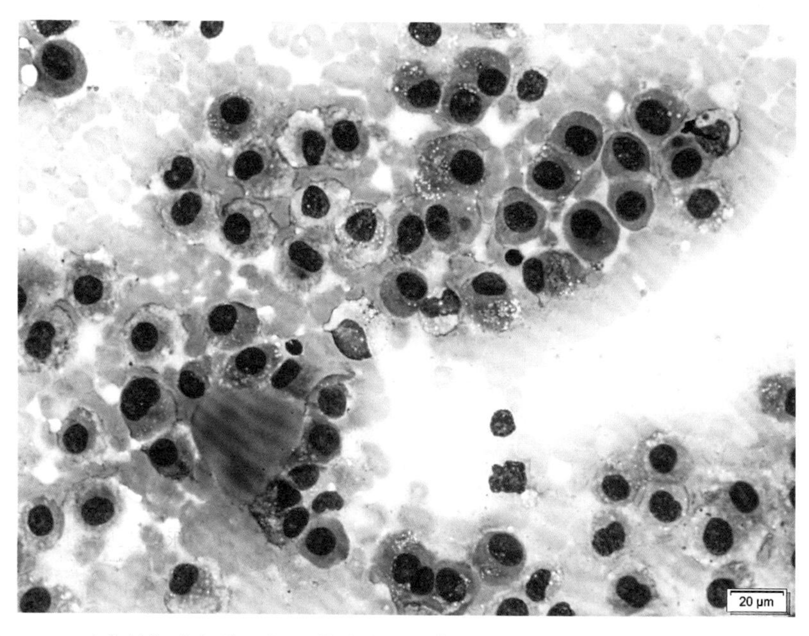

图 6.16　反应性间皮细胞。肝硬化患者的心包积液。细胞大小相似，可见少量间皮细胞包绕的纤维素样物质；改良吉姆萨染色

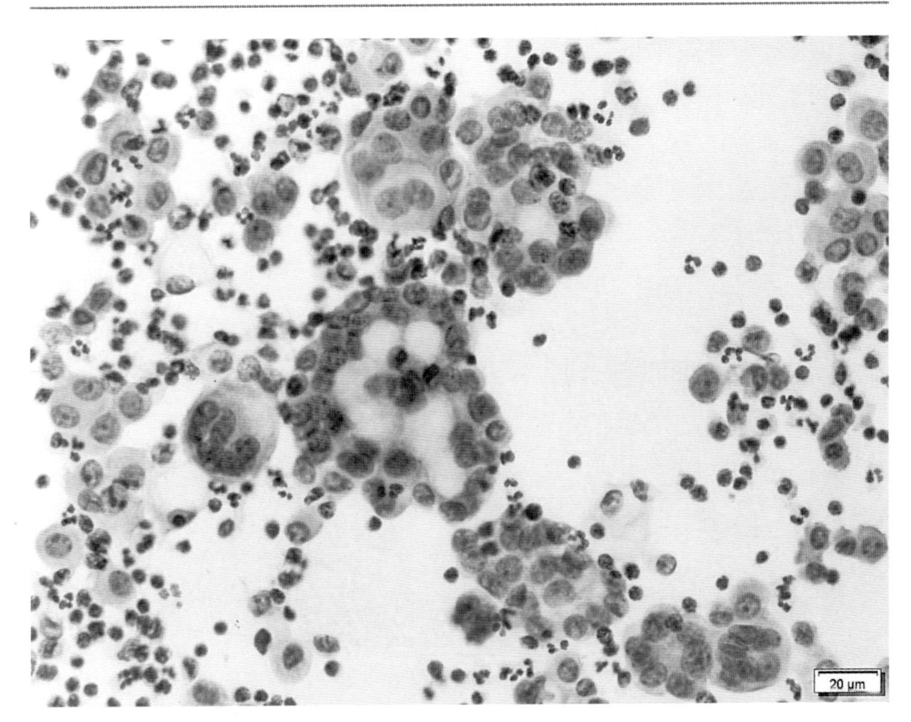

图 6.17　反应性间皮细胞。心包炎患者的心包积液。间皮细胞变化小，多核，核仁明显；巴氏染色

IC 在间皮瘤诊断中的作用

IC 在间皮瘤渗出液诊断中的应用存在各种争议。细胞块还是涂片更适合 IC；IC 能否区分良性和恶性间皮增生；哪些指标是最好的 IC 组合；为了区分恶性间皮瘤和腺癌，应该进行多少种 IC 染色。病理医生使用不同的方法，没有达成最佳方法的共识。每个实验室的病理医生必须通过实验验证确定哪个 IC 组合最适合该实验室，病理医生必须为每个病例选择合适的 IC 组合。

细胞块与涂片的 IC 染色比较

IC 染色可以在涂片或细胞块上进行。细胞块的处理方法与福尔马林固定石蜡包埋外科病理标本的处理方法相同，因此不需要特殊的验证程序。它们适用于分子检测，是保存组织以满足未来需求的可靠方法。由于这些原因，制作细胞块是首选方案，可以用各种方式制备[27]。已经在细胞甩片或涂片上验证过 IC 的实验室可以放心使用，这也是一种可靠且被广泛接受的技术[28,29]。

确定良性间皮细胞与恶性间皮细胞

在良恶性间皮细胞的鉴别中 IC 的应用一直存在很大争议。在这种情况下，已经对各种标志物进行了验证，这些染色如何操作和应用也有很大差异。最近，IC 导致的 BAP1 缺失（图 6.18）和 FISH 导致的 CDKN2A 缺失相结合，成为了一种证明恶性肿瘤的敏感且高度特异的方法[30]，目前被认为是金标准。BAP1 缺失或 CDKN2A 缺失足以确定恶性肿瘤。IC 验证 BAP1 缺失已成为一种被广泛接受的技术，用于在组织学和细胞学标本中诊断间皮恶性肿瘤[31,32]。BAP1 是一种核标志物，阳性染色可显示该肿瘤抑制因子，一种泛素水解酶的存在。双等位基因 *BAP1* 突变导致核染色缺失，见于 55%~80% 的恶性间皮瘤[33]。背景炎症细胞是一种有用的内部阳性对照（图 6.18）。在渗出液标本中，需要仔细检查以发现阴性染色的间皮细胞核，这些细胞核可能分散在大量阳性染色的炎性细胞核中，并被其遮挡。值得注意

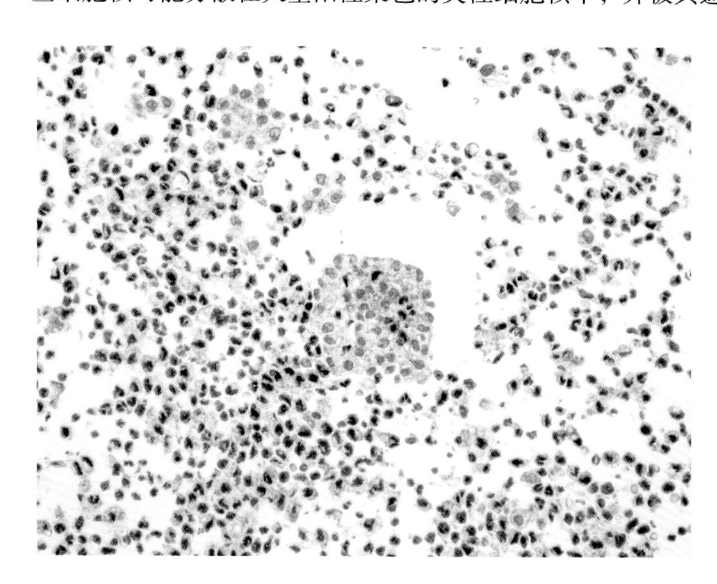

图 6.18　间皮瘤，BAP1 缺失。注意间皮瘤细胞为阴性且呈簇状，背景中反应性淋巴细胞作为对照细胞；BAP1 染色

的是，BAP1 表达缺失在非小细胞肺癌（NSCLC）中非常罕见，因此 BAP1 表达缺失也可能用于区分恶性间皮瘤和 NSCLC 的胸膜转移[34,35]。

甲硫腺苷磷酸化酶（MTAP）是最近发现的一种 9p21.3 相关蛋白，可用于区分反应性间皮细胞和恶性间皮细胞，具有 100% 的特异性[36,37]，这一发现可能使 IC 检测 MTAR 缺失替代 FISH 检测 9p21 缺失（图 6.19）。MTAP IC 和 9p21 FISH 在细胞块中的结果具有高度一致性[38]。FISH 检测更耗时、更昂贵，某些实验室可能不具备条件。MTAP IC 为 FISH 检测提供了一项可能的替代方案，研究表明，MTAP 和 BAP1 IC 联合染色可以在 90% 的病例中区分 RM 和恶性间皮瘤[39]。

一个更具争议但非常有用的恶性肿瘤 IC 标志物是上皮膜抗原（EMA）。该 IC 可用于确定恶性人群的存在，在一些实验室中大量使用，而在其他实验室中不被接受。当使用合适的 E29 克隆[40,41]且大多数细胞中存在强膜染色（图 6.20）时，多项研究证实，EMA 在确认恶性肿瘤方面的敏感性约为 80%，没有假阳性[40,42,43]。然而，以下情况值得注意：细胞质染色弱或仅偶有细胞显示弱膜染色不应判读为阳性结果；EMA 不能区分间皮瘤和转移癌；浆细胞表现出很强的 EMA 染色，但在形态学上可被识别。此外，一些实验室似乎在使用这种抗体时遇到了技术困难，这可解释为其应用方式的差异。在转移性腺癌的情况下，EMA 可以非常高效地识别小数量的恶性细胞，因为大多数常见的腺癌（肺癌、乳腺癌、胃肠道和妇科肿瘤）是 EMA 阳性的。

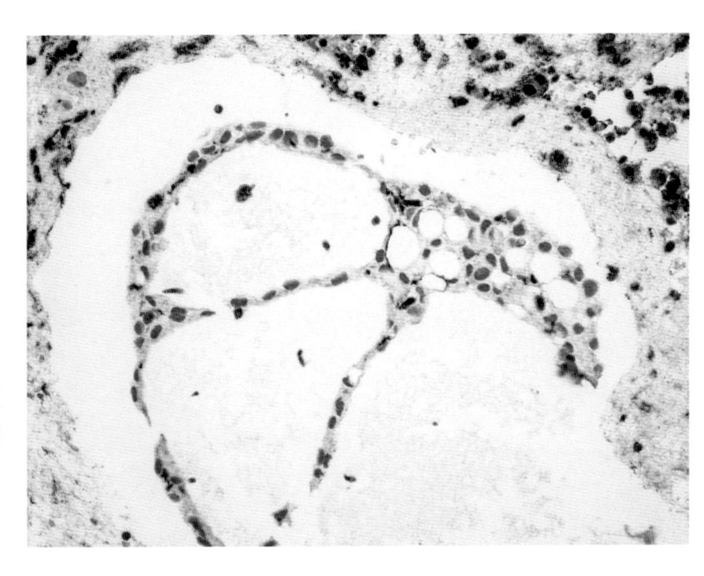

图 6.19 间皮瘤。MTAP 的缺失表明 9p21 基因缺失；MTAP 染色

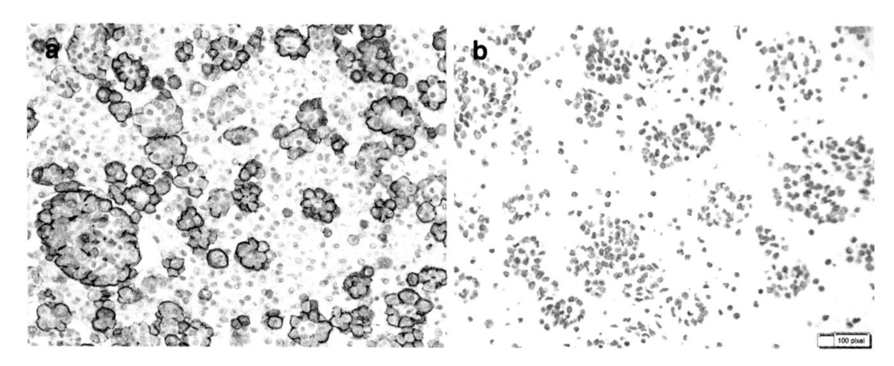

图 6.20　间皮瘤。恶性细胞表现为细胞质膜上皮细胞膜抗原染色呈强阳性（a）；EMA 染色和细胞质结蛋白染色呈阴性（b）

结蛋白在良性间皮细胞中呈阳性染色，约 85% 的恶性间皮瘤染色缺失（图 6.21）[44,45]。由于间皮瘤中的背景良性间皮细胞会呈阳性染色，因此需要对适当的细胞群进行染色评估。

当恶性肿瘤的形态特征不存在时，一组 IC 染色可能有助于确认疑似恶性肿瘤。一个合理的组合是 BAP1、EMA、结蛋白和 MTAP，必要时添加 FISH 来检测 CDKN2A 的缺失。

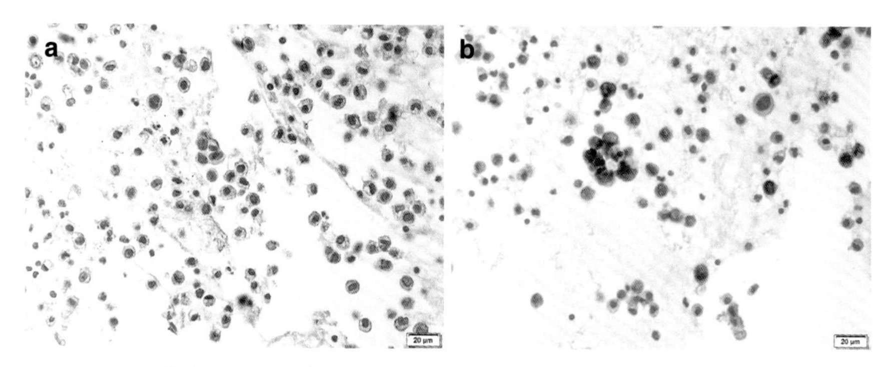

图 6.21　反应性间皮细胞。良性间皮细胞上皮膜抗原呈阴性（a）；EMA 染色和细胞质结蛋白染色显示强阳性（b）

恶性间皮瘤与癌细胞的鉴别

一旦确定渗出液标本中含有恶性细胞，下一步就是准确的分型。恶性间皮瘤的形态学特征，虽然有时具有显著的间皮分化的特征，但不应被认为足以确定诊断，强烈建议通过 IC 进行确诊。一般情况下，建议使用两种阳性间皮标志物和两种阴性癌标志物来确定间皮瘤的诊断。随着相当敏感和特异的间皮标志物的出现，恶性间皮瘤和 ADC 之间的区别问题比过去小，新的有希望的特异性间皮标志物不断被发现[46]。并非所有恶性间皮瘤都表达所有间皮标志物。如果一个肿瘤的钙网膜蛋白（calretinin）和 WT1 呈阳性，而 D2–40 和 CK5/6 呈阴性，则仍可能是恶性间皮瘤；然而，如果仅表达 D2–40 和 CK5/6，间皮瘤可能已被排除在外。间皮标志物没有 100% 的敏感性，这一事实意味着对于每个标志物，一些恶性间皮瘤都可能是阴性的。同样，间皮瘤也会被一种或几种癌标志物染色。BerEp4 和 MOC31 在 15%~25% 的恶性间皮瘤中呈阳性（图 6.22），通常呈斑片状。间皮素也被发现缺乏敏感性和特异性[47]。当出现任何不一致或意外的结果时，扩展间皮阳性和阴性标志物的 IC 组合可能会有帮助。简单的过碘酸希夫结合淀粉酶（PASD）染色有时也可包括在 IC 组合中，PASD 阳性支持腺癌诊断。当 IC 抗体有限或过于昂贵时，结合详细的临床和影像学信息、全面的形态学评估就十分重要。极少数情况下，当 IC 结果存在显著不一致时，可能需要使用电子显微镜。

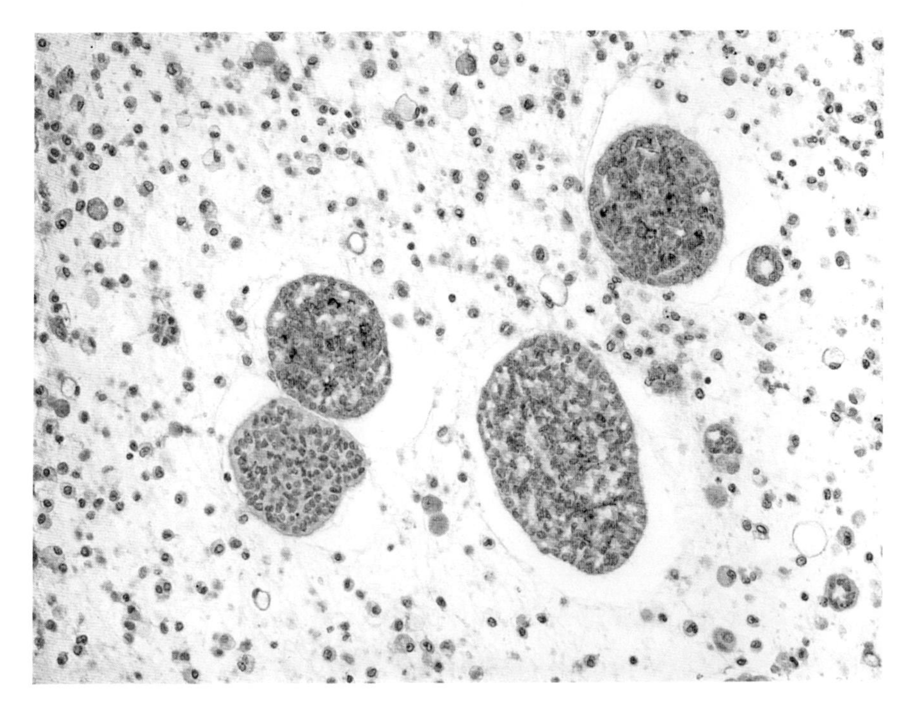

图 6.22　间皮瘤。恶性细胞可显示 BerEp4 的局灶性染色；BerEp4 染色。这些细胞对钙网膜蛋白、WT1 和 CK 5/6 有反应，表明是间皮起源

当存在紧密、内聚的球体时，IC 组合通常用于区分恶性间皮瘤和转移性癌，但其他恶性肿瘤也可能表现于这种形态[48]。如果表现为单细胞或松散聚集，则鉴别诊断范围更广，包括黑色素瘤、淋巴瘤、肉瘤、生殖细胞瘤、儿童肿瘤以及恶性间皮瘤。

许多商用间皮标志物的敏感性和特异性各不相同。钙瘤网膜蛋白可能是应用最广泛的，对间皮细胞的敏感性和特异性分别约为 90% 和 80%。其他常用的间皮标志物包括 WT1、CK5/6 和 D2-40（图 6.23~6.26）。腺癌可以与所有这些标志物反应。WT1 在妇科恶性肿瘤中呈阳性，而钙网膜蛋白在基底型乳腺癌和一些鳞状细胞癌中呈阳性。D2-40 具有不同的特异性，但一项研究报告，约 30% 的肺癌和乳腺癌以及 60% 的卵巢癌呈阳性[49]。

广谱癌标志物包括上皮黏蛋白的组织染色（PASD、黏蛋白）和 IC 标志物，如 CEA、TAG/B72.3、BerEp4、MOC31、MUC4，以及最近描述的、似乎非常可靠的 claudin4。claudin4 是一种构成紧密连接的相关蛋白，在大多数上皮细胞中表达，但不表达在间皮细胞中。这是一个相对较新的标志物，但似乎能有效区分腺癌和恶性间皮瘤，具有较高的敏感性和特异性[50, 51]。

如果有特定的临床病史或形态学线索，可在最初的组合中纳入对应疾病

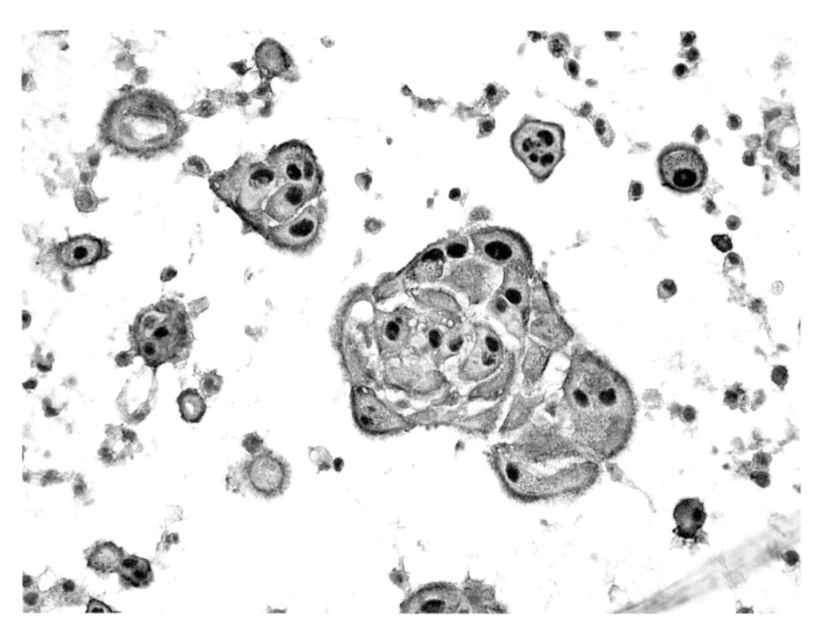

图 6.23　间皮细胞。图像显示钙网膜蛋白染色，核和膜状图案呈现“煎蛋”外观；钙网膜蛋白染色

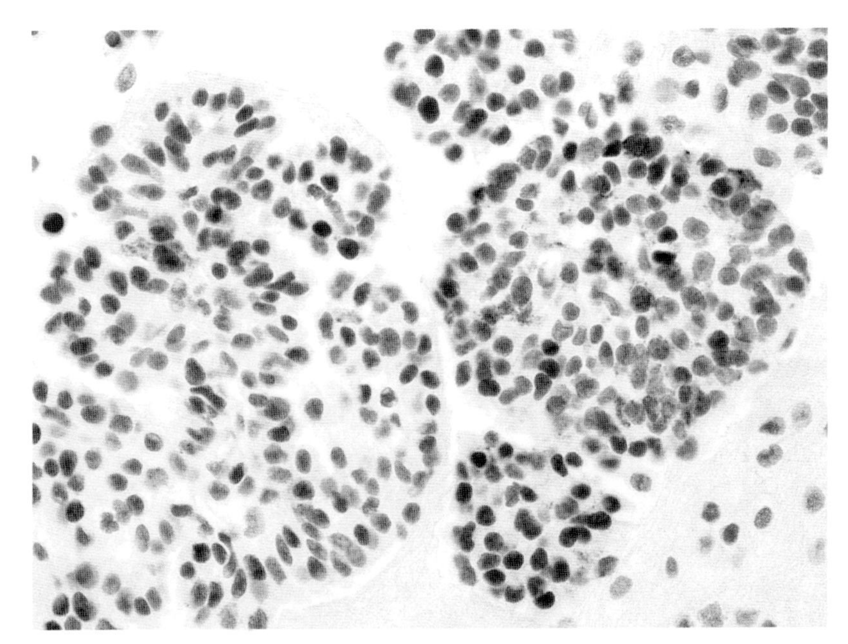

图 6.24 间皮瘤。WT1 核染色支持间皮起源，但也见于一些妇科肿瘤，尤其是浆液性癌；WT1 染色

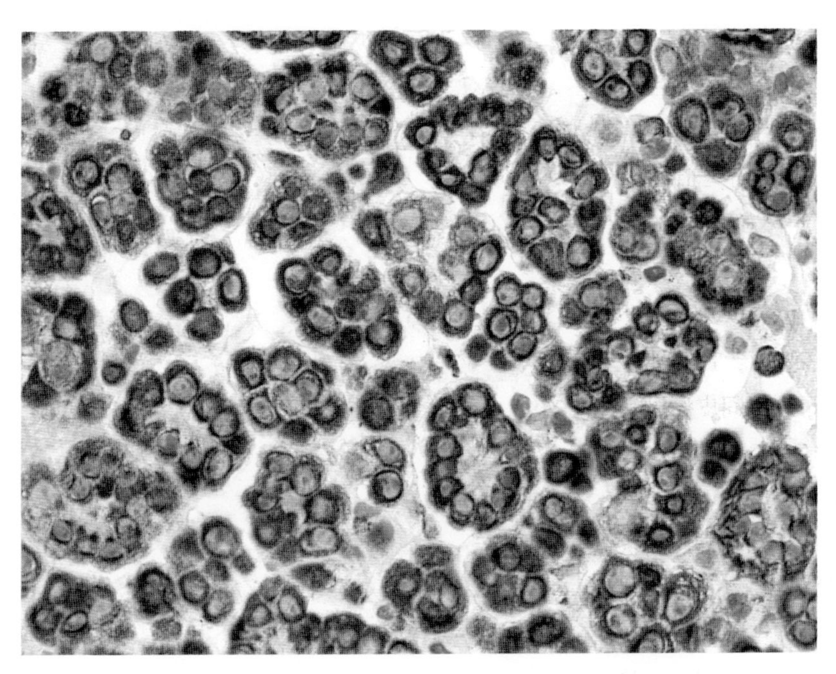

图 6.25 间皮瘤。CK5/6 强烈突出间皮瘤细胞的细胞质；CK5/6 染色

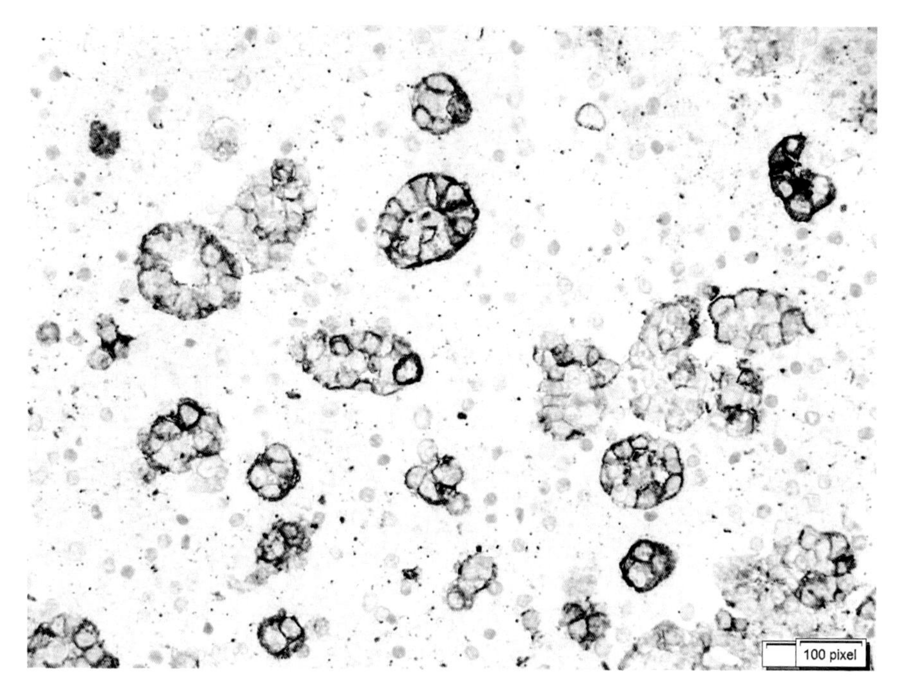

图 6.26　间皮瘤。D2-40 突出细胞膜；D2-40 染色

器官的特异性标志物：例如，肺癌的 TTF1 和 napsinA；甲状腺肿瘤的 TTF1 和 PAX8；GATA3 用于乳腺癌和尿路上皮癌；PAX8 用于妇科肿瘤、肾脏肿瘤和甲状腺肿瘤；结肠直肠癌的 CK20、CDX2 和 SATB2；前列腺癌的 PSA 和 ERG。详细讨论所有这些标志物超出了本章的范围，可详见更广泛的研究和综述[52]。

在器官特异性标志物中，TTF1 似乎非常有价值和可靠，目前文献中只有一例 TTF1 阳性的可疑恶性间皮瘤的病例报告[53]。由于肺癌是最常见的胸膜转移瘤，TTFI 通常被纳入最初的组合中。

恶性间皮瘤可表达几种所谓的特异性腺癌标志物：GATA3 将染色 50% 以上的间皮瘤（图 6.27）[54]，甚至被建议用于区分肉瘤样肺癌（阴性）和肉瘤样间皮瘤（阳性）[37]。CK20 在间皮瘤[55]中呈阳性，也可染色良性间皮细胞。

虽然转移性鳞状细胞癌（SCC）在胸膜液中并不常见，但在鳞状细胞癌和恶性间皮瘤之间可能存在重叠的形态学和 IC 特征。两者都是 CK5/6 阳性，都可以是钙网膜蛋白和 D2-40 阳性。p63 和 p40 可用于区分鳞状细胞癌与恶性间皮瘤：它们在鳞状细胞癌中呈强阳性，而在恶性间皮瘤中几乎总是呈阴性或极弱阳性。WT1 在间皮瘤中通常呈阳性，但在鳞状细胞癌中很少呈阳性。

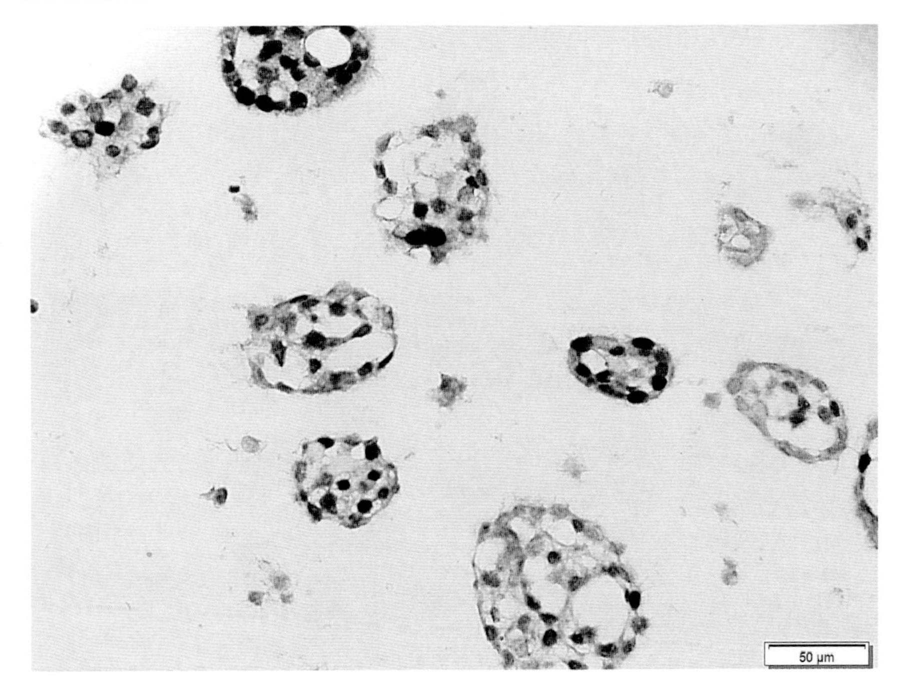

图 6.27 GATA-3 染色的间皮瘤。GATA-3 核染色可出现在多达一半的恶性间皮瘤中，并在肉瘤样间皮瘤中呈阳性；GATA-3 染色

间皮瘤与非上皮恶性肿瘤的比较

当恶性积液以单细胞为主时，鉴别诊断扩展到包括非上皮原发性或转移性恶性肿瘤，如黑色素瘤、淋巴瘤、肉瘤、生殖细胞瘤和儿童肿瘤，所有这些都可以出现在积液中。相关的病史记录可以节省大量时间和费用。对这种情况下所需 IC 组合的讨论超出了本章的范围，但 IC 检测是确诊任何单细胞恶性肿瘤的重要的第一步，因为角蛋白阴性的恶性人群不太可能是上皮样间皮瘤或癌。角蛋白阳性并不排除肉瘤，尤其是滑膜肉瘤、上皮样肉瘤和某些血管肉瘤。甚至黑色素瘤也可能是中度角蛋白阳性，尤其是 AE1/AE3。对于积液中的不常见的恶性肿瘤，必须谨慎地分析 IC 检测结果，因为没有足够的研究来描述间皮细胞与很少使用的抗体的反应。其他辅助检测（如流式细胞术和 FISH）也可能对罕见肿瘤的确诊至关重要。

恶性间皮瘤的预后和预测指标

新的间皮瘤预后和预测标志物将来会被不断推出，在细胞块中保存足够的材料十分重要。恶性间皮瘤渗出液中典型的丰富细胞使这种材料成为辅助研究的理想材料。程序性细胞死亡配体 1（PD–L1）是一种免疫调节剂，通过与程序性细胞死亡受体 1（PD–1）结合来促进免疫抑制。PD–L1 在肿瘤细胞表面上调，PD–1/PD–L1 通路在肿瘤免疫逃避中起着关键作用，为抗肿瘤治疗提供了靶点。恶性间皮瘤渗出液适用于 PD–L1 表达的 IC 评估，其结果与组织学标本的结果相似[56]。PD–L1 在很大一部分恶性间皮瘤中表达，一部分患者可能受益于免疫治疗[57]。

一些研究表明，在恶性间皮瘤患者中，IC 染色显示 BAP1 缺失和 p16 阳性是延长生存期的一个指标[58]，而另一些研究则报告 BAP1 在这种情况下的作用有限[59]。此外，BAP1 与预测化疗反应有关[60,61]。这些都是相对较新的研究，需要进一步探讨以确认这些结果的有效性。

FISH 的作用

p16/CDKN2A 基因的 FISH 有助于分离间皮细胞的良恶性增生。研究报告称，多达 80% 的胸膜间皮瘤中存在 *p16/CDKN2A* 基因的纯合缺失（HD），但在反应性间皮增生中没有[62]。几项研究表明，恶性间皮瘤患者的细胞学浆膜腔积液标本中可以分析 *p16/CDKN2A* 基因的缺失[63–68]。然而，在这些报告中，判断 *p16/CDKN2A* 基因纯合缺失的临界值在 5%~48%。因此，p16 FISH 在渗出液细胞学诊断间皮瘤的敏感性为 48.5%~92%。

由于可以在存档标本上实现对细胞块的 FISH 分析，因此 FISH 在鉴别早期恶性间皮瘤和反应性胸膜炎[30,38,69,70]的胸腔积液诊断中可能有用，恶性间皮瘤病例的细胞块和相应肿瘤组织中 *p16/CDKN2A* 基因的纯合缺失都在 73%~77%（图 6.28）。因为细胞块和组织活检之间的结果有 100% 的一致性，所以从细胞块获得的 p16 FISH 结果与从组织切片获得的结果一样可靠。在这些研究中，*p16/CDKN2A* 基因纯合缺失的临界值在 12%~15%[30,69]。每个实验室病理医生都应该计算自己实验室的临界值，因为这些染色程序和荧光显微镜的类型各有不同。

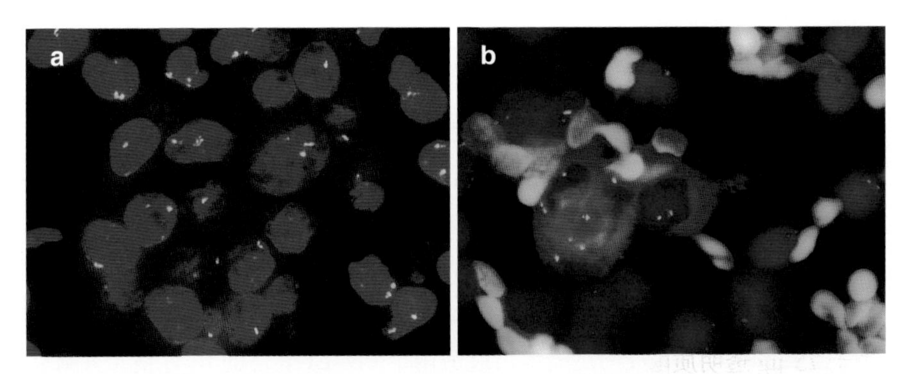

图 6.28　间皮瘤。恶性间皮瘤中 *p16/CDKN2A* 的纯合性缺失表现为两种红色信号缺失，但在细胞块“a”和涂片“b”的恶性细胞核中绿色信号留存。淋巴细胞作为内参细胞，红色和绿色信号留存；p16 FISH

FISH 在细胞块中评估 *p16/CDKN2A* 基因缺失的主要挑战是混有反应性间皮细胞和炎症细胞的存在，这些细胞在荧光显微镜下无法与恶性间皮瘤细胞区分，因为细胞质在 FISH 制备过程中被消化，只留下细胞核供评估[62]。由于间皮瘤细胞块通常表现出特征性的三维细胞簇，如乳头状或腺泡状结构[69]，这些细胞簇可作为 p16/CDKN2A FISH 分析间皮瘤细胞的靶点。在 FISH 的制备过程中，尽可能减少消化过程以保存间皮细胞的细胞质，这将有助于通过荧光显微镜识别目标细胞[69]。

可溶性生物标志物的作用

恶性间皮瘤在许多方面都是一种独特的恶性肿瘤。这是细胞化学诊断应用的基础，彰显各种生物标志物。生物标志物可能以分泌产物的形式，或由于肿瘤基质的旁分泌刺激亦或细胞衰变，进入渗出液的上清液。对渗出液中这些可溶性化合物的分析可以提供进一步的诊断信息。在临床实践中，已经建立了用于诊断的生化分析，并且正在开发利用生物标志物预测药物敏感性的尝试。如今，三种标志物——透明质酸、间皮素和骨桥蛋白，已经被推荐用于血清分析时确定诊断或作为跟踪治疗效果的标志物。未来，在基因组和蛋白质组筛查中发现的更多化合物可能会加入到套餐检测中，尽管它们尚未在临床实践中被评估。

透明质酸（以前称为玻尿酸）是第一个被证明对诊断恶性间皮瘤具有重

要意义的标志物，甚至在生物标志物的概念被普遍使用之前[71-73]。透明质酸是一种直链糖胺聚糖，与各种细胞外和细胞内成分相互作用。该链在细胞膜中合成，从细胞膜释放为水溶性大分子，这很难通过 IC 进行监测。

最早的透明质酸浓度常规分析使用的是简单的离子抑制 HPLC 分离法[74,75]。基于透明质酸结合蛋白的后续技术材料现在可以购买到[76]。然而，这些试剂可能会与某些细菌糖发生交叉反应，导致假阳性结果，这强调了通过其他方法确定恶性肿瘤的重要性。透明质酸浓度超过 225 μg 多糖 /ml（相当于 75 μg 透明质酸衍生的尿苷酸 /ml）可能表明恶性间皮瘤，该测试的敏感性为 50%~60%[77]。在反复胸腔穿刺中，透明质酸浓度往往较低，表明液体和多糖以不同的速率进入胸膜腔。

间皮素 /ERC 是一种蛋白质，也是恶性间皮瘤的可能标志物[78]。新合成的间皮素 /ERC 锚定在细胞膜上，在那里释放一个 31kD 的片段（N–ERC，也称为巨核细胞增强因子，MPF）。剩余的 40kD C–ERC 片段作为 CA125 受体持续存在于细胞膜中[79]。还有各种剪接变异体，包括可溶性间皮素相关肽（SMRP）。

上述两种间皮素片段都可以用作生物标志物，它们的 ELISA 试剂盒都可买到。间皮素片段在 84% 的恶性间皮瘤患者中超过良性渗出液的水平[78]。然而，它们对间皮瘤的特异性较低，因为其他癌症，如卵巢癌和胰腺癌，也会产生间皮素。此外，在肾功能衰竭患者中也可以发现间皮素升高[80,81]。因此，间皮素 /ERC 可被视为恶性肿瘤的生物标志物，在诊断渗出液为恶性间皮瘤时为透明质酸的合适补充。

骨桥蛋白是恶性间皮瘤中一种不太能确定诊断的生物标志物。它是一种对细胞 – 基质相互作用非常重要的磷酸糖蛋白，与透明质酸结合受体 CD44 和各种整合素结合。除了间皮瘤，骨桥蛋白还与乳腺癌、肺癌、结肠癌和前列腺癌有关，在银屑病等其他疾病中，骨桥蛋白也可能上调。在不同的报告中，其检测恶性间皮瘤或监测肿瘤负荷随时间变化的敏感性有所不同。到目前为止，这种生物标志物的诊断用途仅限于跟踪治疗效果。

其他建议用于诊断恶性间皮瘤的生物标志物包括 12kDa 氧化还原酶 Trx1，该酶在间皮瘤细胞株中上调。这种蛋白质很容易在该肿瘤的切片中染色[82,83]。研究基因表达和蛋白质组学模式的广泛筛选策略可以成为寻找新的可能标志物的一种方式。其他有希望的例子是肌腱蛋白和高迁移率族蛋白 B1（HMGB1），它们在恶性间皮瘤中过度表达[84,85]。这些化合物在渗出液中的诊断价值有待验证。合并来自多个标志物的信息可能是提高诊断敏感性的一种策略，但这些生物标志物通常是相互关联的，扩展的生物标志物菜单的诊断重要性到目前为止是有限的。

这些检测，连同常规细胞学和其他辅助研究，有助于在第一次积液中准确诊断恶性间皮瘤。可溶性标志物的测量必须与细胞结合的生物标志物一起判读。尽管透明质酸的阳性预测值可能高于大多数 IC 反应，但诊断绝不应仅基于透明质酸的分析。可溶性生物标志物的分析有助于通过渗出液细胞学早期诊断恶性间皮瘤。

ROM 与临床管理

如上所述，恶性间皮瘤诊断的阳性预测值在辅助检测有力的情况下可达 100%。据我们所知，作为恶性间皮瘤单独诊断的 ROM 尚未通过荟萃分析进行评估，以后若能进行充分评估将是对文献的有益补充。

在适当使用辅助研究的情况下，恶性间皮瘤诊断足以启动治疗，无需进一步延迟或侵入性组织取样。有些恶性间皮瘤伴有大量胸腔积液，但缺乏典型胸膜间皮瘤的影像学表现。恶性间皮瘤的最终诊断仍然可以通过辅助研究（IC、可溶性生物标志物分析和 p16 FISH）进行。一些患者选择在胸腔镜下对壁胸膜进行活检，被诊断为原位恶性间皮瘤（MIS）。然而，MIS 患者的治疗方案尚未确定。根据美国国立综合癌症网络（NCCN）指南，恶性间皮瘤只有在不能手术的情况下才能用化疗治疗。对可手术的间皮瘤患者可采用胸膜部分切除术 / 去皮质术或胸膜外肺切除术（EPP）治疗。可手术的间皮瘤患者可以在手术前或手术后接受化疗。对于 EPP 前未接受诱导化疗的患者，建议术后序贯化疗加半胸放疗[86]。要及早发现恶性间皮瘤以提高治愈率，可能需要筛查血样并使用尚未普及的新的生物标志物。

范例报告

例 6.1

明显恶性，免疫化学支持。

- 体腔积液，右侧，穿刺术
- 标本满意
- 恶性间皮瘤（见注）
- 类别：恶性

注：恶性细胞（间皮标志物）呈阳性，而上皮标志物呈阴性。这种免疫化学表达证实了上述诊断。

例 6.2

明显恶性，其他辅助检查及免疫化学支持，但无异常影像学表现。

- 体腔积液，右侧，穿刺术
- 标本满意
- 恶性间皮瘤（见注）
- 类别：恶性

注：该标本在形态学上为恶性，恶性细胞（间皮标志物）呈阳性，而（上皮标志物）呈阴性。可溶性生物标志物的增加、BAP1 表达的缺失和 p16/CDKN2 FISH 检测缺失支持上述判读。这些辅助检查证实了恶性间皮瘤的诊断；然而，电子胸腔镜活检建议排除原位间皮瘤或其他间皮肿瘤的可能性。

例 6.3

明显恶性，具备相应的临床表现，但免疫化学无定论。

- 体腔积液，左侧，穿刺术
- 标本满意
- 恶性细胞，最符合间皮瘤诊断（见注）
- 类别：恶性

注：恶性细胞（间皮标志物）呈阳性，而上皮标志物呈阴性。虽然形态和临床表现高度提示间皮瘤，但染色结果不能对肿瘤类型进行准确分类。

例 6.4

间皮细胞丰富的样本，轻度的异型性和支持性辅助检查。

- 体腔积液，左侧，穿刺术
- 标本满意
- 间皮瘤（见注）
- 类别：恶性

注：非典型细胞（间皮标志物）呈阳性，而上皮标志物呈阴性。标本为间皮细胞，可溶性生物标志物增加、BAP1 表达缺失，和（或）p16/CDKN2 FISH 检测缺失，支持上述判读。

例 6.5

细胞量丰富的样本，具有异型性和非确定性辅助检查。

- 体腔积液，左侧，穿刺术
- 人工假象限制判读
- 可疑恶性间皮瘤（见注）
- 类别：可疑恶性

注：这是一个细胞量丰富的样本，由许多间皮细胞组成，具有异型性（列出免疫染色结果）。然而，恶性肿瘤不能通过辅助检查来确定，例如可溶性生物标志物、BAP1 表达缺失和（或）p16/CDKN2A FISH 检测缺失。建议进行活检确认。

例 6.6

细胞量丰富的样本，具有异型性和支持性辅助检查，但无影像学异常表现。

- 胸腔积液，胸腔穿刺术
- 恶性间皮瘤（见注）
- 类别：恶性

注：非典型细胞（间皮标志物）呈阳性，而上皮标志物呈阴性。怀疑间皮瘤是因为已证实 BAP1 表达缺失和（或）p16/CDKN2 FISH 检测缺失。然而，建议电子胸腔镜活检以排除原位间皮瘤或其他间皮肿瘤的可能性。

例 6.7

高度非典型的间皮细胞，但没有足够的样本进行进一步检查。

- 体腔积液，穿刺术
- 样本数量不足，限制判读
- 可疑恶性间皮瘤（见注）
- 类别：可疑恶性

注：高度非典型细胞形态与间皮细胞一致；然而，由于细胞数量不足，无法进行进一步评估。仅提交（指定体积）浆液性积液进行评估。一些研究建议最佳的细胞学评估需要 50~100 ml 浆液性积液。

例 6.8

细胞量中等的样本，具有异型性和非确定性辅助检查。

- 体腔液体，左侧，穿刺术
- 标本满意
- 非典型间皮细胞（见注）
- 类别：意义未定的异型性

注：非典型细胞（间皮标志物）阳性，而上皮标志物阴性，证实间皮起源。然而，肿瘤是否恶性不能通过辅助检测，例如可溶性生物标志物、BAP1 表达缺失和（或）p16/CDKN2A FISH 检测缺失来确认。根据目前的标本，不可能区分反应性与恶性细胞。鉴别诊断包括反应性间皮增生和恶性间皮瘤；建议进行临床和影像学对比。

（吴广平　译）

参考文献

[1] Hjerpe A, Ascoli V, Bedrossian CW, et al. Guidelines for the cytopathologic diagnosis of epithelioid and mixed-type malignant mesothelioma. Complementary statement from the International Mesothelioma Interest Group, also endorsed by the International Academy of Cytology and the Papanicolaou Society of Cytopathology. Acta Cytol. 2015;43(7):563-576.

[2] Hjerpe A, Dobra K. Comments on the recently published "guidelines for the cytopathologic diagnosis of epithelioid and mixed-type malignant mesothelioma". Cancer Cytopathol.2015;123(8):449-453.

[3] Paintal A, Raparia K, Zakowski MF, Nayar R. The diagnosis of malignant mesothelioma in effusion cytology: a reappraisal and results of a multi-institution survey. Cancer Cytopathol. 2013;121(12):703-707.

[4] Segal A, Sterrett GF, Frost FA, et al. A diagnosis of malignant pleural mesothelioma can be made by effusion cytology: results of a 20 year audit. Pathology. 2013;45(1):44-48.

[5] Bray F, Ferlay J, Soerjomataram I, Siegel RL, Torre LA, Jemal A. Global cancer statistics 2018: GLOBOCAN estimates of incidence and mortality worldwide for 36 cancers in 185 countries. CA Cancer J Clin. 2018;68(6):394-424.

[6] Turkey Asbestos Control Strategic Plan Final Report. Turk Thorac J. 2015;16(Suppl 2):S27-52.

[7] Bedrossian CW. Asbestos-related diseases: a historical and mineralogic perspective. Semin Diagn Pathol. 1992;9(2):91-96.

[8] Davidson B, Firat P, Michael CW. Serous effusions. 2nd ed. Cham, Switzerland: Springer; 2018.

[9] Michael CW, Chhieng DC, Bedrossian CWM, editors. Cytohistology of the serous membranes. Cambridge, UK: Cambridge University Press; 2015.

[10] Boon ME, van Velzen D, Ruinaard C, Veldhuizen RW. Analysis of number, size and distribution patterns of lipid vacuoles in benign and malignant mesothelial cells. Anal Quant Cytol. 1984;6(4):221-226.

[11] Naylor B. The exfoliative cytology of diffuse malignant mesothelioma. J Pathol Bacteriol. 1963;86:293-298.

[12] Whitaker D. Cell aggregates in malignant mesothelioma. Acta Cytol. 1977;21(2):236-239.

[13] Leong AS, Stevens MW, Mukherjee TM. Malignant mesothelioma: cytologic diagnosis with histologic, immunohistochemical, and ultrastructural correlation. Semin Diagn Pathol.1992;9(2):141-150.

[14] Tao LC. The cytopathology of mesothelioma. Acta Cytol. 1979;23(3):209-213.

[15] Whitaker D, Shilkin KB. The cytology of malignant mesothelioma in western Australia. Acta Cytol. 1978;22(2):67-70.

[16] Nguyen GK. Cytopathology of pleural mesotheliomas. Amer J Clin Pathol.2000;114(Suppl):S68-81.

[17] Kho-Duffn J, Tao LC, Cramer H, Catellier MJ, Irons D, Ng P. Cytologic diagnosis of malignant mesothelioma, with particular emphasis on the epithelial noncohesive cell type. Diagn Cytopathol. 1999;20(2):57-62.

[18] Chen L, Caldero SG, Gmitro S, Smith ML, De Petris G, Zarka MA. Small orangeophilic squamous-like cells: an underrecognized and useful morphological feature for the diagnosis of malignant mesothelioma in pleural effusion cytology. Cancer Cytopathol. 2014;122(1):70-75.

[19] Whitaker D, Henderson DW, Shilkin KB. The concept of mesothelioma in situ: implications for diagnosis and histogenesis. Semin Diagn Pathol. 1992;9(2):151-161.

[20] Churg A, Hwang H, Tan L, et al. Malignant mesothelioma in situ. Histopathology. 2018;72(6):1033-1038.

[21] Negi Y, Kuribayashi K, Funaguchi N, et al. Early-stage clinical characterization of malignant pleural mesothelioma. In Vivo. 2018;32(5):1169-1174.

[22] Hjerpe A, Abd-Own S, Dobra K. Cytopathologic diagnosis of epithelioid and mixed-type malignant mesothelioma: ten years of clinical experience in relation to international guidelines. Arch Pathol Lab Med. 2018;142(8):893-901.

[23] Rakha EA, Patil S, Abdulla K, Abdulkader M, Chaudry Z, Soomro IN. The sensitivity of cytologic evaluation of pleural fuid in the diagnosis of malignant mesothelioma. Diagn Cytopathol. 2010;38(12):874-879.

[24] Henderson DW, Reid G, Kao SC, van Zandwijk N, Klebe S. Challenges and controversies in the diagnosis of mesothelioma: Part 1. Cytology-only diagnosis, biopsies, immunohistochemistry, discrimination between mesothelioma and reactive mesothelial hyperplasia, and biomarkers. J Clin Pathol. 2013;66(10):847-853.

[25] Huang CC, Attele A, Michael CW. Cytomorphologic features of metastatic urothelial carcinoma in serous effusions. Diagn Cytopathol. 2013;41(7):569-574.

[26] Huang CC, Michael CW. Deciduoid mesothelioma: cytologic presentation and diagnostic pitfalls. Diagn Cytopathol. 2013;41(7):629-635.

[27] Jing X, Li QK, Bedrossian U, Michael CW. Morphologic and immunocytochemical performances of effusion cell blocks prepared using 3 different methods. Am J Clin Pathol. 2013;139(2):177-182.

[28] Fetsch PA, Simsir A, Brosky K, Abati A. Comparison of three commonly used cytologic preparations in effusion immunocytochemistry. Diag Cytopathol. 2002;26(1): 61-66.

[29] McCroskey Z, Staerkel G, Roy-Chowdhuri S. Utility of BRCA1-associated protein 1 immunoperoxidase stain to differentiate benign versus malignant mesothelial proliferations in cytologic specimens. Diag Cytopathol. 2017;45(4):312-319.

[30] Hwang HC, Sheffeld BS, Rodriguez S, et al. Utility of BAP1 immunohistochemistry and p16 (CDKN2A) FISH in the diagnosis of malignant mesothelioma in effusion cytology specimens. Am J Surg Pathol. 2016;40(1):120-126.

[31] Cozzi I, Oprescu FA, Rullo E, Ascoli V. Loss of BRCA1-associated protein 1 (BAP1) expression is useful in diagnostic cytopathology of malignant mesothelioma in effusions. Diag Cytopathol. 2018;46(1):9-14.

[32] Cigognetti M, Lonardi S, Fisogni S, et al. BAP1 (BRCA1-associated protein 1) is a highly specifc marker for differentiating mesothelioma from reactive mesothelial proliferations. Mod Pathol. 2015;28(8):1043-1057.

[33] Hatem L, McIntire PJ, He B, et al. The role of BRCA1-associated protein 1 in the diagnosis of malignant mesothelioma in effusion and fne-needle aspiration cytology. Diag Cytopathol. 2019;47(3):160-165.

[34] Carbone M, Shimizu D, Napolitano A, et al. Positive nuclear BAP1 immunostaining helps differentiate non-small cell lung carcinomas from malignant mesothelioma. Oncotarget. 2016;7(37):59314-59321.

[35] Owen D, Sheffeld BS, Ionescu D, Churg A. Loss of BRCA1-associated protein 1 (BAP1) expression is rare in non-small cell lung cancer. Hum Pathol. 2017;60:82-85.

[36] Hida T, Hamasaki M, Matsumoto S, et al. Immunohistochemical detection of MTAP and BAP1 protein loss for mesothelioma diagnosis: comparison with 9p21 FISH and BAP1 immunohistochemistry. Lung Cancer. 2017;104:98-105.

[37] Berg KB, Churg A. GATA3 immunohistochemistry for distinguishing sarcomatoid and desmoplastic mesothelioma from sarcomatoid carcinoma of the lung. Am J Surg Pathol. 2017;41(9):1221-1225.

[38] Kinoshita Y, Hida T, Hamasaki M, et al. A combination of MTAP and BAP1 immunohistochemistry in pleural effusion cytology for the diagnosis of mesothelioma. Cancer Cytopathol. 2018;126(1):54-63.

[39] Berg KB, Dacic S, Miller C, Cheung S, Churg A. Utility of methylthioadenosine phosphorylase compared with BAP1 immunohistochemistry, and CDKN2A and NF2 fuorescence in situ hybridization in separating reactive mesothelial proliferations from epithelioid malignant mesotheliomas. Arch Pathol Lab Med. 2018;142(12):1549-1553.

[40] Creaney J, Segal A, Sterrett G, et al. Overexpression and altered glycosylation of MUC1 in malignant mesothelioma. Br J Cancer. 2008;98(9):1562-1569.
[41] Saad RS, Cho P, Liu YL, Silverman JF. The value of epithelial membrane antigen expression in separating benign mesothelial proliferation from malignant mesothelioma: a comparative study. Diag Cytopathol. 2005;32(3):156-159.
[42] Attanoos RL, Griffn A, Gibbs AR. The use of immunohistochemistry in distinguishing reactive from neoplastic mesothelium. A novel use for desmin and comparative evaluation with epithelial membrane antigen, p53, platelet-derived growth factor-receptor, P-glycoprotein and Bcl-2. Histopathology. 2003;43(3):231-238.
[43] Shen J, Pinkus GS, Deshpande V, Cibas ES. Usefulness of EMA, GLUT-1, and XIAP for the cytologic diagnosis of malignant mesothelioma in body cavity fuids. Am J Clin Pathol. 2009;131(4):516-523.
[44] Hyun TS, Barnes M, Tabatabai ZL. The diagnostic utility of D2-40, calretinin, CK5/6, desmin and MOC-31 in the differentiation of mesothelioma from adenocarcinoma in pleural effusion cytology. Acta Cytol. 2012;56(5):527-532.
[45] Hasteh F, Lin GY, Weidner N, Michael CW. The use of immunohistochemistry to distinguish reactive mesothelial cells from malignant mesothelioma in cytologic effusions. Cancer Cytopathol. 2010;118(2):90-96.
[46] Tsuji S, Washimi K, Kageyama T, et al. HEG1 is a novel mucin-like membrane protein that serves as a diagnostic and therapeutic target for malignant mesothelioma. Sci Rep. 2017;7(3):45768.
[47] Pu RT, Pang Y, Michael CW. Utility of WT-1, p63, MOC31, mesothelin, and cytokeratin (K903 and CK5/6) immunostains in differentiating adenocarcinoma, squamous cell carcinoma, and malignant mesothelioma in effusions. Diagn Cytopathol. 2008;36(1):20-25.
[48] Hattori Y, Yoshida A, Sasaki N, Shibuki Y, Tamura K, Tsuta K. Desmoplastic small round cell tumor with sphere-like clusters mimicking adenocarcinoma. Diagn Cytopathol. 2015;43(3):214-217.
[49] Bassarova AV, Nesland JM, Davidson B. D2-40 is not a specifc marker for cells of mesothelial origin in serous effusions. Am J Surg Pathol. 2006;30(7):878-882.
[50] Jo VY, Cibas ES, Pinkus GS. Claudin-4 immunohistochemistry is highly effective in distinguishing adenocarcinoma from malignant mesothelioma in effusion cytology. Cancer Cytopathol. 2014;122(4):299-306.
[51] Ordonez NG. Value of claudin-4 immunostaining in the diagnosis of mesothelioma. Am J Clin Pathol. 2013;139(5):611-619.
[52] Ordonez NG. Application of immunohistochemistry in the diagnosis of epithelioid mesothelioma: a review and update. Hum Pathol. 2013;44(1):1-19.
[53] Richter G, Heidersdorf H, Hirschfeld D, Krebbel F. Positive TTF-1 expression in malignant mesothelioma: a case report. Am J Case Rep. 2016;17:133-136.
[54] Miettinen M, McCue PA, Sarlomo-Rikala M, et al. GATA3: a multispecifc but potentially useful marker in surgical pathology: a systematic analysis of 2500 epithelial and nonepithelial tumors. Am J Surg Pathol. 2014;38(1):13-22.
[55] Manur R, Lamzabi I. Aberrant cytokeratin 20 reactivity in epithelioid malignant mesothelioma: a case report. Appl Immunohistochem Mol Morphol. 2017. Feb;28 https://doi.org/10.1097/ PAI.0000000000000504.
[56] Mansour MSI, Seidal T, Mager U, Baigi A, Dobra K, Dejmek A. Determination of PD-L1 expression in effusions from mesothelioma by immuno-cytochemical staining. Cancer Cytopathol. 2017;125(12):908-917.
[57] Chapel DB, Stewart R, Furtado LV, Husain AN, Krausz T, Deftereos G. Tumor PD-

L1 expression in malignant pleural and peritoneal mesothelioma by Dako PD-L1 22C3 pharmDx and Dako PD-L1 28-8 pharmDx assays. Hum Pathol. 2019;87:11-17.
[58] Chou A, Toon CW, Clarkson A, Sheen A, Sioson L, Gill AJ. The epithelioid BAP1-negative and p16-positive phenotype predicts prolonged survival in pleural mesothelioma. Histopathology. 2018;72(3):509-515.
[59] McGregor SM, McElherne J, Minor A, et al. BAP1 immunohistochemistry has limited prognostic utility as a complement of CDKN2A (p16) fuorescence in situ hybridization in malignant pleural mesothelioma. Hum Pathol. 2017;60(2):86-94.
[60] Guazzelli A, Meysami P, Bakker E, et al. BAP1 status determines the sensitivity of malignant mesothelioma cells to gemcitabine treatment. Int J Mol Sci. 2019;20(2):pii: E429.
[61] Kumar N, Alrifai D, Kolluri KK, et al. Retrospective response analysis of BAP1 expression to predict the clinical activity of systemic cytotoxic chemotherapy in mesothelioma. Lung Cancer. 2019;127(1):164-166.
[62] Husain AN, Colby TV, Ordonez NG, et al. Guidelines for pathologic diagnosis of malignant mesothelioma: 2017 update of the consensus statement from the International Mesothelioma Interest Group. Arch Pathol Lab Med. 2018;142(1):89-108.
[63] Illei PB, Ladanyi M, Rusch VW, Zakowski MF. The use of CDKN2A deletion as a diagnostic marker for malignant mesothelioma in body cavity effusions. Cancer. 2003;99(1):51-56.
[64] Flores-Staino C, Darai-Ramqvist E, Dobra K, Hjerpe A. Adaptation of a commercial fuorescent in situ hybridization test to the diagnosis of malignant cells in effusions. Lung Cancer. 2010;68(1):39-43.
[65] Factor RE, Dal Cin P, Fletcher JA, Cibas ES. Cytogenetics and fuorescence in situ hybridization as adjuncts to cytology in the diagnosis of malignant mesothelioma. Cancer. 2009;117(4):247-253.
[66] Onofre FB, Onofre AS, Pomjanski N, Buckstegge B, Grote HJ, Bocking A. 9p21 deletion in the diagnosis of malignant mesothelioma in serous effusions additional to immunocytochemistry, DNA-ICM, and AgNOR analysis. Cancer. 2008;114(3):204-215.
[67] Savic S, Franco N, Grilli B, et al. Fluorescence in situ hybridization in the defnitive diagnosis of malignant mesothelioma in effusion cytology. Chest. 2010;138(1):137-144.
[68] Matsumoto S, Nabeshima K, Kamei T, et al. Morphology of 9p21 homozygous deletionpositive pleural mesothelioma cells analyzed using fuorescence in situ hybridization and virtual microscope system in effusion cytology. Cancer Cytopathol. 2013;121(8):415-422.
[69] Hiroshima K, Wu D, Hasegawa M, et al. Cytologic differential diagnosis of malignant mesothelioma and reactive mesothelial cells with FISH analysis of p16. Diagn Cytopathol. 2016;44(7):591-598.
[70] Walts AE, Hiroshima K, McGregor SM, Wu D, Husain AN, Marchevsky AM. BAP1 immunostain and CDKN2A (p16) FISH analysis: clinical applicability for the diagnosis of malignant mesothelioma in effusions. Diagn Cytopathol. 2016;44(7):599-606.
[71] Blix G. Hyaluronic acid in the pleural and peritoneal fuids from a case of mesothelioma. Acta Soc Med Ups. 1951;56(1-2):47-50.
[72] Harington JS, Wagner JC, Smith M. The detection of hyaluronic acid in pleural fuids of cases with diffuse pleural mesotheliomas. Br J Exp Pathol. 1963;44:81-83.
[73] Friman C, Hellstrom PE, Juvani M, Riska H. Acid glycosaminoglycans (mucopolysaccharides) in the differential diagnosis of pleural effusion. Clin Chim Acta. 1977;76(3):357-361.
[74] Hjerpe A. Liquid-chromatographic determination of hyaluronic acid in pleural and ascitic

fuids. Clin Chem. 1986;32(6):952-956.
[75] Thylen A, Wallin J, Martensson G. Hyaluronan in serum as an indicator of progressive disease in hyaluronan-producing malignant mesothelioma. Cancer. 1999;86(10):2000-2005.
[76] Chichibu K, Matsuura T, Shichijo S, Yokoyama MM. Assay of serum hyaluronic acid in clinical application. Clin Chim Acta. 1989;181(3):317-323.
[77] Nurminen M, Dejmek A, Martensson G, Thylen A, Hjerpe A. Clinical utility of liquidchromatographic analysis of effusions for hyaluronate content. Clin Chem. 1994;40(5):777-780.
[78] Robinson BW, Creaney J, Lake R, et al. Mesothelin-family proteins and diagnosis of mesothelioma. Lancet. 2003;362(9396):1612-1616.
[79] Rump A, Morikawa Y, Tanaka M, et al. Binding of ovarian cancer antigen CA125/MUC16 to mesothelin mediates cell adhesion. J Biol Chem. 2004;279(10):9190-9198.
[80] Hollevoet K, Bernard D, De Geeter F, et al. Glomerular fltration rate is a confounder for the measurement of soluble mesothelin in serum. Clin Chem. 2009;55(7):1431-1433.
[81] Park EK, Thomas PS, Creaney J, Johnson AR, Robinson BW, Yates DH. Factors affecting soluble mesothelin related protein levels in an asbestos-exposed population. Clin Chem Lab Med. 2010;48(6):869-874.
[82] Rundlof AK, Fernandes AP, Selenius M, et al. Quantifcation of alternative mRNA species and identifcation of thioredoxin reductase 1 isoforms in human tumor cells. Differentiation. 2007;75(2):123-132.
[83] Kahlos K, Soini Y, Saily M, et al. Up-regulation of thioredoxin and thioredoxin reductase in human malignant pleural mesothelioma. Int J Cancer. 2001;95(3):198-204.
[84] Yuan Y, Nymoen DA, Stavnes HT, et al. Tenascin-X is a novel diagnostic marker of malignant mesothelioma. Amer J Surg Pathol. 2009;33(11):1673-1682.
[85] Chen Z, Gaudino G, Pass HI, Carbone M, Yang H. Diagnostic and prognostic biomarkers for malignant mesothelioma: an update. Transl Lung Cancer Res. 2017;6(3):259-269.
[86] Ettinger DS, Wood DE, Aisner DL, et al. National Comprehensive Cancer Network. NCCN Clinical Practice Guidelines in Oncology (NCCN Guidelines): Malignant Pleural Mesothelioma, version 2.2019-April 1, 2019. https://www.nccn.org/professionals/physician_ gls/pdf/mpm.pdf

第7章　继发性恶性（MAL-S）

Yurina Miki, Z. Laura Tabatabai, Ben Davidson

背景

浆膜腔积液细胞学依然是诊断恶性肿瘤非常有价值的手段，特别是随着辅助技术的不断发展，这一优势愈加明显，而这些辅助技术在诊断具有挑战性的病例时很有帮助。尽管报道浆膜腔积液细胞学检出恶性肿瘤的敏感性（40%~80%）和特异性（89%~98%）各不相同，且存在各种影响因素（如肿瘤类型、制备技术、细胞病理学诊断医生的经验等），但细胞学的诊断价值随着辅助检查的合理使用而不断提高[1-3]。此外，结合临床和影像学表现，可以用浆膜腔积液标本诊断特定类型的恶性肿瘤（包括确定肿瘤来源），特别是当胸腔积液、心包积液或者腹腔积液可能是隐匿性肿瘤患者疾病的首发临床表现时，细胞学检查具有非常重要的临床用途。

浆膜腔积液恶性肿瘤的总体检出率为10%~50%[1,4,5]。其中，转移性肿瘤（主要是转移性腺癌）是恶性积液的主要来源[4-6]。本章旨在提供一项根据细胞来源对继发性（转移性）恶性积液进行分类的方法，并概述属于这一特定诊断类别的关键细胞形态学标准，并在注释中突出强调主要的鉴别诊断和有意义的辅助检查。

定义

对于继发性恶性（MAL-S）的浆膜腔积液，无论是从单独的细胞形态学特征，还是从联合的辅助检查，都可以进行诊断。细胞的来源应确定为上皮细胞、神经内分泌细胞、淋巴造血细胞、黑色素细胞、间叶源性细胞或生殖细胞（需要注意的是，累及浆膜腔积液的肉瘤和生殖细胞肿瘤很罕见）。

对于转移性腺癌所致的浆膜腔积液，应首先根据受累的浆膜腔、临床资料（包括年龄、性别、既往病史）和影像学表现，找出肿瘤可能的原发部位，随后通过辅助检查加以明确。相比之下，由鳞状细胞癌、小细胞神经内分泌癌、淋巴瘤、恶性黑色素瘤、肉瘤和生殖细胞肿瘤所致的恶性浆膜腔积液（根据起源的细胞足以将其归入 MAL-S 的类别），其原发肿瘤的部位需要结合临床和影像学结果才能确定。

诊断方法

正如第 3 章中提出的诊断规则，第二种（外来）细胞群的存在是转移性恶性积液的关键性诊断特征[7]。在保存完好的样本中，根据细胞学的形态和排列方式可能足以确定其为 MAL-S 类别，并能够确定其细胞来源（见例 7.1），但仍然需要辅助检查，主要是通过 IC 检测来确定诊断。一组 IC 染色首先确定可疑的非典型细胞并非间皮细胞，从而将其明确归类为 MAL-S。随后，辅助检查（倒如 IC 或流式细胞术）可用于确定原发肿瘤的细胞类型，并做出特定的诊断。在转移性腺癌病例中，特异性 IC 染色可用于明确原发部位。该诊断方法如图 7.1 所示。

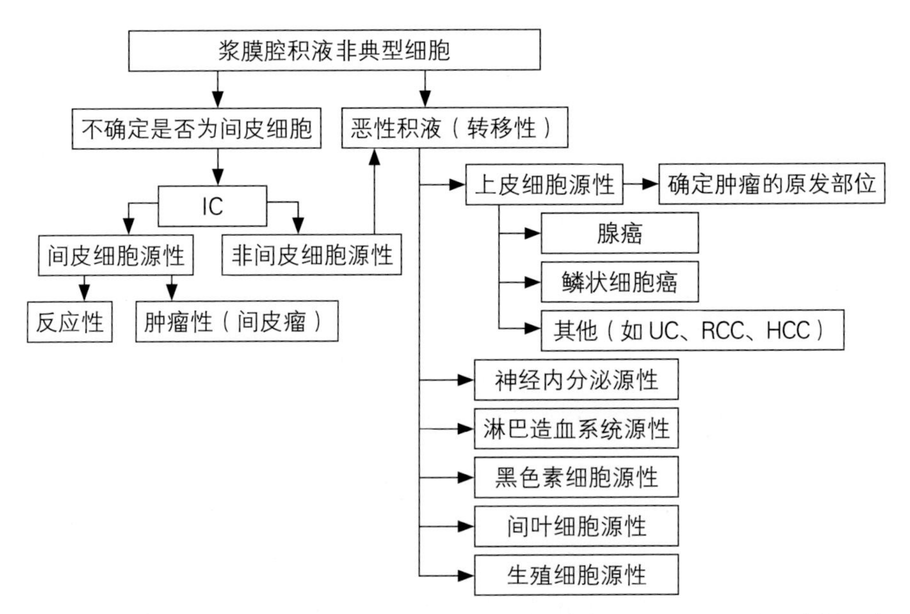

图 7.1 当确定为 MAL-S 类别时，怀疑为转移性恶性肿瘤的浆膜腔积液的诊断方法（UC，尿路上皮癌；RCC，肾细胞癌；HCC，肝细胞癌）

IC 染色时选择正确的抗体至关重要，它可以降低医疗成本，并可以保存细胞块中的有限样本。根据患者的性别和所累及的浆膜腔部位，分析导致成人继发性恶性积液的常见原因将有助于 IC 抗体的选择（表 7.1）。

表 7.1　根据性别和受累的浆膜腔部位，导致成人继发性恶性积液的常见原发肿瘤来源

	胸腔	腹腔	心包腔
男性	肺	胃肠道	肺
	淋巴瘤	淋巴瘤	淋巴瘤
	胃肠道	胰腺	胃肠道
	胰腺	泌尿生殖道	
女性	乳腺	卵巢	乳腺
	肺	子宫	肺
	卵巢	乳腺	淋巴瘤
	淋巴瘤	胃肠道	胃肠道
	胃肠道	淋巴瘤	
	胰腺		

注：经 Davidson 等人许可转载[8]。

上皮源性的恶性积液

腺癌

成人恶性积液绝大多数为转移性腺癌。转移性腺癌所致的胸腔积液，在男性最常见的原发部位是肺，其次是胃肠道、胰胆管和泌尿生殖道；而在女性最常见的原发部位是乳腺，其次是肺、女性生殖道、胃肠道和胰胆管[7]。同样，男性转移性腺癌所致的心包积液，最常见的原发部位是肺，其次是胃肠道；女性转移性腺癌所致的心包积液，最常见的原发部位是乳腺和肺，其次是胃肠道[7]。对于转移性腺癌所致的恶性腹腔积液，男性最常见的原发部位是胃肠道，其次是胰胆管和泌尿生殖道；而女性最常见的原发部位是女性生殖道（第一位是卵巢 / 输卵管，第二位是子宫），其次是乳腺和胃肠道[7]。

浆膜腔积液转移性腺癌的细胞形态学特征，受不同因素的影响会有明显的不同，这些因素包括原发肿瘤的部位和类型，肿瘤的分化程度或分级，肿瘤的细胞结构，是否存在相关的退行性和反应性改变，以及之前是否做过治疗。在已知原发肿瘤的病例中，转移性腺癌通常单独依靠细胞形态学或结合一组 IC 染色即可做出诊断。在原发肿瘤不明的情况下，为获得正确的诊断，可能需要做更多抗体组合的 IC 染色。

细胞学标准

- 可见外来细胞群，排列成大小不一、圆形、具有光滑轮廓的三维立体细胞团，乳头状细胞团（伴或不伴砂粒体），腺泡状结构，以及单个或印戒样细胞
- 核质比增高；细胞核增大，伴不同程度多形性的不规则细胞核，染色质粗糙，核仁明显（在一些病例中，核的异型性表现可能很细微，如胃癌或乳腺小叶癌）
- 细胞内黏液（表现为单个或多个胞质内分泌性黏液空泡）和（或）细胞外黏液

注释

对肿瘤细胞排列结构模式的分析虽然有助于确定转移性腺癌可能的原发部位，但这些排列模式并不具有特异性。被称为“炮弹样”的，大而边缘光滑的细胞球，提示乳腺癌（图 7.2）。在乳腺小叶癌中可见线样（列兵样）排

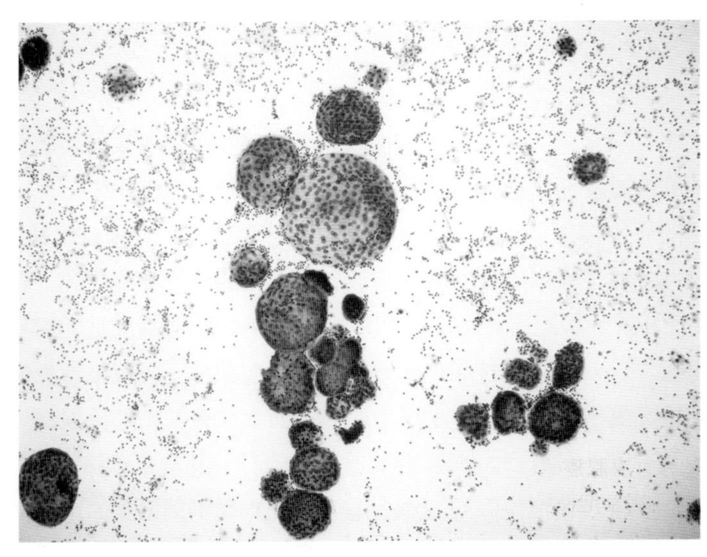

图 7.2　转移性乳腺癌。边缘光滑，大而圆的“炮弹样”细胞团（胸腔积液，巴氏染色，低倍）

列的细胞，单个或印戒细胞提示乳腺或胃来源（图 7.3）。由柱状细胞形成腺泡状结构，细胞核细长、深染，常伴有坏死，提示结直肠来源（图 7.4）。前列腺腺癌可见小的腺泡细胞团和单一、一致的肿瘤细胞，有大而明显的核仁。腹腔积液样本中的乳头状细胞团常见于卵巢和胃肠道来源的腺癌（图 7.5），在胸腔积液中则常与肺、乳腺和甲状腺原发部位有关。砂粒体的存在，可提示来源于卵巢、肺、乳腺或甲状腺的腺癌，但也应考虑间皮增生和间皮瘤的可能。

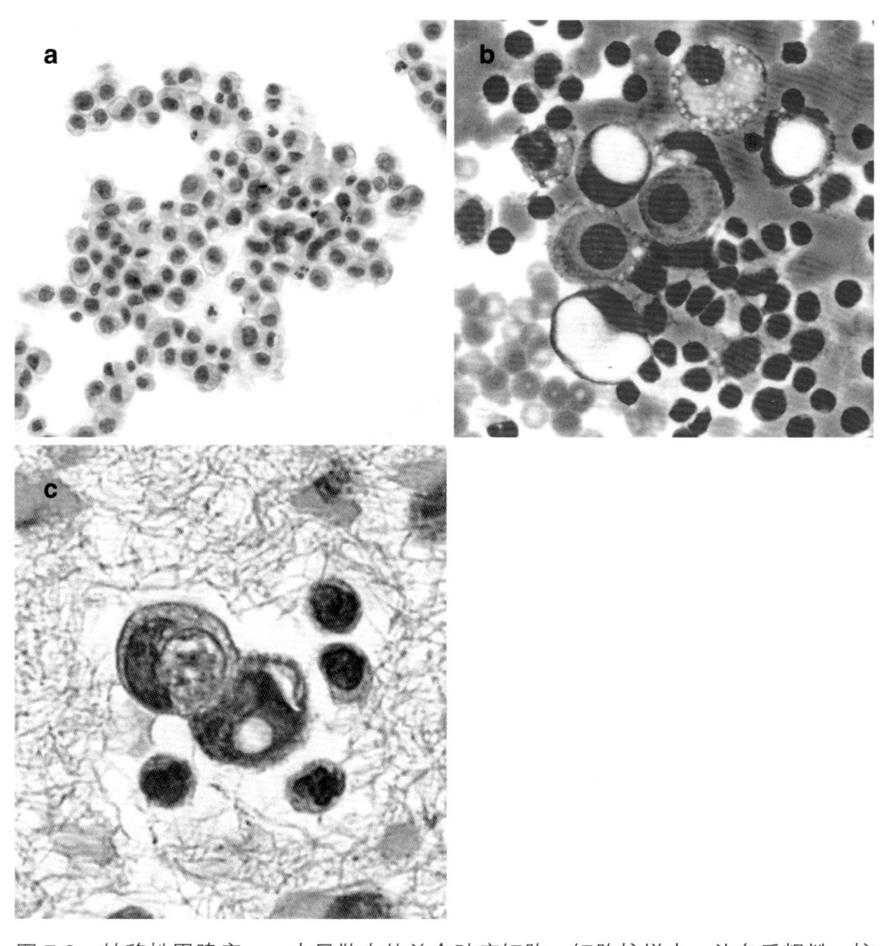

图 7.3　转移性胃腺癌。a. 大量散在的单个肿瘤细胞，细胞核增大，染色质粗糙，核仁明显，胞质内空泡使肿瘤细胞呈现“印戒样”外观（胸腔积液，巴氏染色，中倍）。b. 伴有明显胞质内空泡的单个肿瘤细胞，细胞核位于边缘，呈“印戒样”（腹腔积液，改良吉姆萨染色，高倍）。c. 黏液卡红染色显示印戒细胞胞质内黏液空泡（腹腔积液，黏液卡红染色，高倍）

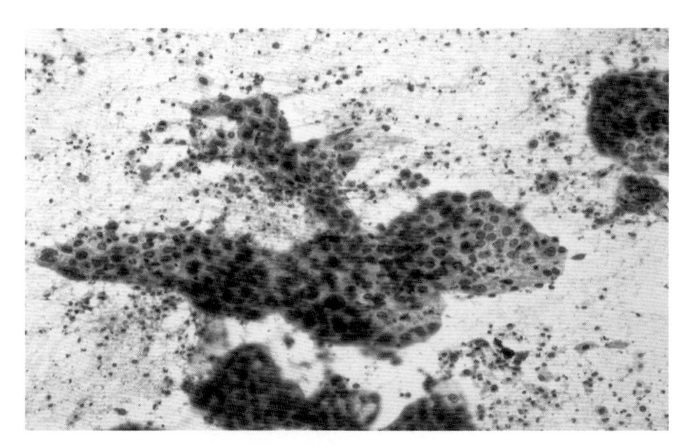

图 7.4 转移性结直肠腺癌。呈片状或簇状排列的高度非典型上皮细胞，细胞核异型明显，核染色质粗糙。注意有大量坏死物形成“肮脏”的背景（胸腔积液，巴氏染色，中倍）

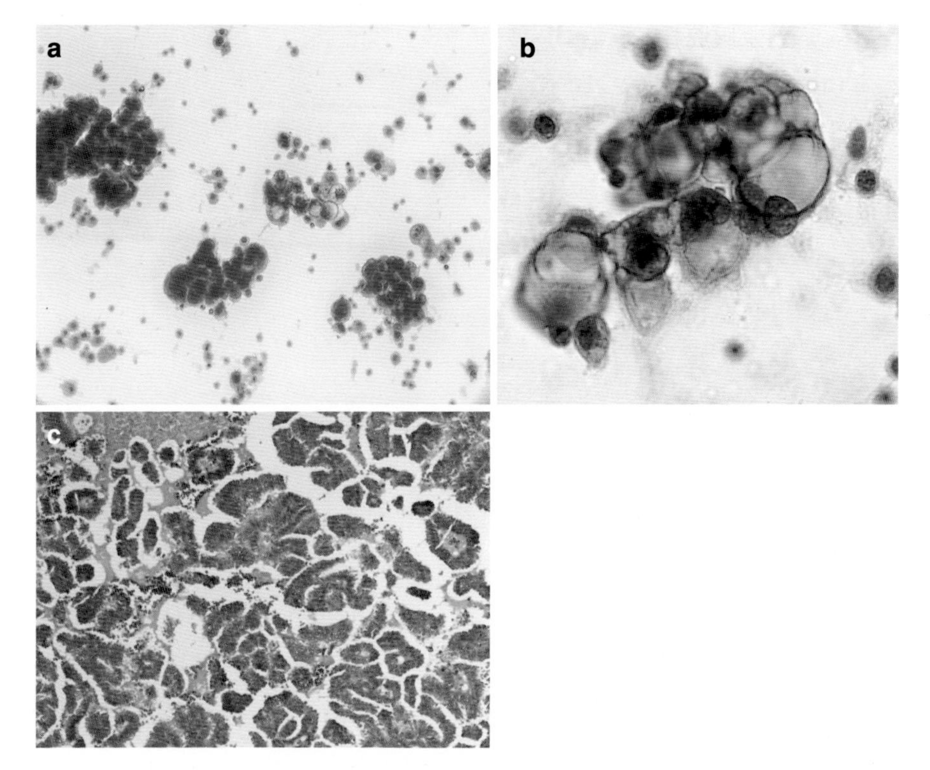

图 7.5 转移性卵巢高级别浆液性癌。a. 黏附紧密、呈乳头状排列的非典型上皮细胞簇，细胞核增大，深染，染色质粗糙，可见局灶胞质内空泡（腹腔积液，巴氏染色，中倍）。b. 非典型上皮细胞簇，细胞核增大，核深染，染色质粗糙，大而分散的胞质内空泡（腹腔积液，巴氏染色，高倍）。c. 密集排列的非典型上皮细胞形成了大量乳头状细胞簇（腹腔积液，细胞块，HE 染色，低倍）

细胞质内空泡在腺癌中很常见，也可见于其他许多种情况。除非空泡内含有黏液，否则胞质内空泡往往都是非特异性的表现，在变性的间皮细胞、组织细胞和退变的肿瘤细胞内均可见到。大的胞质内空泡可使细胞呈现印戒样外观，这是胃腺癌、乳腺小叶癌、结肠腺癌或胰腺癌所共有的细胞形态。胞质极度的空泡化可见于治疗相关的改变，还可见于肺腺癌（图 7.6）、卵巢癌、胰胆管癌、肾细胞癌和某些肉瘤。相反，肿瘤细胞之间的间隙（“开窗现象”）是间皮细胞的常见特征，但偶尔也能在腺癌中见到。

在腹膜假黏液瘤中，积液因含有丰富的细胞外黏液而呈黏稠状。细胞数量通常很少，可由噬黏液细胞（吞噬黏液的巨噬细胞），或排列成单个或小簇、形态温和、宫颈管内膜样的黏液性肿瘤细胞组成。缺少或可见稀疏的间皮细胞或白细胞等其他细胞成分。

考虑到浆膜腔积液中反应性和恶性间皮细胞与腺癌细胞会出现各种变形，以及前述细胞之间有时会有形态特征的重叠，建议制备细胞块以便行辅助检查加以确诊，从而避免诊断陷阱。腺癌的阳性标志物包括 MOC31、BerEp4、claudin4、B72.3 和 CEA。常见的恶性间皮细胞标志物包括钙网膜蛋白、D2–40、WT1，以及 BAP1 表达缺失。然而，一些 IC 染色，特别是 WT1 和 D2–40，在解读女性生殖系统腺癌累及的积液时应该慎重，因为这些抗体在这类肿瘤中也呈阳性表达。

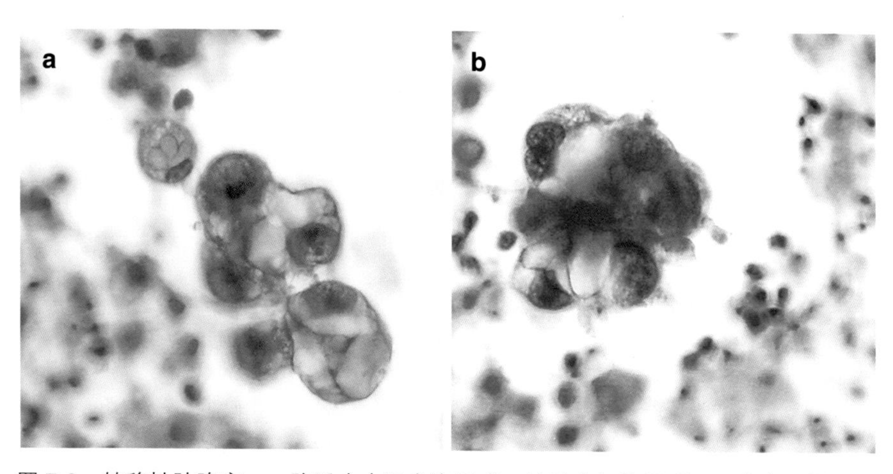

图 7.6　转移性肺腺癌。a. 胞质内大量空泡形成，使肿瘤细胞呈现“肥皂泡”样外观（胸腔积液，巴氏染色，高倍）。b. 恶性腺上皮细胞聚集成簇，可见增大、深染、多形性的细胞核，中等至大量的胞质内空泡（胸腔积液，巴氏染色，高倍）

为了确定转移性腺癌的原发部位，可以首先使用 CK7 和 CK20 的免疫化学染色来缩小未知原发部位腺癌的鉴别范围，然后再使用更多的位点特异性标志物。后者包括肺源性标志物 TTF1 和 napsinA；乳腺源性标志物乳腺球蛋白（mammaglobin），GCDFP-15 和 GATA3；结直肠或胰腺源性标志物 CDX2 和 SATB2；卵巢和子宫源性的标志物 PAX8 和 ER（结合 p53 和 WT1 作为浆液性癌的附加标志物，HNF1β 和 napsinA 作为透明细胞癌的附加标志物）；前列腺源性标志物 P504S、NKX3、PSA 和 PSAP；甲状腺源性标志物甲状腺球蛋白（thyroglobulin）和 TTF1[8]。

鳞状细胞癌

虽然鳞状细胞癌是一种常见的恶性肿瘤，但在浆膜腔积液中却很少见，仅占恶性积液的 0.5%~2.7%[9,10]。当鳞状细胞癌累及浆膜腔时，胸腔是最常见的部位，其次是腹腔和心包腔。浆膜腔积液的转移性鳞状细胞癌最常见的原发部位是肺；其他不常见的原发部位包括头颈部、食管和子宫颈[9,10]。

细胞学标准

高分化或角化型鳞状细胞癌（图 7.7）。

- 单个细胞或小的细胞簇为主
- 增大，不规则，深染的细胞核
- 数量不等的致密胞质，胞质颜色可从蓝色（嗜碱）至红色（嗜酸），到角化不良的嗜橙黄色（巴氏染色）
- 清晰的细胞边界
- 多边形细胞、蝌蚪形细胞、纤维形细胞和无核细胞
- 角化物碎屑，角化珠

低分化或非角化型鳞状细胞癌。

- 细胞簇或合体细胞团
- 核质比增高
- 细胞核增大，不规则，深染
- 染色质粗糙
- 胞质边缘模糊不清，薄而纤细，呈颗粒状，局灶致密并呈蓝色（嗜碱）

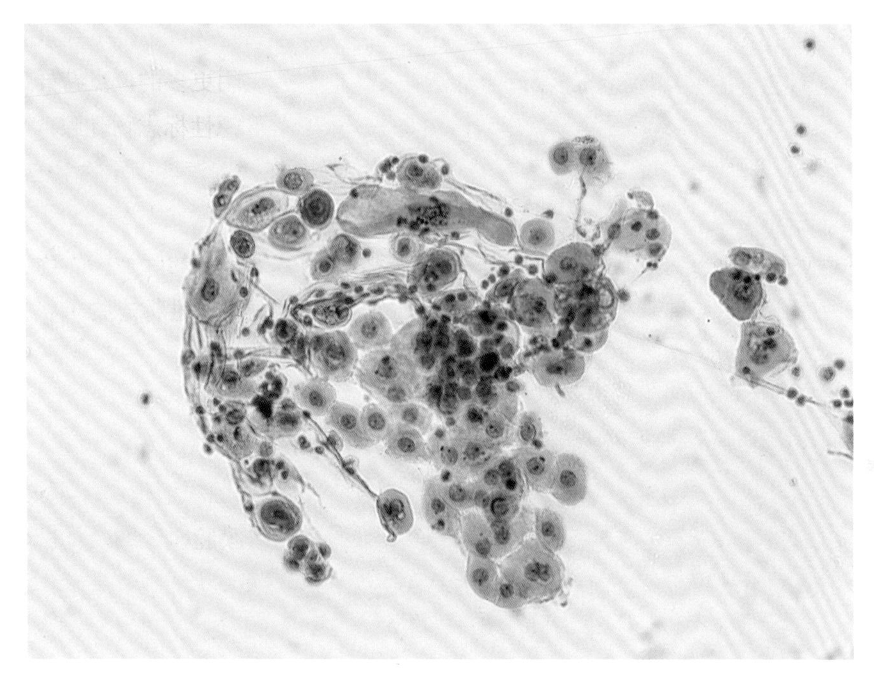

图 7.7　转移性鳞状细胞癌。肿瘤细胞具有多少不等的致密胞质，胞质颜色从蓝色（嗜碱）至红色（嗜酸），到角化不良的嗜橙黄色，细胞边界清晰，排列成松散黏附的细胞簇或单个细胞（胸腔积液，巴氏染色，高倍）

注释

当转移性高分化或角化型鳞状细胞癌发生浆膜腔积液时，根据特征性的细胞形态学表现，特别是在已知临床病史的情况下，诊断通常并不困难。然而，人们已经注意到，某些非鳞状细胞的恶性肿瘤（如恶性间皮瘤）引起的浆膜腔积液，可以见到胞质嗜橙黄色和小的退变细胞，易误诊为角化型鳞状细胞癌[11]。此外，对于分化较差的鳞状细胞癌，诊断变得更具有挑战性。因为来自低分化或非角化型鳞状细胞癌的肿瘤细胞有形成细胞团簇的倾向，易被误诊为低分化腺癌或恶性间皮瘤[10]。而且低分化或非角化型鳞状细胞癌的某些形态学特征可能与小细胞神经内分泌癌有重叠。良性病变如类风湿病性积液也与鳞状细胞癌相似，此时上皮样的组织细胞细长，胞质致密，呈橙黄色，核固缩，形态类似于鳞状细胞癌的蝌蚪形细胞。这些退变组织细胞的橙黄色胞质着色是一种染色的人工假象，并不是真正的、具有玻璃样、折光性的角质化胞质[12]。一组经过筛选的 IC 染色，结合临床病史，通常有助于正确的诊断。

其他类型癌

其他可能累及浆膜腔的癌包括高级别尿路上皮癌、肾细胞癌和肝细胞癌。

细胞学标准

尿路上皮癌（图 7.8）。

- 单个细胞或小的细胞簇
- 核质比增高，细胞核深染，核膜不规则，不同程度明显突出的核仁
- 细胞边界清晰，胞质呈颗粒状或致密
- 可显示不同的鳞状或腺样分化
- 肿瘤细胞表达 CK7、CK20、uroplakin、p63 和 GATA3

肾细胞癌（图 7.9）。

- 细胞黏附成簇或单个散在

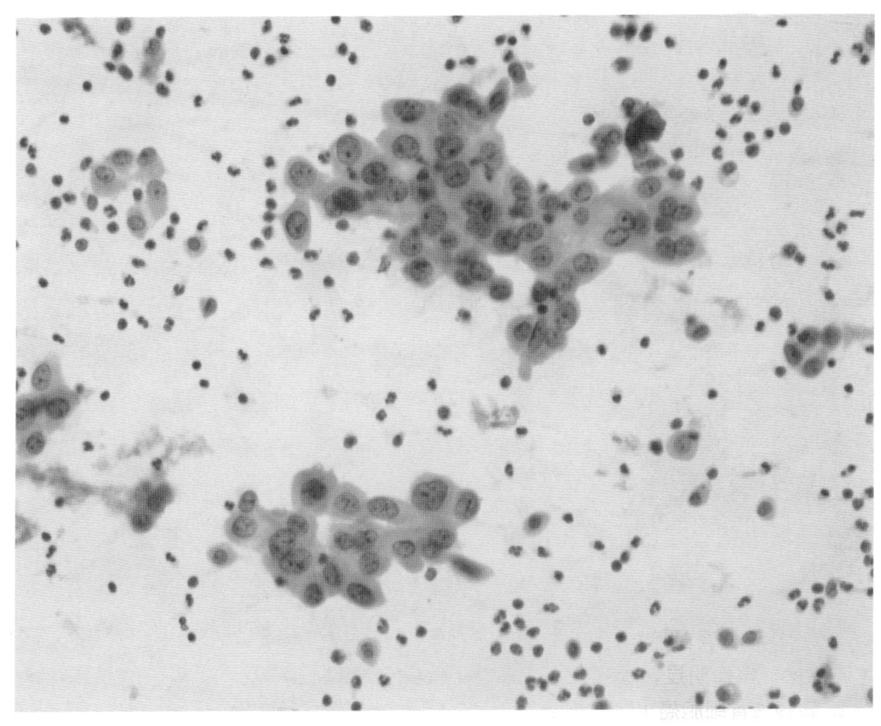

图 7.8 转移性尿路上皮癌。松散黏附的肿瘤细胞，细胞核增大，核膜不规则，染色质粗糙，不同程度显著突出的核仁，细胞边界清晰，胞质呈颗粒状或致密（胸腔积液，巴氏染色，高倍）

- 细胞核增大，核膜由光滑到不规则，核仁明显
- 中等量至丰富的空泡状、透明至颗粒状的细胞质
- 肿瘤细胞表达 PAX2、PAX8、EMA、RCC 抗原、CAIX 和 CD10，但 CK7 和 CK20 通常为阴性（乳头状肾细胞癌可表达 CK7）

肝细胞癌。

- 细胞成簇或单个散在
- 具有明显核仁的卵圆形到不规则形的细胞核
- 细胞呈多边形，胞质为颗粒状、嗜酸性，可含有胆色素
- 肿瘤细胞表达 arginase1、glypican3、HepPAR1、α－甲胎蛋白，但 CK7 和 CK20 均为阴性

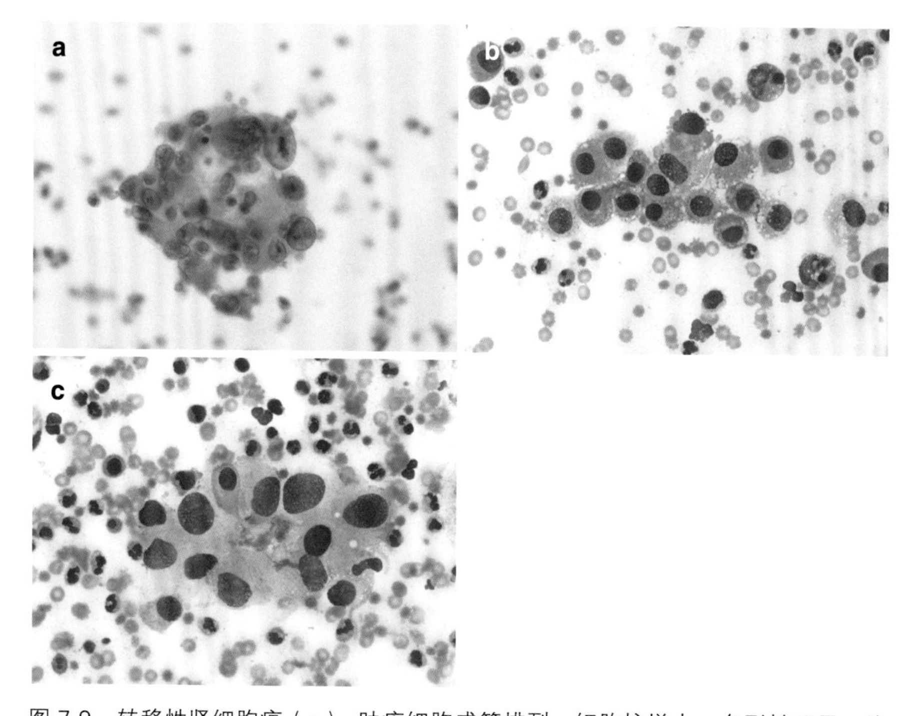

图 7.9　转移性肾细胞癌（a）。肿瘤细胞成簇排列，细胞核增大，多形性明显，染色质粗糙，核仁明显，中等量到丰富细腻、颗粒状胞质（胸腔积液，巴氏染色，高倍）。转移性肾细胞癌（b）。肿瘤细胞具有圆形到椭圆形、增大的细胞核，核仁明显，胞质中等到丰富，其内可见多量小空泡，呈泡沫状或气泡状（胸腔积液，改良吉姆萨染色，高倍）。转移性肾细胞癌（c）。肿瘤细胞具有圆形到椭圆形、增大的细胞核，核仁明显，胞质中等到丰富，呈细颗粒状（胸腔积液，改良吉姆萨染色，高倍）

神经内分泌源性的恶性积液

小细胞神经内分泌癌

小细胞神经内分泌癌可发生于肺、胰腺、胃肠道、女性生殖系统或男性泌尿生殖道，以及其他解剖部位（如头颈部）。转移性小细胞神经内分泌癌很少累及浆膜腔（仅占恶性积液不到3%）；然而，由于肺是最常见的原发部位，因此胸腔是最常受累的浆膜腔[13]。浆膜腔积液中的小细胞神经内分泌癌，与位于其他解剖部位的小细胞神经内分泌癌具有类似的细胞学形态（图7.10）。

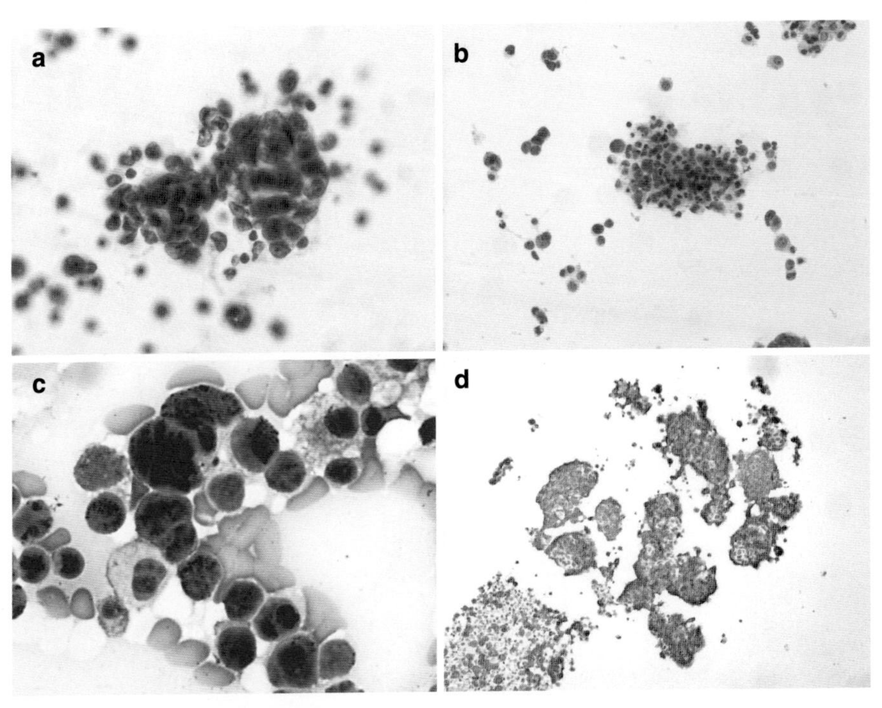

图7.10 转移性小细胞神经内分泌癌（a）。小到中等大的肿瘤细胞成簇排列，核质比高，胞质细腻稀少，细胞核形不规则，呈镶嵌式排列（胸腔积液，巴氏染色，高倍）。转移性小细胞神经内分泌癌（b）。单个散在和成簇排列的小到中等大的肿瘤细胞，核质比高，胞质细腻稀少，核染色质呈点彩状，细胞核镶嵌排列。注意细胞簇中可见大量细胞凋亡（胸腔积液，巴氏染色，中倍）。转移性小细胞神经内分泌癌（c）。肿瘤细胞核质比高，胞质细腻稀少，细胞核镶嵌排列（胸腔积液，改良吉姆萨染色，高倍）。转移性小细胞神经内分泌癌（d）。黏附成簇的肿瘤细胞，突触素染色显示胞质呈阳性（胸腔积液，细胞块，突触素染色，中倍）

细胞学标准

- 单个细胞，短链状排列，或呈中等黏附聚集的细胞簇
- 肿瘤细胞大约是小成熟淋巴细胞的 2~3 倍
- 核质比增高
- 稀少细腻的胞质
- 细胞核呈卵圆形到不规则形，染色质呈点彩状，无核仁或核仁不明显
- 细胞核镶嵌排列
- 细胞核出现挤压的人工假象或呈溪流样（细胞核拉丝现象）
- 核分裂、坏死及凋亡多见

注释

尽管神经内分泌癌的细胞形态学特征在浆膜腔积液样本中很容易识别，但还是推荐使用辅助检查进一步明确诊断。鉴别诊断包括淋巴造血系统源性的肿瘤或非肿瘤细胞、转移性梅克尔细胞癌、其他具有基底样细胞特征的转移性高级别癌（如基底样鳞状细胞癌）、低分化癌和小蓝圆细胞肿瘤[13]。小细胞和大细胞神经内分泌癌的神经内分泌标志物，如突触素和嗜铬蛋白 A 呈阳性表达。虽然 NSE 和 CD56 也常呈阳性表达，但因是非特异性标志物，所以不能单独用于诊断神经内分泌分化。起源于肺和其他部位的神经内分泌肿瘤 TTF1 也可呈阳性。与梅克尔细胞癌类似，小细胞神经内分泌癌也可表现为 CK20 核周点状着色，但梅克尔细胞多瘤病毒呈阴性。此外，小细胞神经内分泌癌 Ki-67 的增殖指数高（>70%）。结合临床和影像学结果，辅以免疫化学染色，有助于做出正确诊断。

淋巴造血系统源性的恶性积液

浆膜腔积液是淋巴造血系统恶性肿瘤患者经常出现的一种临床表现，往往是在疾病的进展过程中由各种机制诱发，但很少是肿瘤的首发症状。细胞学诊断为淋巴造血系统肿瘤的浆膜腔积液样本中，淋巴瘤占绝大多数。许多研究表明淋巴瘤在恶性积液中的发生率高达 10%~15%，主要出现在胸腔积液，而腹腔积液和心包积液少见[4,6,14-16]。值得注意的是，淋巴瘤 / 白血病是儿童恶性积液最常见的原因[17,18]。

淋巴瘤累及的浆膜腔积液主要见于非霍奇金淋巴瘤（NHL）和霍奇金淋巴瘤（HL），其胸腔积液的产生可能是多种机制共同作用的结果：继发于肺或纵隔淋巴结的淋巴回流受阻；淋巴瘤直接累及胸膜；胸导管阻塞导致的乳糜胸（这种机制在 HL 中并不常见）[19–21]。

研究表明，浆膜腔积液样本结合适当的辅助检查技术，可以对特定亚型的 NHL 做出诊断（根据 WHO 分类）[14,22,23]。浆膜腔积液样本中 NHL 比较常见的诊断亚型包括慢性淋巴细胞白血病 / 小淋巴细胞性淋巴瘤、滤泡性淋巴瘤、套细胞淋巴瘤、弥漫大 B 细胞淋巴瘤、伯基特淋巴瘤、T 细胞急性淋巴细胞白血病 / 淋巴母细胞性淋巴瘤、间变性大细胞淋巴瘤和原发性渗出性淋巴瘤[14,22,23]。随着淋巴系统恶性肿瘤的 WHO 分类越来越复杂和不断发展，一种特殊类型淋巴瘤的最终诊断需要血液病理学专家的审核，并与辅助检查结果相结合，包括流式细胞术、IC 染色和细胞遗传学 / 分子遗传学研究。尽管如此，根据如下所述的细胞形态学标准可以实现一定程度的亚分类；随后再适当地将浆膜腔积液样本分流去做辅助检查，从而实现更为明确的亚型诊断。

非霍奇金淋巴瘤

淋巴结细针穿刺样本对淋巴组织增生性病变的细胞学评估诊断原则和方法同样适用于浆膜腔积液样本。值得注意的是，浆膜腔积液样本中的淋巴细胞可能高度聚集（因为制片方法），细胞容易快速退变，使得此类标准的应用更加困难[24]。当评估富含淋巴细胞的浆膜腔积液时，应注意评估以下特征：淋巴细胞的同一性（即是否存在多种形态或单一形态的淋巴细胞）；淋巴细胞的大小（即是否以小、中、大的淋巴细胞为主）[25]。小淋巴细胞等于或小于静止期（幼稚）淋巴细胞，或者是红细胞的 2 倍大小，而大淋巴细胞是静止期（幼稚）淋巴细胞的 2~3 倍大小，中等大小的淋巴细胞是介于大淋巴细胞和小淋巴细胞之间的细胞[25]。根据增生的淋巴细胞主要由小到中等大小的淋巴细胞组成，还是由中等大小到大淋巴细胞组成，NHL 可大致分为低级别或高级别，从而缩小了鉴别诊断范围。下面总结了低级别和高级别 NHL 的一般细胞形态学特征，突出了浆膜腔积液样本中一些更为常见的 NHL 亚型的关键特征。T 细胞急性淋巴细胞白血病 / 淋巴母细胞性淋巴瘤（T 细胞 ALL/LBL），这一前体淋巴细胞肿瘤将在高级别 NHL 部分进行讨论，因为它通常需要与这一类中其他高级别肿瘤进行鉴别诊断。

细胞学标准：低级别非霍奇金淋巴瘤

- 细胞量丰富
- 低倍镜下：以松散分布的小到中等大小的淋巴细胞为主，细胞异型性小
- 高倍镜下：某些细胞形态学特征（如核）可以比较明显，为低级别 NHL 特定亚型的诊断提供线索
  - 慢性淋巴细胞白血病 / 小淋巴细胞淋巴瘤（CLL/SLL）（图 7.11）：小淋巴细胞为主，细胞核相对均匀一致，染色质粗块状，可与稍大的淋巴细胞（前体淋巴细胞和副免疫母细胞）混合，后者的核染色质更分散，核仁清晰
  - 滤泡性淋巴瘤（低级别）：以滤泡中心细胞为主，细胞核有裂或成角，混合少量的滤泡中心母细胞，后者细胞核呈泡状，常于近核膜处见 1~3

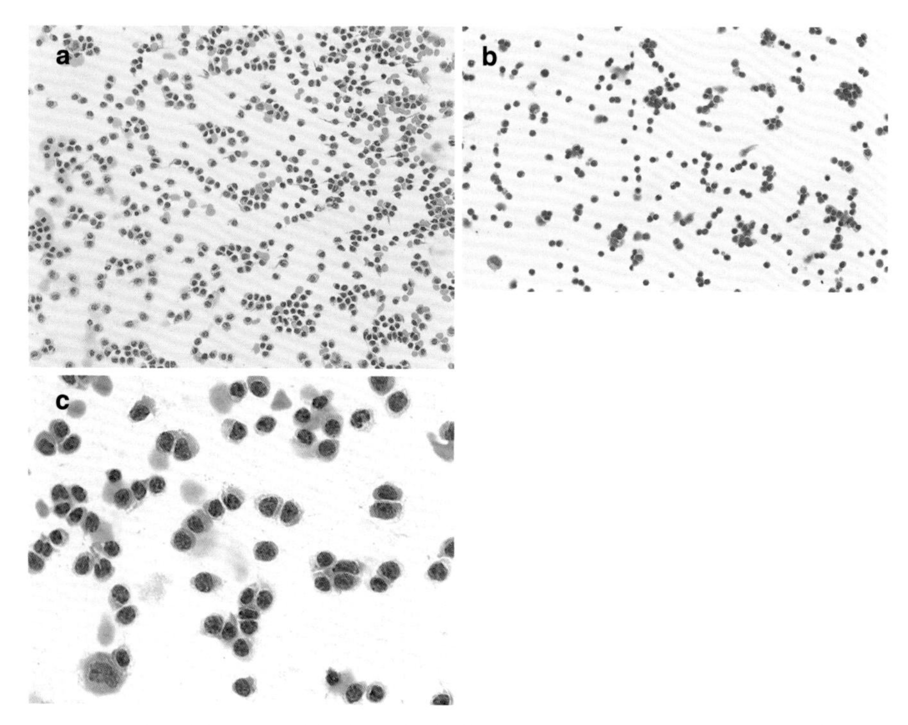

图 7.11　CLL/SLL（a）。形态单一，松散排列的小淋巴细胞，高度可疑低级别 NHL。需辅助检查明确诊断和准确分型（胸腔积液，巴氏染色，中倍）。CLL/SLL（b）。形态单一，松散排列的小淋巴细胞，高度可疑低级别 NHL。需辅助检查明确诊断和准确分型（胸腔积液，改良吉姆萨染色，中倍）。CLL/SLL（c）。形态单一，松散排列的小淋巴细胞，细胞核相对均匀一致，染色质粗块状，高度可疑低级别 NHL。需辅助检查明确诊断和准确分型（胸腔积液，巴氏染色，高倍）

个核仁

- 套细胞淋巴瘤（经典型）：小到中等大小的淋巴细胞为主，细胞核不规则，染色质浓缩，核仁不明显
- 边缘区淋巴瘤：细胞形态存在异质性，表现为小到中等大小的淋巴细胞，具有单核细胞样、滤泡中心细胞样和（或）浆细胞样形态，并混杂数量不等的更大一些的转化淋巴细胞，形似滤泡中心母细胞或免疫母细胞。

• 留取部分样本用于流式细胞术或细胞块 IC 染色检测免疫表型
  - 在流式细胞术中使用的耦合荧光素的抗体会因各实验室的实践经验而有所不同，可包括：CD2、CD3、CD4、CD5、CD7、CD8、CD10、CD19、CD20、CD22、CD23、CD200、CD45、FMC7、kappa 和 lambda
  - 建议用于细胞块 IC 染色检测的抗体组合：CD20、CD79a、CD3、CD5、CD23、CD10、BCL6、BCL2、Cyclin D1、kappa、lambda 和 MIB1

细胞学标准：高级别非霍奇金淋巴瘤

• 细胞量丰富
• 低倍镜下：主要为松散分布的中等大小到大的非典型淋巴细胞（肿瘤性淋巴细胞的恶性特征通常很明显）
• 高倍镜下：某些细胞形态学特征（如核），可以提示伯基特淋巴瘤和 T 细胞急性淋巴细胞白血病 / 淋巴母细胞性淋巴瘤（ALL/LBL）
  - 伯基特淋巴瘤（图 7.12）：中等大小到大淋巴细胞，胞质常呈空泡状，细胞核为圆形或稍不规则，染色质呈细颗粒到粗颗粒状，有多个核仁
  - T 细胞 ALL/LBL（图 7.13）：淋巴母细胞从小而圆的原始细胞到稍大一点的细胞，前者核质比高，染色质相对浓聚，核仁不明显；后者胞质稍多，细胞核不规则，染色质分散，可见数目不等的清晰核仁
• 留取部分样本用于细胞块 IC 染色（以下是建议抗体组合的示例）
  - 中等大小到大 B 细胞淋巴瘤建议使用的抗体组合：CD20、CD79a、CD3、CD10、BCL6、MUM1、CD5、CD23、CD30、BCL2、MIB1 和 EBER
  - B 细胞 / T 细胞 ALL/LBL 建议使用的抗体组合：CD34、TdT、CD117、CD99、CD1a、CD2、CD3、CD4、CD5、CD7、CD8、CD10、CD19、CD20、CD79a 和 MIB1

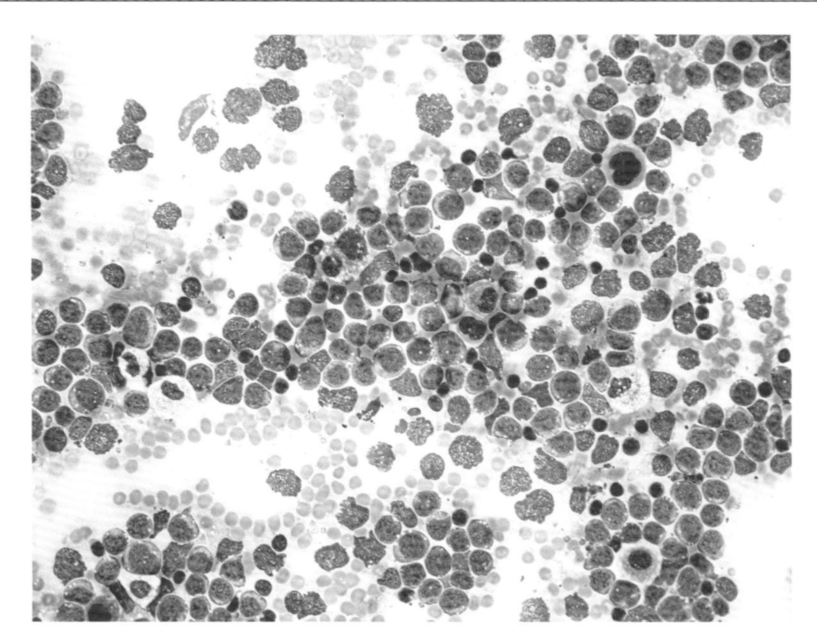

图 7.12　伯基特淋巴瘤。形态单一的、松散排列的、中等大小到大的非典型淋巴细胞，细胞核呈圆形，染色质粗糙，可见多个核仁，提示高级别 NHL。一些非典型淋巴细胞的胞质中可见小空泡。需辅助检查准确分型（胸腔积液，改良吉姆萨染色，中倍）

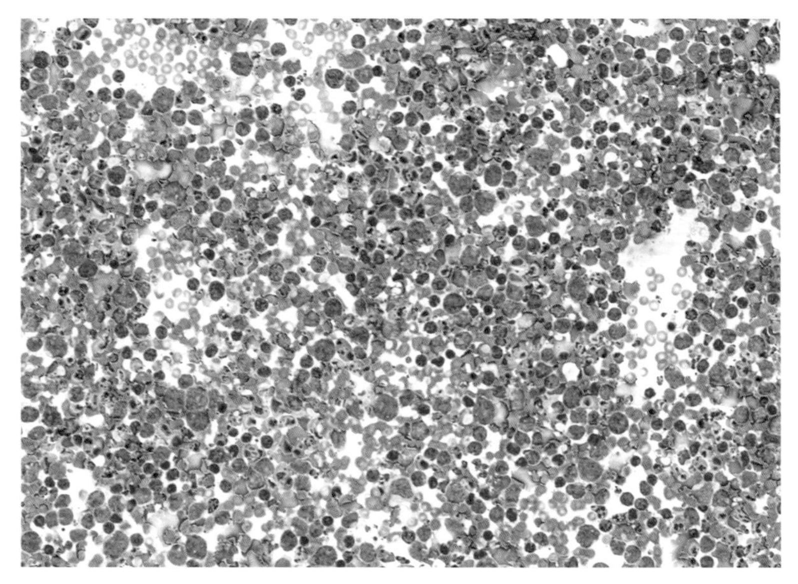

图 7.13　T 细胞 ALL/LBL。形态单一的、松散排列的、中等大小到大的非典型淋巴细胞，细胞核呈圆形或不规则形，背景中点缀着大量凋亡小体。T 细胞 ALL/LBL 常常会引发高级别 NHL 的诊断问题（胸腔积液，改良吉姆萨染色，中倍）

注释

日常临床实践中，经常遇到“富含淋巴细胞”的浆膜腔积液样本，主要困难在于仅根据细胞形态学特征来鉴别反应性淋巴细胞和惰性低级别 NHL。虽然存在单一形态的淋巴细胞，形态上高度怀疑淋巴瘤（可以归为 SFM 的诊断类别），但一些低级别的 NHL（如滤泡性淋巴瘤和边缘区淋巴瘤）可以显示更多细胞形态学的异质性，从而与反应性增生的淋巴细胞形态表现相似。因此，需要通过免疫表型（流式细胞术或 IC）来明确诊断。事实上，流式细胞术作为一种浆膜腔积液细胞形态学分析的辅助手段，在淋巴系统增生性病变方面的诊断价值是公认的，且对无论是否有淋巴瘤既往史的患者都有帮助[15,22-24,26-30]。对于有淋巴瘤病史的患者，通常都要推荐送“富含淋巴细胞”的浆膜腔积液样本进行流式细胞术检测，因为这类患者发生淋巴瘤恶性积液的可能性显著高于无淋巴瘤病史的患者。此外，由于患者最初被诊断为淋巴瘤时，病理医生已经在单独的组织标本上进行了充分的评估和分类，因此辅助运用流式细胞术可以明确诊断浆膜腔积液中的淋巴瘤。对于既往无淋巴瘤病史的患者，流式细胞术筛查所有“富含淋巴细胞”浆膜腔积液并没有特殊价值，一般也不做推荐[29]。然而，在原因不明、反复发生的浆膜腔积液或临床表现高度提示淋巴瘤的情况下（如持续性淋巴结肿大或外周血淋巴细胞增多），流式细胞术对可疑低级别 NHL 的浆膜腔积液样本的诊断是有帮助的。随后的流式细胞术阳性检测结果，可以帮助指导获取更多的组织标本以便明确淋巴瘤的诊断。

对于以中等大小到大非典型淋巴细胞为主的浆膜腔积液，其在细胞形态学上的恶性特征比较明显。重要的是要证实这些细胞是淋巴系统来源，除外其他造血细胞源性分化（如排除急性髓细胞白血病或浆细胞肿瘤），以及其他诊断，如低分化癌、小细胞癌、黑色素瘤、肉瘤。可以首先进行细胞块制备和一组常规抗体的 IC 染色。一旦确认恶性细胞为淋巴细胞源性，即可进行一组定制套餐的 IC 染色（如上所述），并配合专科血液病理检查以明确诊断，并进一步补充辅助检查。如果疑似大细胞淋巴瘤 / 高级别 NHL，不推荐使用流式细胞术，因为此时流式细胞术呈假阴性结果的概率很大。原因在于肿瘤细胞特别脆弱，容易受损，在细胞分选过程中可导致人为丢失表面抗原；同样，广泛坏死也会导致流式细胞术检测失败并产生无效的结果[2,24,26,31]。

严格意义上讲，原发性渗出性淋巴瘤（PEL）是一种原发于浆膜腔的恶性积液，但作为一种血液系统的恶性肿瘤，它的诊断在本节中应特别值得提及。根据 WHO 分类，PEL 是发生于免疫缺陷患者（多为 HIV 感染者），与

HHV8 相关的淋巴组织增生性病变，以胸腔、心包和腹腔的淋巴瘤性积液为特征，但无体腔外的实体瘤块[32]。多数病例中，病变仅局限于体腔，可能有很少一部分可以扩展到邻近器官（如肺、软组织或区域淋巴结）或累及骨髓[32]。细胞学表现为中等大小到大的非典型淋巴细胞，包括免疫母细胞（具有突出的中心核仁）、间变性细胞（多核细胞和 R-S 样细胞）和浆母细胞（具有丰富的胞质及偏位核）（图 7.14）[32]。PEL 具有独特的免疫表型，肿瘤细胞表达 CD45 和活化相关的抗原（如 HLA-DR、CD30、CD38 和 CD138），但缺乏 B 细胞抗原（如 CD20 和 CD19）和表面免疫球蛋白的表达。肿瘤细胞 HHV8 也呈阳性，并且始终表达 EBER[26,32]。辅助检查可以使用上面建议用于中等大小到大 B 细胞淋巴瘤的 IC 抗体组合，并稍做修改（包括上述这些标志物）。PEL 预后差，总生存率低[33]。

经典型霍奇金淋巴瘤

值得注意的是，经典型 HL 患者在临床病程中出现浆膜腔积液并不罕见[19,34]，但经典型 HL 实际伴有浆膜腔积液阳性的却很罕见，文献中也只有个案报道[35-37]。

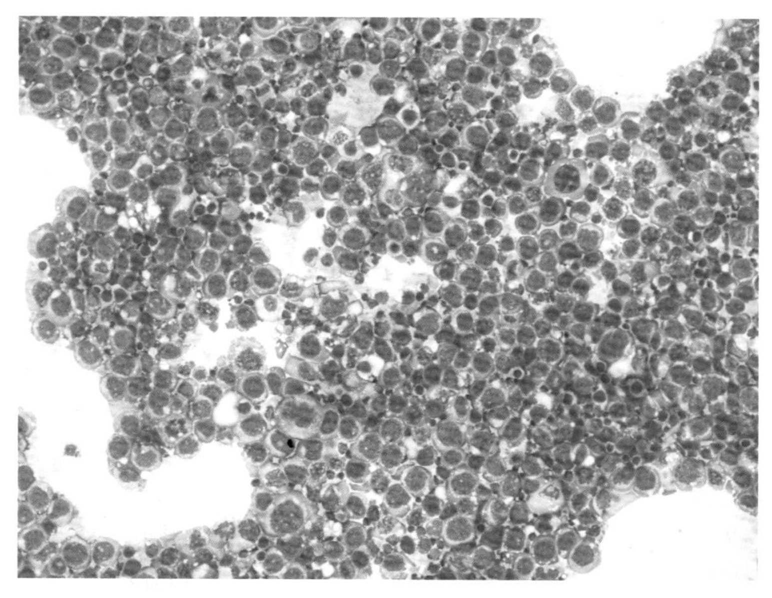

图 7.14　PEL。形态单一的、松散排列的、中等大小到大的非典型淋巴细胞（包括偶见的双核细胞），散在大量凋亡小体，提示高级别 NHL。需辅助检查进行准确亚型分类（胸腔积液，巴氏染色，中倍）

细胞学标准

- 少量单个散在的大的非典型细胞，细胞核呈双核 / 多核型（Reed–Sternberg 细胞）或单核变异型（霍奇金细胞），胞质丰富，核大，核仁明显
- 背景混杂包括小的成熟淋巴细胞、中性粒细胞、嗜酸性粒细胞、浆细胞和组织细胞在内的炎症细胞
- 建议用于细胞块 IC 染色的抗体组合：CD45、PAX5、CD20、CD79a、CD3、CD30、CD15、MUM1、ALK1、EMA、MIB1 和 EBER

注释

虽然罕见，但如果浆膜腔积液样本怀疑为经典 HL 的诊断时，则建议制备细胞块，进行适当的 IC 染色。由于肿瘤细胞［即霍奇金 /Reed–Sternberg（H/R–S）细胞］数量相对稀少，且伴有丰富的反应性细胞背景成分，所以很难界定肿瘤细胞免疫表型的特征，从而导致假阴性结果，因此不应对此类样本进行流式细胞术检测。经典 HL 需要结合细胞形态、肿瘤细胞特征性免疫表型以及临床信息加以确诊。

在细胞形态学特征上，H/R–S 细胞与非淋巴造血系统的大而多形性的细胞，如黑色素瘤或低分化癌等细胞相类似[36]。H/R–S 细胞也易与 NHL 中的其他非典型淋巴细胞相混淆，例如间变性大细胞淋巴瘤（ALCL）[38,39]。在经典 HL 和 ALCL 中，都会出现 CD30 阳性的异型细胞以及混有炎症的背景。然而，ALCL 的肿瘤细胞 T 细胞标志物表达，60%~80% 的病例表达 ALK1。此外，反应性间皮细胞在髓外造血相关的浆膜腔积液中表现为双核 / 多核或巨核细胞，也可类似 H/R–S 细胞[36,40,41]。所有上述情况，一组选定的 IC 染色将有助于解决这些诊断问题。

浆细胞肿瘤

虽然淋巴瘤在淋巴造血系统恶性肿瘤累及的浆膜腔积液样本中占绝大多数，但浆细胞肿瘤也可累及浆膜腔。有不到 1% 的浆细胞骨髓瘤患者会发生骨髓瘤性浆膜腔积液，且通常是多发性病变的晚期并发症，与不良预后有关[42,43]。

细胞学标准

- 以浆细胞为主（图 7.15）

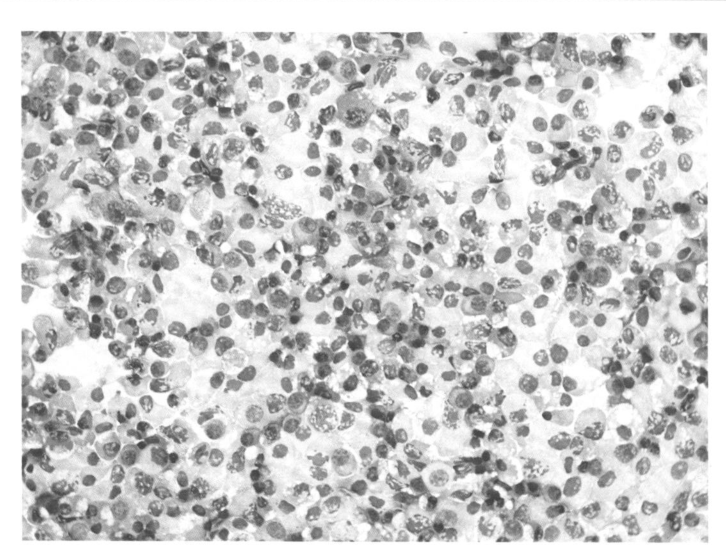

图 7.15　浆细胞骨髓瘤。大量成熟的浆细胞，具有偏位的、圆形到椭圆形的细胞核（胸腔积液，改良吉姆萨染色，中倍）

- 有不同程度的非典型性，从可识别的成熟浆细胞形态（如偏位的、圆形至椭圆形的细胞核）到浆母细胞形态（如高核质比、染色质粗糙和核仁明显），再到间变型（如具有显著多形性细胞核，包括双核或多核）
- 出血或坏死性背景
- 建议用于细胞块 IC 染色的抗体组合：CD20、CD79a、MUM1、CD138、CD38、CD56、CyclinD1、CD117、EMA、kappa、lambda、IgG、IgA 和 IgM

注释

浆膜腔积液样本中肿瘤性浆细胞可以出现一系列细胞形态学表现；因此，辅助检查（如流式细胞术或细胞块 IC 染色）对于确认浆细胞的克隆性质是非常必要的。以成熟浆细胞为主的样本可以做流式细胞分析[44]。然而，如果样本中的主要成分为分化差的浆细胞（如具有浆母细胞性或间变性形态），则推荐细胞块 IC 染色。这些病例的鉴别诊断包括非淋巴造血系统恶性肿瘤（如黑素瘤或低分化癌），以及淋巴系统肿瘤（如浆母细胞性淋巴瘤、ALCL 或 PEL)[42]。可以修改上述建议的 IC 染色抗体组合，增加相应的标志物，以此帮助解决这些鉴别诊断问题。然而，应谨慎解读 CD138 在低分化浆细胞肿瘤中的表达，因为它可以在一些 B 细胞淋巴瘤中表达，并且在许多转移癌中也呈阳性[32]。

黑色素细胞来源的恶性积液

黑色素瘤

黑色素瘤累及浆膜腔非常少见，胸腔是最常受累的部位，据报道该肿瘤发病率不到 2%[45]。浆膜腔积液中黑色素瘤细胞的形态学特征与其他部位转移的黑色素瘤相似（图 7.16）。

细胞学标准

- 以单个或松散排列的细胞为主
- 上皮样、浆细胞样或梭形细胞样
- 增大、卵圆形、拉长、偏位或多形性的细胞核

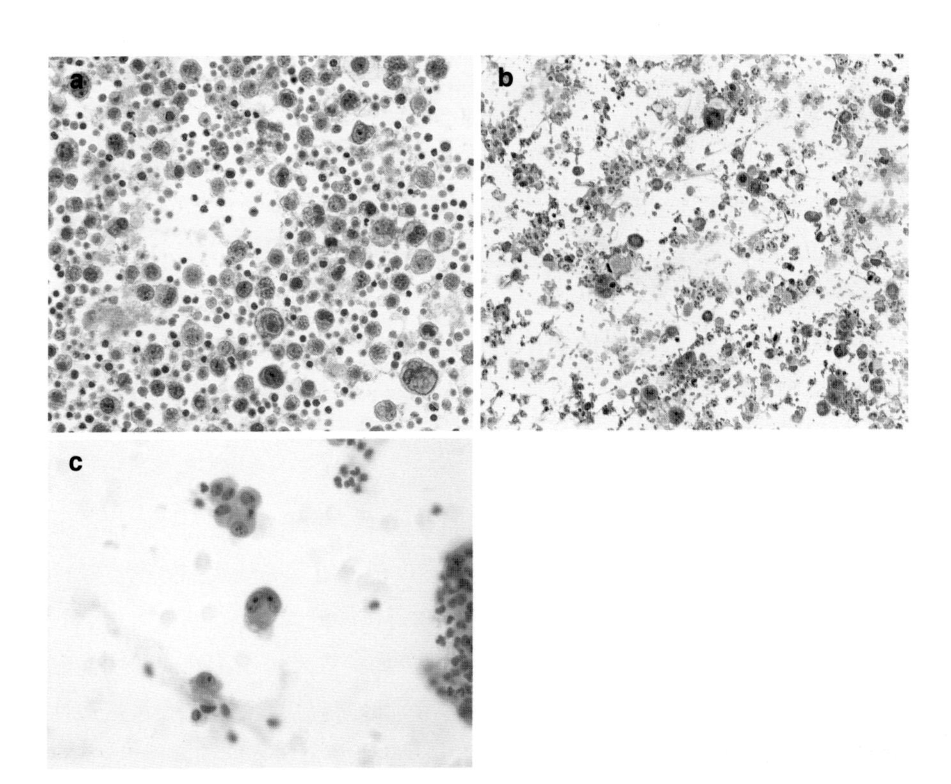

图 7.16 转移性黑色素瘤（a）。大量单个散在的肿瘤细胞，细胞核增大，多形性明显，核仁突出，可见核内包涵体（腹腔积液，巴氏染色，高倍）。转移性黑色素瘤（b）。许多单个的恶性细胞表现为双核或多核（胸腔积液，巴氏染色，中倍）。转移性黑色素瘤（c）。一个双核细胞，细胞核偏位，具有大的“樱桃红色”核仁，胞质致密或呈颗粒状（胸腔积液，巴氏染色，高倍）

- 巨大核仁
- 核内包涵体
- 双核或多核
- 颗粒状，嗜酸性的细胞质，可以含有棕色的黑色素

注释

仔细观察细胞形态学特征，结合临床病史和 IC 染色（如 SOX10、Melan–A、S100 和 HMB45），通常足以正确诊断转移性黑色素瘤。

间叶源性恶性积液

肉瘤

肉瘤占恶性积液的 3%~6%[46]。尽管绝大多数累及浆膜腔的肉瘤是转移性的，但需要注意到：原发于浆膜腔的肉瘤虽然非常少见，却也可能发生，并占有一定的比例。只有少数研究描述了浆膜腔积液样本中肉瘤的细胞形态特征，最常见的特征总结如下[46]。

细胞学标准

- 细胞量通常较少
- 肿瘤细胞单个散在或排列成松散的细胞簇
- 细胞形态多样（可呈多形性、上皮样 / 多边形、小圆形或梭形）（图 7.17）
- 蛋白样和（或）血性背景

注释

浆膜腔积液样本对于肉瘤亚型的诊断具有一定的挑战性。与可以根据肿瘤细胞形态（如多形性、上皮样 / 多边形、小圆形或梭形）和伴随的间质成分类型来判断肿瘤亚型的原发性软组织肿瘤的细针穿刺样本相比[47,48]，由于肿瘤细胞在液体中有聚集的倾向，因此浆膜腔积液中观察到的肿瘤细胞形态可能与原发肿瘤不同[46]。此外，细针穿刺样本中可以观察到的可为分型提供诊断线索的排列模式，在浆膜腔积液样本中经常不可见。因此，在排除黑色素瘤、低分化癌、恶性间皮瘤、小蓝圆细胞肿瘤（具有小圆细胞形态的

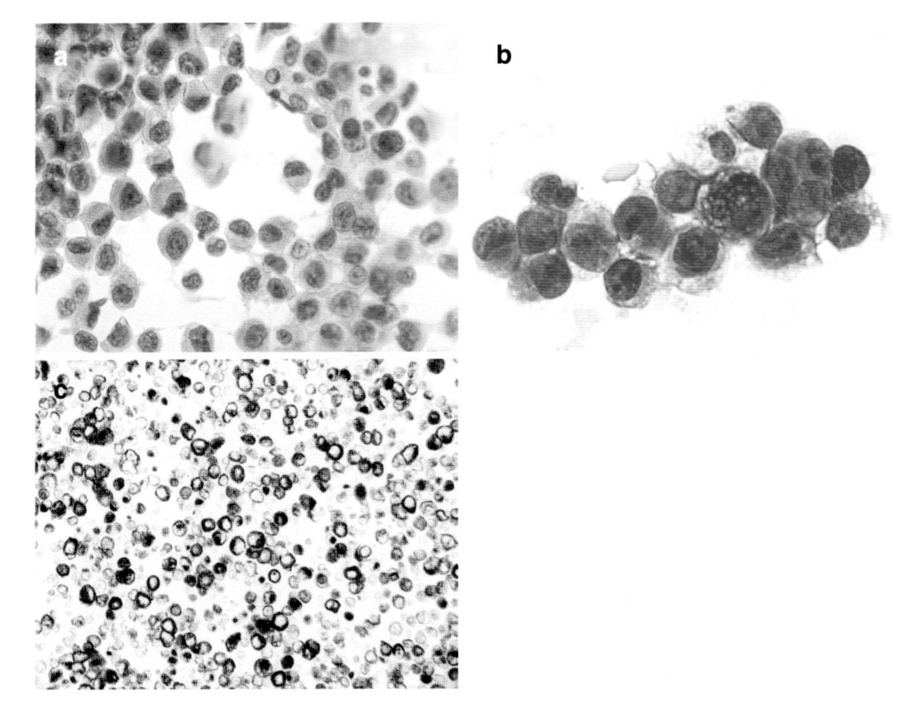

图 7.17 转移性腺泡状横纹肌肉瘤（a）。大量松散排列的上皮样形态的单个细胞，具有偏位、不规则形的细胞核，染色质粗糙，核仁明显。这些间叶源性的恶性细胞仅仅根据细胞形态很难确定来源，需要辅助检查以明确诊断（腹腔积液，巴氏染色，高倍）。转移性腺泡状横纹肌肉瘤（b）。肿瘤细胞呈上皮样形态，具有增大、多形性的细胞核，核染色质粗糙，核仁明显（腹腔积液，改良吉姆萨染色，高倍）。转移性腺泡状横纹肌肉瘤（c）。大量松散排列的单个细胞，显示胞质表达结蛋白（腹腔积液，细胞块，结蛋白染色，中倍）

肉瘤）等主要鉴别诊断的前提下，重点应识别肿瘤细胞的恶性本质，并确认它们的间叶细胞来源[46]。

生殖细胞及性索间质来源的恶性积液

生殖细胞肿瘤和性索间质肿瘤

与肉瘤和黑色素瘤一样，转移性生殖细胞肿瘤累及浆膜腔极为少见，通常发生在疾病晚期。文献未描述浆膜腔积液中生殖细胞肿瘤的形态学特征。文献报道中最常见的细胞病理学特征如下[49]。

细胞学标准

精原细胞瘤 / 无性细胞瘤。

- 大而松散排列的细胞
- 增大的、圆形泡状细胞核
- 染色质粗糙
- 突出的核仁
- 少量细腻到透明的细胞质

非精原性生殖细胞肿瘤（胚胎性癌、卵黄囊瘤、绒毛膜癌、恶性畸胎瘤）。

- 呈簇或单个大细胞
- 多形性、不规则的细胞核
- 可见明显的核仁，通常为多个
- 淡染、细颗粒状染色质
- 数量不等的细腻到致密的细胞质
- 合体滋养叶巨细胞（主要见于绒毛膜癌，可偶尔见于胚胎性癌）

性索间质肿瘤（成人型粒层细胞瘤）。

- 孤立的细胞或聚集成团的细胞簇
- 小到中等大小，均匀一致而形态温和的细胞，类似于间皮细胞
- 圆而单一形态的细胞核
- 染色质淡染
- 小而不明显的核仁
- 核沟
- 边界不清的细胞质

注释

仅根据细胞形态诊断浆膜腔积液中的生殖细胞肿瘤具有挑战性。在临床病史和 IC 染色的基础上，识别肿瘤细胞的恶性本质并确认其来源，有助于做出正确的诊断。精原细胞瘤和胚胎性癌的 PLAP、OCT4、SALL4 和 NANOG 均为阳性。此外，精原细胞瘤 / 无性细胞瘤 D2-40 和 CD117 均为阳性，而胚胎性癌则是特征性的 CD30 和 SOX2 为阳性。卵黄囊瘤的 AFP、glypican3、SALL4 和 HNF1β 为阳性，而 OCT4、NANOG、CD30 和 SOX2 为

阴性。绒毛膜癌的广谱细胞角蛋白、CK7 和 HCG 为阳性；绒毛膜癌患者的血清 HCG 水平明显升高。虽然 IC 染色通常不用于畸胎瘤的诊断，但这些肿瘤中的各种成分可以在 AFP、glypican3、SOX2 和 SALL4 染色呈阳性（后两者在原始神经外胚层成分中呈显著阳性）。OCT4 通常在畸胎瘤中呈阴性。钙网膜蛋白、抑制素、SF1 和 FOXL2 染色阳性支持性索间质分化的诊断[50–52]。

ROM 和发生率与临床管理

如前所述，文献报道恶性肿瘤的发病率差异很大，其中可能包括了原发性（间皮瘤）和继发性（转移性）的病例。需要进一步有针对性的研究来突出浆膜腔积液转移性肿瘤的总体发病率和不同肿瘤针对特定体腔的倾向性，因为这些数值会随着疾病发病率的变化而变化。

最近的一项荟萃分析[53]显示，被诊断为 MAL 的病例的 ROM 为 99%，表明这一类别的细胞学诊断具有很高的准确性。

报告范例

例 7.1

胸腔积液

评估满意

恶性积液，符合来源于乳腺的转移性腺癌

类别：继发性恶性

注：Cytospin 制片显示细胞量丰富，可见许多大的、三维立体的（“炮弹样”）恶性细胞团，其中细胞核增大、多形性，染色质粗糙，核仁明显。这些转移性腺癌的细胞形态学特征，与已知患者乳腺癌原发病灶形态一致。

例 7.2

腹腔积液

评估满意

恶性积液，符合转移性高级别浆液性癌

类别：继发性恶性

注：Cytospin 制片显示细胞量丰富，可见大量恶性细胞形成的乳头状片段和细胞簇，细胞核增大、深染，核仁明显，胞质空泡状。细胞块制备后免疫组织化学染色显示，恶性细胞弥漫表达 BerEp4、PAX8、WT1 和 ER，p53 完全不表达（空白表型）。细胞形态学和免疫表型特征符合卵巢、输卵管或腹膜来源的转移性高级别浆液性癌。

例 7.3

胸腔积液

评估满意

恶性积液，符合慢性淋巴细胞白血病 / 小淋巴细胞性淋巴瘤累及

类别：继发性恶性

注：Cytospin 制片显示形态单一的小淋巴细胞，具有均匀一致、圆形到卵圆形的细胞核，染色质粗块状。流式细胞术证实，以表达 CD19、CD20（弱）、CD43、CD5、CD23 和 CD20 的 B 细胞为主，并有 kappa 轻链限制性表达。CD10 和 FMC7 呈阴性。细胞形态和免疫表型特征显示为慢性淋巴细胞白血病 / 小淋巴细胞性淋巴瘤。

例 7.4

胸腔积液

评估满意

恶性积液，符合转移性黑色素瘤

类别：继发性恶性

注：Cytospin 制片显示大量松散排列的恶性细胞，含中等量颗粒状胞质，局灶可见胞质内色素，并见具有大核仁的多形性细胞核。可见少量双核或多核细胞。细胞块制备后免疫组化染色显示，恶性细胞表达 S100, Melan-A 和 HMB-45。AE1/AE3 和 CD45 均为阴性。细胞形态和免疫表型特征与转移性黑色素瘤一致。

（何淑蓉　译）

参考文献

[1] Lepus CM, Vivero M. Updates in effusion cytology. Surg Pathol Clin. 018;11(3):523-544.
[2] Starr RL, Sherman ME. The value of multiple preparations in the diagnosis of malignant pleural effusions. A cost-beneft analysis. Acta Cytol. 1991;35(5):533-537.
[3] Motherby H, Nadjari B, Friegel P, Kohaus J, Ramp U, Böcking A. Diagnostic accuracy of effusion cytology. Diagn Cytopathol. 1999;20(6):350-357.
[4] Johnston WW. The malignant pleural effusion. A review of cytopathologic diagnoses of 584 specimens from 472 consecutive patients. Cancer. 1985;56(4):905-909.
[5] Monte SA, Ehya H, Lang WR. Positive effusion cytology as the initial presentation of malignancy. Acta Cytol. 1987;31(4):448-452.
[6] Sears D, Hajdu SI. The cytologic diagnosis of malignant neoplasms in pleural and peritoneal effusions. Acta Cytol. 1987;31(2):85-97.
[7] Pereira TC, Saad RS, Liu Y, Silverman JF. The diagnosis of malignancy in effusion cytology: a pattern recognition approach. Adv Anat Pathol. 2006;13(4):174-184.
[8] Davidson B, Firat P, Michael CM. Serous effusions - etiology, diagnosis, prognosis and therapy. London: Springer; 2018.
[9] LePhong C, Hubbard EW, Van Meter S, Nodit L. Squamous cell carcinoma in serous effusions: avoiding pitfalls in this rare encounter. Diagn Cytopathol. 2017;45(12):1095-1099.
[10] Huang CC, Michael CW. Cytomorphological features of metastatic squamous cell carcinoma in serous effusions. Cytopathology. 2014;25(2):112-119.
[11] Chen L, Caldero SG, Gmitro S, Smith ML, Petris G, Zarka MA. Small orangiophilic squamouslike cells: an underrecognized and useful morphological feature for the diagnosis of malignant mesothelioma in pleural effusion cytology. Cancer Cytopathol. 2014;122(1):70-75.
[12] DeMay RM. Fluids. In: The art and science of cytopathology, vol. Vol. 1. 2nd ed. Chicago: ASCP Press; 2012. p. 286-287.
[13] Chhieng DC, Ko EC, Yee HT, Shultz JJ, Dorvault CC, Eltoum IA. Malignant pleural effusions due to small-cell lung carcinoma: a cytologic and immunocytochemical study. Diagn Cytopathol. 2001;25(6):356-360.
[14] Das DK, Al-Juwaiser A, George SS, et al. Cytomorphological and immunocytochemi cal study of non-Hodgkin's lymphoma in pleural effusion and ascitic fuid. Cytopathology. 2007;18(3):157-167.
[15] Das DK. Serous effusions in malignant lymphomas: a review. Diagn Cytopathol. 2006;34(5):335-347.
[16] García-Riego A, Cuiñas C, Vilanova JJ. Malignant pericardial effusion. Acta Cytol. 2001;45(4):561-566.
[17] Wong JW, Pitlik D, Abdul-Karim FW. Cytology of pleural, peritoneal and pericardial fuids in children. A 40-year summary. Acta Cytol. 1997;41(2):467-473.
[18] Hallman JR, Geisinger KR. Cytology of fuids from pleural, peritoneal and pericardial cavities in children. A comprehensive survey. Acta Cytol. 1994;38(2):209-217.
[19] Alexandrakis MG, Passam FH, Kyriakou DS, Bouros D. Pleural effusions in hematologic malignancies. Chest. 2004;125(4):1546-1555.
[20] Berkman N, Breuer R, Kramer MR, Polliack A. Pulmonary involvement in lymphoma. Leuk Lymphoma. 1996;20(3-4):229-237.
[21] McGrath EE, Blades Z, Anderson PB. Chylothorax: aetiology, diagnosis and therapeutic options. Respir Med. 2010;104(1):1-8.

[22] Tong LC, Ko HM, Saieg MA, Boerner S, Geddie WR, da Cunha Santos G. Subclassifcation of lymphoproliferative disorders in serous effusions: a 10-year experience. Cancer Cytopathol. 2013;121(5):261-270.
[23] Bangerter M, Hildebrand A, Griesshammer M. Combined cytomorphologic and immu nophenotypic analysis in the diagnostic workup of lymphomatous effusions. Acta Cytol. 2001;45(3):307-312.
[24] Yu GH, Vergara N, Moore EM, King RL. Use of fow cytometry in the diagnosis of lymphoproliferative disorders in fuid specimens. Diagn Cytopathol. 2014;42(3):664-670.
[25] Barroca H, Marques C. A basic approach to lymph node and fow cytometry fne-needle cytology. Acta Cytol. 2016;60(4):284-301.
[26] Bode-Lesniewska B. Flow cytometry and effusions in lymphoproliferative processes and other hematologic neoplasias. Acta Cytol. 2016;60(4):354-364.
[27] Czader M, Ali SZ. Flow cytometry as an adjunct to cytomorphologic analysis of serous effusions. Diagn Cytopathol. 2003;29(2):74-78.
[28] Iqbal J, Liu T, Mapow B, Swami VK, Hou JS. Importance of fow cytometric analysis of serous effusions in the diagnosis of hematopoietic neoplasms in patients with prior hematopoietic malignancies. Anal Quant Cytol Histol. 2010;32(3):161-165.
[29] Laucirica R, Schwartz MR. Clinical utility of fow cytometry in body fuid cytology: to fow or not to fow? That is the question. Diagn Cytopathol. 2001;24(5):305-306.
[30] Simsir A, Fetsch P, Stetler-Stevenson M, Abati A. Immunophenotypic analysis of non Hodgkin's lymphomas in cytologic specimens: a correlative study of immunocytochemical and fow cytometric techniques. Diagn Cytopathol. 1999;20(5):278-284.
[31] Kesler MV, Paranjape GS, Asplund SL, McKenna RW, Jamal S, Kroft SH. Anaplastic large cell lymphoma: a fow cytometric analysis of 29 cases. Am J Clin Pathol. 2007;128(2):314-322.
[32] Jaffe E, Arber DA, Campo E, Harris NL, Quintanilla-Fend L, editors. Hematopathology. 2nd ed. Philadelphia: Elsevier; 2017.
[33] El-Fattah MA. Clinical characteristics and survival outcome of primary effusion lymphoma: a review of 105 patients. Hematol Oncol. 2017;35(4):878-883.
[34] Bashir H, Hudson MM, Kaste SC, Howard SC, Krasin M, Metzger ML. Pericardial involvement at diagnosis in pediatric Hodgkin lymphoma patients. Pediatr Blood Cancer. 2007;49(5):666-671.
[35] Peterson IM, Raible M. Malignant pleural effusion in Hodgkin's lymphoma. Report of a case with immunoperoxidase studies. Acta Cytol. 1991;35(3):300-305.
[36] Olson PR, Silverman JF, Powers CN. Pleural fuid cytology of Hodgkin's disease: cytomorphologic features and the value of immunohistochemical studies. Diagn Cytopathol. 2000;22(1):21-24.
[37] Kito M, Munakata W, Ono K, Maeshima AM, Matsushita H. The infltration of classical Hodgkin lymphoma cells into pleural effusion. Int J Hematol. 2018;107(1):1-2.
[38] Das DK, Chowdhury V, Kishore B, Chachra K, Bhatt NC, Kakar AK. CD-30 (Ki-1)-positive anaplastic large cell lymphoma in a pleural effusion. A case report with diagnosis by cytomorphologic and immunocytochemical studies. Acta Cytol. 1999;43(3):498-502.
[39] Jiménez-Heffernan JA, Viguer JM, Vicandi B, et al. Posttransplant CD30 (Ki-1)-positive anaplastic large cell lymphoma. Report of a case with presentation as a pleural effusion. Acta Cytol. 1997;41(5):1519-1524.
[40] Irwin RS, Saunders RL, Isaac PC, Marcus JB, Corrao WM. Sternberg-Reed-like cells in a pleural effusion secondary to pulmonary emboli with infarction: a cytological observation. Arch Pathol Lab Med. 1978;102(2):76-78.
[41] Silverman JF. Extramedullary hematopoietic ascitic fuid cytology in myelofbrosis. Am J

Clin Pathol. 1985;84(1):125-128.

[42] Harbhajanka A, Brickman A, Park JW, Reddy VB, Bitterman P, Gattuso P. Cytomorphology, clinicopathologic, and cytogenetics correlation of myelomatous effusion of serous cavities: a retrospective review. Diagn Cytopathol. 2016;44(9):742-747.

[43] Chen H, Li P, Xie Y, Jin M. Cytology and clinical features of myelomatous pleural effusion: three case reports and a review of the literature. Diagn Cytopathol. 2018;46(7):604-609.

[44] Palmer HE, Wilson CS, Bardales RH. Cytology and fow cytometry of malignant effusions of multiple myeloma. Diagn Cytopathol. 2000;22(3):147-151.

[45] Chen JT, Dahmash NS, Ravin CE, et al. Metastatic melanoma to the thorax: report of 130 patients. Am J Roentgenol. 1981;137(2):293-298.

[46] Abadi MA, Zakowski MF. Cytologic features of sarcomas in fuids. Cancer. 1998;84(2):71-76.

[47] González-Cámpora R, Muñoz-Arias G, Otal-Salaverri C, et al. Fine needle aspiration cytology of primary soft tissue tumors. Morphologic analysis of the most frequent types. Acta Cytol. 1992;36(6):905-917.

[48] Palmer HE, Mukunyadzi P, Culbreth W, Thomas JR. Subgrouping and grading of soft-tissue sarcomas by fne-needle aspiration cytology: a histopathologic correlation study. Diagn Cytopathol. 2001;24(5):307-316.

[49] Cibas E, Ducatman B. Chapter 4 - pleural, pericardial, and peritoneal fuids. In: Cytology: diagnostic principles and clinical correlates. 4th ed. Philadelphia: Elsevier Saunders; 2014. p. 150-151.

[50] Jones TD, Ulbright TM, Eble JN, Cheng L. OCT4 staining in testicular tumors. A sensitive and specifc marker for testicular seminoma and embryonal carcinoma. Am J Surg Pathol. 2004;28(7):935-940.

[51] Rabban JT, Zaloudek CJ. A practical approach to immunohistochemical diagnosis of ovarian germ cell tumours and sex cord-stromal tumours. Histopathology. 2013;62(1):71-88.

[52] Kaspar HG, Crum CP. The utility of immunohistochemistry in the differential diagnosis of gynecologic disorders. Arch Pathol Lab Med. 2015;139(1):39-54.

[53] Farahani SJ, Baloch Z. Are we ready to develop a tiered scheme for the effusion cytology? A comprehensive review and analysis of the literature. Diag Cytopathol. 2019;47(11):1145-1159.

第 8 章　浆膜腔积液的辅助检查

Lukas Bubendorf, Pinar Firat, Ibrahim Kulac, Pasquale Pisapia, Spasenija Savic-Prince, Gilda Santos, Giancarlo Troncone

背景

免疫化学（IC）技术相对完善并且已经广泛应用于大多数病理学实验室和细胞学实验室，但是该技术在标本的收集、处理、固定和制备等方面仍然存在多变性。现已证实联合应用 IC 标志物有助于恶性肿瘤的诊断和分类。在疾病的病理诊断过程中，分子病理诊断（染色体扩增技术和基因突变技术）也越来越受到重视。例如，荧光原位杂交（FISH）检测显示 9p21 纯合缺失是诊断间皮瘤的标准，而在非典型的间皮瘤中，利用 FISH 技术检测 9p21 纯合缺失是不可或缺的。在浆膜腔积液中，若发现造血系统淋巴细胞异常增殖，我们可以通过流式细胞术标记多种标志物的方法排除或诊断造血系统淋巴肿瘤，并可利用 FISH 检测特定基因的重排对某些淋巴瘤亚型做出诊断。新预后标志物的稳步增加和相关新药批准数目的增加，对肿瘤性浆膜腔积液（特别是肺癌的浆膜腔积液）的准确诊断至关重要。从某些指标的异常表达（如雌激素受体、错配修复缺陷蛋白和 PD-L1）到基因突变、重排以及拷贝数改变（如扩增）都可以对疾病进行诊断。用于检测表达异常的主要方法包括 IC、FISH、聚合酶链反应（PCR），以及基于 DNA 和（或）RNA 的二代测序（NGS），其实，细胞学标本都可以用这些方法进行检测。然而，细胞学标本的类型、分析前条件以及细胞块和非细胞块之间存在差异，使我们对不同标本的类型需要采取不同的方法和方案。除了可利用的分子检测技术能够对浆膜腔积液做出诊断外，针对浆膜腔积液的研究和技术开发还有很大的发展潜力。比如对恶性浆膜腔积液离心后的上清液进行蛋白质标记、细胞游离 DNA 和活化肿瘤细胞检测的同时，也可进行体外系统的肿瘤生物学研究或个体化药物敏感试验等。

通过 IC 技术可以分辨出许多癌症的类型，同时分子技术的发展使得癌症的治疗从经典化疗转向个体化靶向治疗。过去，选择性的酪氨酸激酶抑制剂已经成为一线药物。用药的根据是基于对癌症分子检测后有明显改变的情况。IC 检测与分子检测（如 FISH、测序和 PCR）一样，是一种快速、可靠的方法，它可以预先筛选检测出浆膜腔积液中一些指标的改变（表 8.1）。此外，随着免疫抑制剂的研究进展，在研究出 PD-L1 的表达是免疫治疗反应的主要预测因素之一后，IC 技术在诊断中变得更加重要。

表 8.1 构建具有预测性的 IC 标志物

IC 标志物	提示	所需最小细胞数值	IC 染色模式	FISH 验证	PCR/NGS 验证
PD-L1	免疫治疗	100	细胞膜（细胞块）；在非细胞块中更加弥漫	不适用	不适用
ALK	酪氨酸激酶抑制剂治疗	不适用	细胞质和细胞膜	不强制	不强制
ROS1	酪氨酸激酶抑制剂治疗	不适用	细胞质和细胞膜	适用	适用
Pan-TRK	酪氨酸激酶抑制剂治疗	不适用	细胞核，核周，细胞质和细胞膜	适用	适用
HER2	抗 ERBB2 治疗	不适用	细胞膜	当 IC 结果不确定（2+）时需要	不适用
ER/PR	激素治疗	不适用	细胞核	不适用	不适用
MMR	免疫疗法	不适用	细胞核	不适用	不强制

预测性 IC 分析方法对于样本的要求比较宽泛，可以是福尔马林固定和石蜡包埋（FFPE）的组织，正如各实验室达成的指南和共识所述[1-3]。染色模式和阳性阈值也已经确定，符合条件的患者可以进行相关的治疗。细胞样本是检测这些生物标志物的重要来源。然而，细胞样本需经过实验室进一步验证。在进行样本分析前，与组织样本相比，进行细胞样本分析需要考虑的因素更多，因为有效样本量比较低。鉴于保存液、固定剂（如酒精和甲醇）和染色技术的不同，细胞学制备技术可以是直接涂片、细胞离心涂片和液基细胞涂片[4]。免疫染色通常是首选石蜡包埋的细胞块，因为其处理方法与石

蜡包埋的组织学标本类似。由于存在不同细胞块的制备方法，用于石蜡包埋组织样本的免疫组织化学染色程序在用于细胞块时的步骤需要重新进行验证[5]。如果细胞块制备仅采用福尔马林固定，而不使用酒精或甲醇溶液预固定，则染色结果与组织学样本高度一致。细胞块中的有效细胞数量可能比涂片或 Cyto Spin 的细胞数量要少，产生免疫细胞化学结果评估的问题，特别是像 PD-L1 这样的生物标志物。此外，并不是所有的细胞块都是可用的。因此，如果可能的话，实验室应准备在可靠应用的非细胞块样本（如涂片）中预测生物标志物。最近的一篇综述中，Jain 等人详细讨论了各种细胞学制剂影响预测 IC 结果的检测前、检测后因素，这可能有助于指导实验室[5]细胞学样本的验证。

PD-L1

PD-L1 是一种跨膜蛋白，在多种细胞类型中表达，与免疫细胞中的 PD-1 受体相互作用。这种相互作用抑制了免疫反应。在正常细胞中，PD-L1 阻止免疫系统对宿主细胞的错误破坏。许多癌症表达 PD-L1 作为癌细胞逃避肿瘤新抗原免疫反应的一种策略。阻断 PD-1/PD-L1 单克隆抗体之间的相互作用，可在某些癌症如非小细胞肺癌（NSCLC）中获得实质性的临床改善。

PD-L1 在肿瘤细胞中的表达水平决定治疗的反应。对 PD-L1 的 IC 检测结果并不是阳性或阴性，而是 PD-L1 在肿瘤中的连续表达，范围为 1%~100%。根据癌症种类的不同，我们采用不同的评分系统和阈值来对患者进行个体化治疗。除 PD-L1 在肿瘤细胞的表达外，炎症细胞的表达也被包括在一些特殊适应证的评分系统中。用于 PD-L1 检测的几种抗体已经被开发出来，已经被商业化的检测有 SP263 和 SP142 Ventana 检测，22C3 和 22-8 PharmDx 检测。其中，SP263、22C3 和 22-8 表达的一致性较高，而 SP142 相较于其他表达的敏感性较低[7-9]。

对于 NSCLC 的治疗，疗效取决于 PD-L1 在肿瘤细胞中的表达水平。肿瘤比例评分（TPS）是一种表达的评价方法，公式为阳性肿瘤细胞的数量除以总肿瘤细胞的数量。任何膜性染色，不论是完全或部分表达，都被认为是阳性。另外至少需要对 100 个有活性的肿瘤细胞进行评估。评估 PD-L1 在肿瘤细胞上表达的标准在所有适应证和肿瘤类型中都是标准化的，但在炎症细胞中的表达更难解释。一些肿瘤和（或）适应证中，不仅需要评估肿瘤细胞 PD-L1 的表达，也需要评估炎症细胞的 PD-L1 表达，不同的评分系统被推荐用于不同的治疗方案。对于 NSCLC，TPS 达到 50% 是使用帕博利珠单抗进行一线单药治疗的重要阈值。而周围免疫细胞的着色与这一决策并不相关，这使得细胞学的判读成为可能并且判读结果可靠。相反，在细胞学标本中，由于缺乏组织结构背景，准确的免疫细胞的判读实际上是不可能的。

有几项研究表明 PD-L1 检测细胞块与组织学样本的一致性非常高[10-12]。也有证据表明，直接涂片和液基制片可同样适用于 PD-L1 检测，但还需要更多的研究证实[6,13]。在 Cytospin 制片或液基制片中定义 PD-L1 阳性肿瘤细胞的标准可能与在活检或细胞块切片中的标准不同，由于物理原因，未切割肿瘤细胞的细胞膜增强不太明显[14]。恶性浆膜腔积液常用于 PD-L1 的检测，因为恶性浆膜腔积液通常来自癌症晚期的患者，而且恶性肿瘤细胞的数量往往也是很多的（图 8.1）。阳性细胞应谨慎判读。浆膜腔积液标本中的肿瘤细胞通常与巨噬细胞混合，这些巨噬细胞通常呈 PD-L1 阳性表达。区分 PD-L1 在肿瘤中细胞的表达与在巨噬细胞中的表达具有挑战性，如果诊断医生不具备足够的细胞学经验并且没有经过专业的 PD-L1 分析检测培训，就有可能导致假阳性结果[12,15,16]。

ALK

ALK（间变性淋巴瘤激酶）是一种受体酪氨酸激酶，是细胞发育的重要诱导因子。在大约 5% 的 NSCLC 中发现 *ALK* 基因融合，而在间皮瘤中 ALK 基因融合很少发现[17,18]。ALK 抑制剂在 *ALK* 基因融合[19]的肿瘤治疗中表现出较好的效果。由于用 ALK 抑制剂治疗需要检测 *ALK* 基因重排，指南要求对所有 NSCLC 患者[1]进行 *ALK* 基因检测。

FISH 已经成为检测 *ALK* 基因融合的标准方法。基于 IC 与 FISH 的高度一致性，IC 现已经成为商用 Ventana ALK（D5F3）检测 ALK 的标准[1,20]。两种 ALK 克隆号被视为与 FISH 检测结果等效的指标；一种为 Ventana 克隆 D5F3，另一种为克隆 5A4[5]。即使 ALK 在 IC 结果阳性而 FISH 结果阴性的病例仍然对 ALK 抑制剂有良好的反应，最可能的原因是由于 FISH 结果的假阴性[21]。此外，ALK 抑制剂对 ALK 在 FISH 阳性但在 IC 阴性的 NSCLC 反应较差，这可以用假阳性的 FISH 结果或不常见的罕见复杂重排来解释，这种复杂重排不会导致 *ALK* 基因过表达。考虑到这些缺陷，有人建议同时使用 IC 和 FISH 进行 *ALK* 基因检测，正如下面讨论的 ROS 原癌基因 1（*ROS1*）和神经营养受体酪氨酸激酶（*NTRK*）的检测一样[22]。

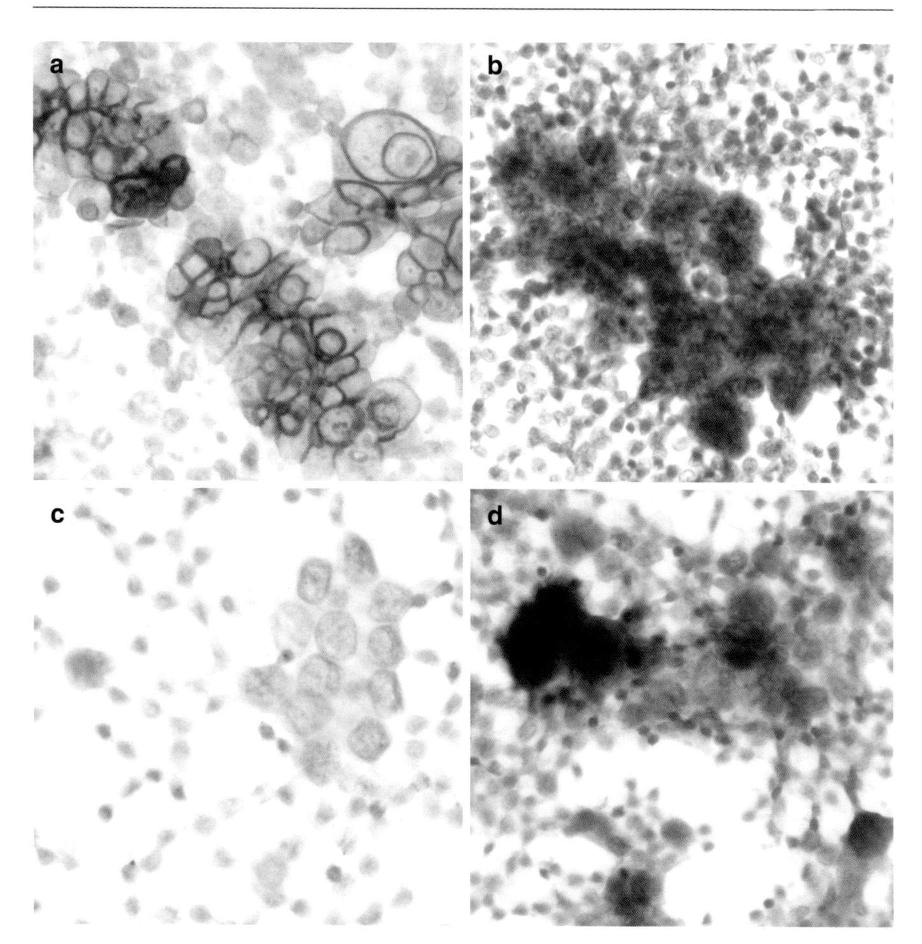

图 8.1　NSCLC 恶性积液中 PD-L1 的 IC 染色。细胞块区域（a），在 Ventana 基准上进行 SP263 分析。背景中所有肿瘤细胞及巨噬细胞呈弱阳性，可见 PD-L1 膜染色。以前的巴氏染色酒精固定涂片（b~d），实验室研制试验（LDT）与徕卡 SP263 抗体。肿瘤细胞弥漫性染色，无细胞膜增强（b）。PD-L1 阴性肿瘤细胞和邻近的巨噬细胞作为阳性内参（c）。不均质 PD-L1 染色，局灶性细胞膜增强（d）

ALK 阳性肿瘤细胞质染色呈颗粒状，无膜性红晕。当使用 D5F3 克隆时，细胞质染色特别强烈，呈颗粒状，但当使用 5A4 克隆进行测试时，细胞质染色就不那么强烈了。尽管 Zhang 等人提出 ALK 免疫细胞化学检测至少需要 200 个细胞，但正如大家所知 ALK 弥漫阳性于整个肿瘤中，对于免疫细胞化学检测 ALK 所需的最低细胞数量还没有达成一致意见[5,23]。

细胞块或其他细胞学样本也可以准确地应用于 ALK 免疫细胞化学（图 8.2）。许多研究表明，很低的假阳性和假阴性结果在不同克隆号的一致性非常高；当使用 D5F3 克隆时，结果会更好[24,25]。也有研究通过 FISH 或 IC 对浆膜腔积液标本进行 ALK 融合检测，其结果与组织标本有高度一致性[26–28]。

ROS1

ROS1 是一种受体酪氨酸激酶，在包括 NSCLC 等多种癌症中被激活。研究发现，*ROS1* 基因融合频率在所有非小细胞肺癌中占 1%~2%[29,30]。ROS1 对其靶向抑制剂具有很高的反应率。目前指南要求对所有 NSCLC[1] 进行 ROS1 检测。FISH 或实时定量 PCR（RT–PCR）被认为是检测 ROS1 融合的金标准，而当样本量受限时，可以用基于 RNA 的 NGS 方法来检测多基因重排[31]。

由于缺乏标准化报告，目前 ROS1 的免疫细胞化学被用作一种筛选检

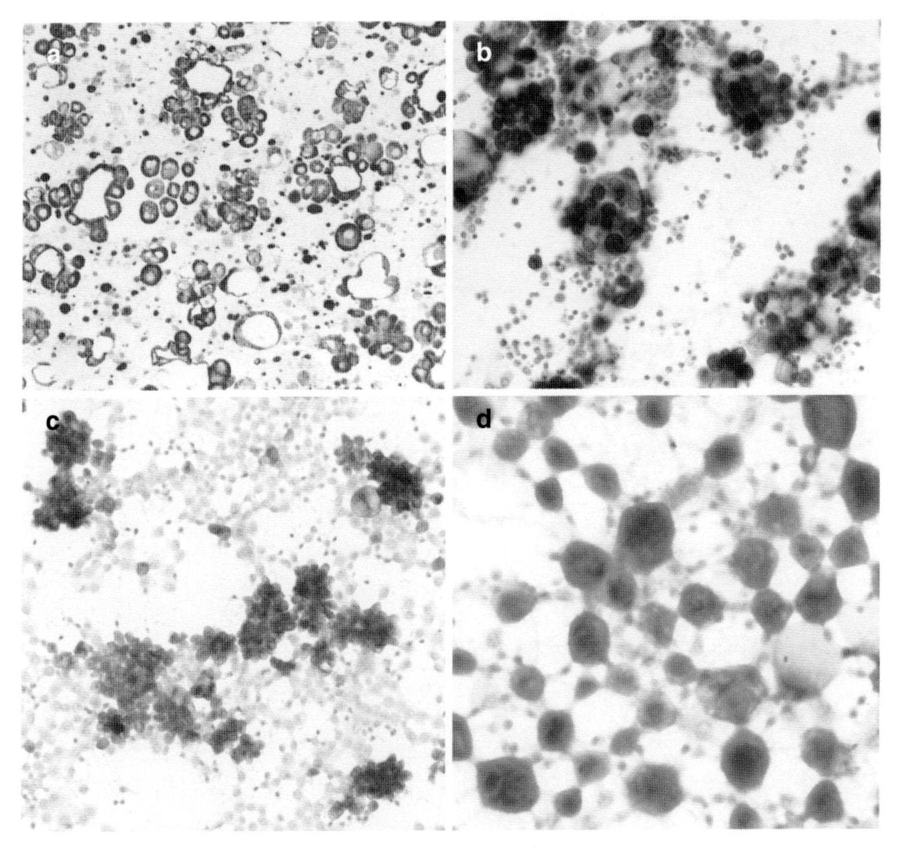

图 8.2　肺腺癌恶性浆膜腔积液 ALK。免疫细胞化学与 ALK 重排用 DAB（a, b）或 AEC（c, d）作为显色剂染色细胞质时，显示一致性。细胞块切片（a）。Ventana 的 D5F3 分析。先用巴氏染色酒精固定涂片后在徕卡平台使用 5A4 染色（b~d）。（a）与（b）为同一病例

测，而不是作为一种明确检测融合的指标。具有 *ROS1* 基因重排的肿瘤细胞中，因为 ROS1 表达是动态的，这为肿瘤异质性染色强度的解释带来困难。任何 ROS1 的阳性表达均应用 FISH、RT-PCR 或 NGS 进一步验证。与 ALK 免疫细胞化学不同，ROS1 的假阳性率更高，因此需要用高度特异性的方法进行确认[29,32-34]。一般情况下，组织化学评分（H-score）中得到 100 分或 150 分被认为是检测 ROS1 重排的可靠阈值。然而，也有其他学者认为在细胞学标本上得出的免疫染色结果和其他分子检测结果之间有 100% 的相关性，的确这些样本均在细胞学标本的基础上完成[35]。据研究报道，几乎所有的细胞学样本（包括细胞块和涂片）都可以用于 ROS1 的 IC 检测（图 8.3）[32,35]。市面上有两种 ROS1 抗体 :SP384（Ventana 公司）和 D4D6（Cell

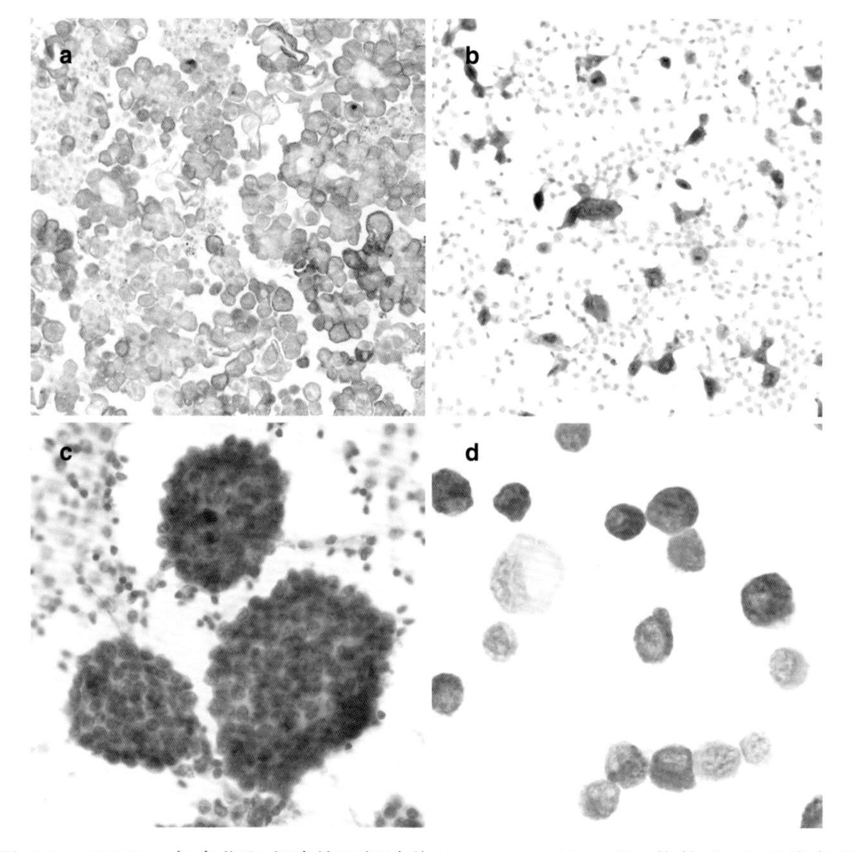

图 8.3　ROS1。免疫化学方法使用细胞信号 Ventana 的 D4D6 抗体（a）和徕卡平台（b~d）证实肺腺癌恶性积液中的 ROS1 重排。注意（a, b）和（d）中肿瘤细胞间的不同染色强度。细胞块切片（a）和用巴氏染色酒精固定的涂片（b~d）。细胞系 HCC-78 作为阳性外对照（d）

Signaling）。最近一项多中心研究报告了对 Ventana ROS1（SP384）抗体[36]的特异性和染色方案的指导意见。值得注意的是，正常情况下活化的Ⅱ型肺泡上皮细胞和巨噬细胞都会有 ROS1 表达，在恶性积液中需要注意巨噬细胞，以避免 IC 出现假阳性结果。

pan-TRK

NTRK 亚型（*NTRK1*、*NTRK2*、*NTRK3*）基因的融合最近引起了广泛关注。*NTRK* 基因融合尽管非常罕见（在肺癌中小于 0.5%），但在多种肿瘤中都会发生[37]。例如，罕见的 *NTRK* 以及 *ALK* 和 *ROS1* 重排在 KRAS 野生型和微卫星不稳定型的大肠腺癌中表达[38]。最近，美国食品和药物管理局（FDA）批准了一种抗 NTRK 药物，可针对具有 NTRK 融合的任何类型的肿瘤[39]。

检测 *NTRK* 融合的标准方法是基于 RNA 的 NGS，因为它能对所有 3 种亚型进行测序。荧光原位杂交看似是一种合理的检测方法，但是鉴于 *NTRK* 的 3 种亚型的发生率都很低，用 FISH 检测这 3 种亚型将是无效的、费力的、昂贵的。最近开发的 pan-TRK 抗体能够检测所有 3 种融合，被推荐为所有肿瘤类型的快速可靠筛查方法[40]。由于它融合这 3 种异构体是一个相当可靠的替代物，pan-TRK 免疫细胞化学似乎很有前景并实用。

目前 FDA 批准的 pan-TRK 免疫化学试剂有 Ventana 克隆 EPR17341 和另外两种商业化抗体（克隆 EPR17341 和克隆 A7H6R）。根据目前发表的数据，这些抗体可用于 NTRK 的筛查[41]，但是免疫细胞化学染色可能会丢失一部分 NTRK3 的融合[42]，染色可见于细胞核、核膜或细胞膜中[40]。尽管尚未完全确定，但任何超过 1% 的肿瘤细胞着色均应被视为阳性，所有阳性结果必须通过分子技术验证。虽然细胞学样本可能适合于 pan-TRK 免疫染色，但目前还没有足够的数据证实其与组织对照组的一致性如何。

HER2

HER2［Erb-B2 受体酪氨酸激酶 2（ERBB2）］是一种生长因子受体，是受体酪氨酸激酶家族的成员。*HER2* 基因扩增常见于乳腺癌、胃癌和胃食管交界处肿瘤，但在其他肿瘤中很少发现，如 NSCLC、胆管癌或子宫内膜癌。根据肿瘤类型，*HER2* 基因的扩增使患者有资格接受经批准的抗 HER2 治疗或临床试验。HER2 免疫细胞化学检测与 FISH 检测有高度的一致性；

因此，建议将免疫细胞化学检测作为 *HER2* 扩增的一线检测方法[43]。通过特定的指南已经为特定的肿瘤类型定义了免疫细胞化学检测评估 *HER2* 扩增的标准[44,45]。

研究已经表明，HER2 免疫细胞化学染色可以在细胞块样本中进行（图 8.4）[46]。HER2 的免疫细胞化学分析和评分标准在其他细胞学制片中的研究较少，因此不作为推荐[47]。为准确评估 HER2 免疫细胞化学表达，应遵循特定肿瘤类型的指南。

ER 和 PR

雌激素受体（ER）和（或）孕激素受体（PR）阳性的乳腺癌患者可以进行激素受体的治疗。ER 和 PR 的评估是基于肿瘤细胞阳性的百分比。活检标本常规用于 ER 和 PR 的检测，IC 检测是唯一被使用的方法。细胞学标本可以用于转移部位 ER 和 PR 的检测，通常用于确定转移性乳腺癌的受体状态（图 8.5）。研究表明，ER/PR 在穿刺标本和后续手术切除标本之间表达的一致性非常高，因此使用细胞学标本对 ER/PR 进行检测具有高度的可靠性[48,49]。多项研究表明，细胞学涂片、液基制片或细胞块是检测类固醇受体表达的很好且可靠的替代品[50,51]。

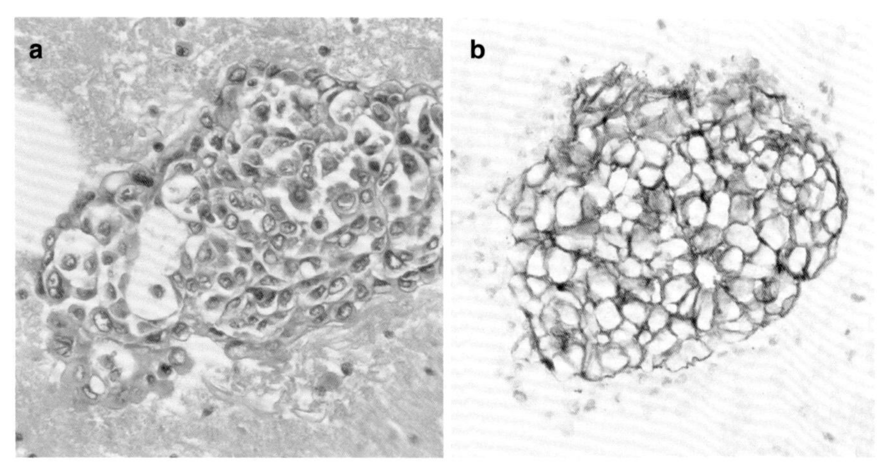

图 8.4　乳腺癌胸膜转移（细胞块）。HE 染色（a）。HER2（3+）IC 染色显示所有肿瘤细胞均呈环状膜染色（b）

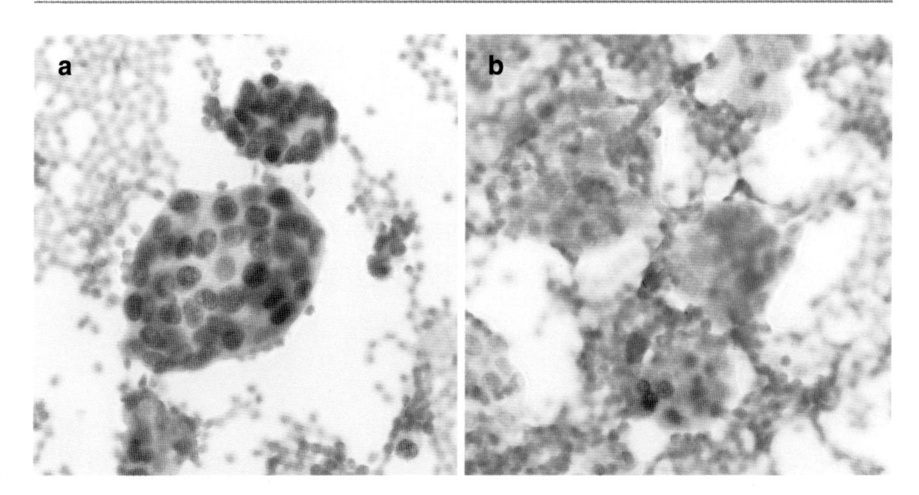

图 8.5 乳腺癌胸膜转移。在徕卡平台上使用之前酒精固定的巴氏染色涂片进行免疫细胞化学染色。肿瘤细胞 ER 阳性率大于 90%（a）。PR 仅局部阳性表达（b）

错配修复蛋白

微卫星不稳定型（MSI）是患者选择进行免疫治疗、PD-L1 表达和肿瘤突变负荷（尤其是对于结直肠癌和其他类型的腺癌）的一项有用的预测指标[52,53]。虽然微卫星区域的直接测序是将肿瘤分为微卫星稳定型（MSS）或微卫星不稳定型（MSI）的金标准，但 IC 检测错配修复（MMR）蛋白缺失（PMS2、MLH1、MSH2、MSH6）是一种实用且成本较低的选择[54]。虽然一些实验室仅完成两种抗体（PMS2 和 MSH6）的检测，但是目前建议需要对所有 4 种抗体进行检测。根据指南定义[55,56]，MMR 蛋白质组合的丢失（PMS2 和 MLH1 组合的丢失、MSH2 和 MSH6 组合的丢失、MSH6 组合的丢失、PMS2 组合的丢失）是 MSI 肿瘤的指征。

目前还没有使用细胞学标本检测 MMR 蛋白丢失的相关文献。在使用细胞块或其他细胞学标本检测 MMR 蛋白时应格外谨慎，因为肿瘤中 MMR 蛋白的表达水平不尽相同，可能会导致假阴性结果的出现。

ARID1A

随着人们对疾病机制和新药开发认识的不断增加，潜在的免疫细胞化学预测标志物的数量也在不断增加。ARID1A 是一项判断预后的潜在性指标[57,58]。*ARID1A* 是一种具有肿瘤抑制功能的染色质重塑基因。*ARID1A* 基因突变或丢失多数会导致其失活或 ARID1A 蛋白的丢失[57]。*ARID1A* 是所有实体瘤类型中最常发生突变的抑癌基因，在尿路上皮癌（*ARID1A* 突变高达 20%）和卵巢透明细胞癌（*ARID1A* 突变为 50%）中尤为常见。重要的是，ARID1A 缺失被认为是对免疫检查点抑制剂反应的潜在预测指标，这可以通过增加易变性和 PD-L1 过度表达来解释[59]。在卵巢透明细胞癌中，ARID1A 缺失似乎与对吉西他滨化疗有很好的反应相关。最近一项研究表明，缺乏 ARID1A 的癌细胞更容易受到抗氧化剂谷胱甘肽的抑制，这为肿瘤的治疗提供了一个新的治疗策略[60]。在细胞学和组织学标本中，IC 检测已经证实 *ARID1A* 表达缺失与 *ARID1A* 突变失活密切相关[61,62]。因此，ARID1A 的 IC 检测可以作为检测 *ARID1A* 突变的一个方便快捷的方法，并可用于卵巢恶性浆膜腔积液（图 8.6）。

FISH 检测

基因组畸变是恶性细胞的一个特征[63]。正常细胞核为二倍体，包含一组成对的常染色体（2N），每个基因有两个拷贝数。非整倍体是指单个或多

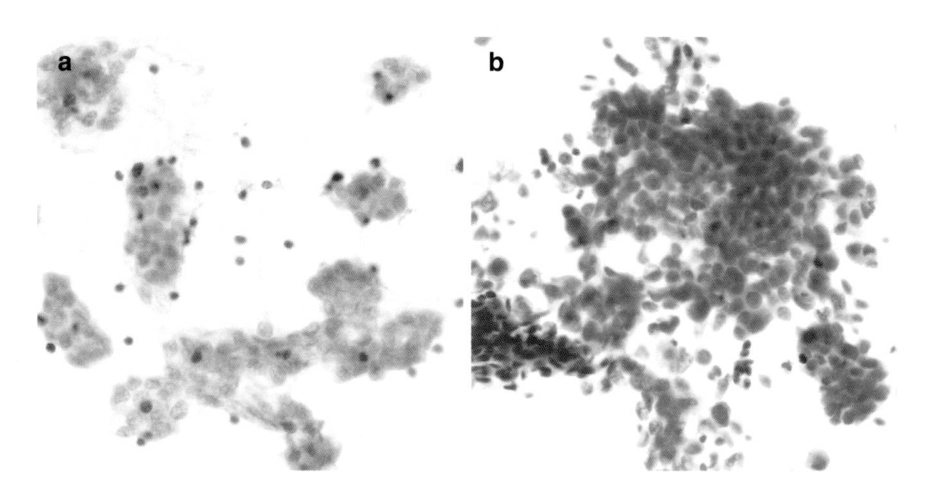

图 8.6　在酒精固定巴氏染色的涂片中采用徕卡平台 D2A8U 抗体（细胞信号）进行 ARID1A 免疫细胞化学染色。来自腹腔积液的卵巢透明细胞癌（a）和来自膀胱冲洗的尿路上皮癌（b）显示 ARID1A 核表达完全缺失。混合的良性上皮细胞阳性作为内对照

个染色体的增加（多染色体）或减少，是染色体数值的异常。在恶性肿瘤中，多染色体通常是染色体不稳定的一个标志。染色体结构异常包括基因缺失、扩增或重排，往往导致了肿瘤抑癌基因的失活和癌基因的激活。这些数目和结构的异常应用 FISH 技术在间期核中很容易检测。以着丝粒附近的 DNA 序列为靶点的荧光标记探针用于特定染色体计数，而位点特异性探针用于检测肿瘤抑癌基因或癌基因所在的小染色体区域的缺失。最后，双色分离或融合探针可以检测染色体的重排。在各种恶性肿瘤的诊断和预测性生物标志物检测中，FISH 变得越来越重要。

技术方面

多数实验室，尤其在美国，依赖细胞块进行分子检测、IC 检测和 FISH 检测，一定程度上可以补充石蜡包埋组织材料的不足或技术上的无能为力。细胞块的制备可以从富含细胞的细胞学标本中，将离心后的细胞沉淀物聚集，然后进行福尔马林固定和石蜡包埋[64]。细胞块具有在组织学实验室处理的优势，其处理方式与组织学标本相同。细胞块是进行 FISH 检测的有效选择；然而，酒精固定的涂片、Cytospin 制片或液基制片同样可以用 FISH 分析。由于这些标本缺乏核切断，因此可以显示 FISH 信号的真实数量，并且杂交不会受到福尔马林固定对 DNA 质量的不利影响[65]。

FISH 分析为细胞学专家提供了学习形态学和 FISH 技术方面专业知识的机会。细胞学标本成功检测 FISH 需要考虑一些重要的先决条件。为了防止预处理和 DNA 变性过程中细胞的丢失，应使用带静电正电荷的黏附玻片。当评估肿瘤细胞（如恶性细胞或非典型细胞）稀疏且与良性细胞混合时，FISH 杂交后很难在 DAPI 复染上重新定位细胞。如果有条件的话，可在样本杂交之前，使用重新定位软件，以及细胞的自动阶段和照片记录功能，自动定位目标细胞，这样问题就迎刃而解了。这种有照片记录的细胞视觉控制，有针对性的 FISH 评估提高了 FISH 分析的敏感性和特异性[66]。

FISH 广泛适用于细胞学标本，包括常规或液基制片、巴氏或吉姆萨染色玻片，以及已经用于 IC 染色的标本。对于 IC 检测所用的片子，应使用 AEC 作为显色剂，因为 DAB 会引起核自体荧光。玻片上选择并标记适当的区域，经二甲苯浸泡移除盖玻片后，可以应用细胞学 FISH 标准进行判读[67,68]。在荧光显微镜下，通过适当的滤光片观察 FISH 信号。整个细胞核的叠层成像有助于在计算机屏幕上评估信号，并允许系统记录 FISH 信号。

对间皮瘤的诊断性 FISH 检测

间皮瘤的诊断是细胞学最困难的领域之一，因为反应性间皮细胞和间皮瘤之间的形态学重叠，如第 6 章所述[69,70]。IC 标志物可用于鉴别二者，但并不总是具有足够的特异性或敏感性，无法可靠地区分反应性间皮细胞和恶性间皮细胞[71]。在 IC 中，BAP1 表达缺失可诊断间皮瘤，但特异性仅有 60%~70%[72]。

9p21 纯合子缺失是间皮瘤中最常见的基因组学改变，胸腔积液细胞学检查中，56%~79% 的间皮瘤中普遍存在 9p21 纯合子缺失（图 8.7）[71]。腹膜间皮瘤中，9p21 缺失不太常见，仅为 25%[73]。少部分间皮瘤是因为一个等位基因的甲基化灭活而出现杂合 9p21 缺失[74]。常规细胞学标本中可以应用 FISH 检测 9p21 是否缺失，商业多靶标 FISH 检测（UroVysion，雅培公司）或双 FISH 探针（包括着丝粒 9 的参考探针和 9p21 的特异位点探针）可以检测尿液细胞学中的基因缺失[75]。尽管在组织学或细胞块切片和细胞

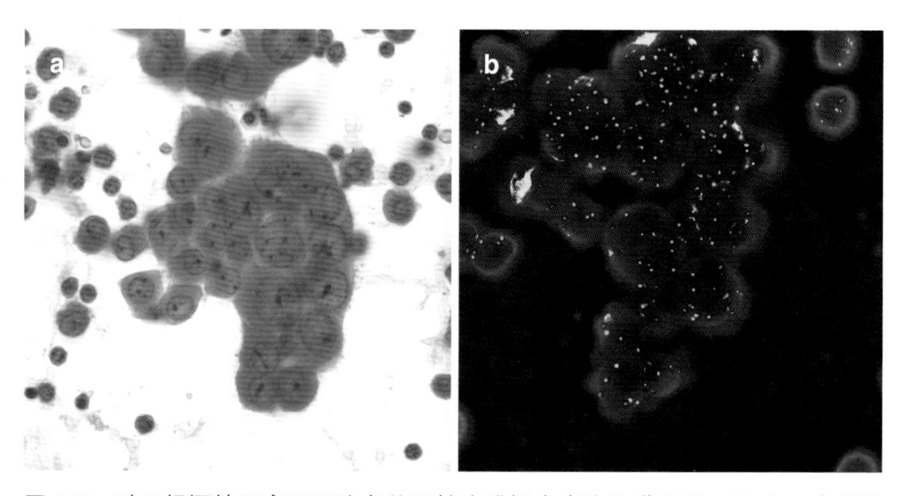

图 8.7　对已经酒精固定巴氏染色的恶性胸膜间皮瘤涂片进行 UroVysion 多探针 FISH 分析。(Abbott Mol.) 巴氏染色（a）和 FISH（b）显示 3 号染色体（红色）、7 号染色体（绿色）和 17 号染色体（aqua）的拷贝数增加，9p21 信号纯合子丢失（黄色）。注意一些良性细胞中 9p21 信号的存在

学涂片中检测纯合缺失同样简单，但在细胞块中识别杂合缺失的可靠性较低，因为核切断后单个信号会人为丢失，可能会导致杂合缺失的假象。9p21缺失的存在是间皮瘤特有的，但也可以发生在许多其他癌症类型中，如NSCLC[74,76]。因此，首先确定有关非典型细胞的间皮起源并通过免疫细胞化学排除癌症是至关重要的。

现在大家普遍认为，在正确的临床和影像学背景下，如果有 BRCA-1 相关蛋白 1（BAP1）表达的丢失或 9p21 纯合子缺失，能够通过细胞学和小活检标本对间皮瘤做出确切诊断[69,71]。通常对 BAP1 和 9p21 状态的分析是互补的，同时使用这两种方法可提高对胸膜间皮瘤诊断的敏感性（80%~90%）[69,76]。胸腔积液检查可以在影像学图像还未能明确发现肿瘤之前发现肿瘤细胞，即细胞学可以发现原位间皮瘤和早期阶段的间皮瘤[77]。这些情况下，9p21 FISH 阳性的非典型间皮增生结果临床需要进行视频辅助下的胸腔镜活检。甲基硫代腺苷磷酸化酶（MTAP）的免疫化学分析（详见第 6 章）已被提议作为 9p21 FISH 检测的替代方法[78]。*MTAP* 基因在 9p21.3 位点与周期蛋白依赖性激酶抑制剂 2A（CDKN2A）p16 位点相邻，FISH 检测 9p21 缺失的病例大多数（91%~100%）与 *CDKN2A* 的缺失同时发生[76]。因此，间皮细胞中 *MTAP* 表达的完全缺失是 9p21 缺失和恶性的指征，正如在浆膜腔积液细胞块样本中可以显示恶性肿瘤细胞[78]。这些新的数据需要进一步验证。FISH 仍然是检测 9p21 缺失的金标准。

对其他类型肿瘤的诊断性 FISH 检测

在间皮瘤诊断以外的其他肿瘤类型中，FISH 结合免疫细胞化学分析也可用于诊断并对有胸膜侵犯的淋巴瘤进行分型[79]。对 *MYC*、*BCL2* 和 *BCL6* 易位的检测是高级别 B 细胞淋巴瘤的常规标准，以鉴别双打击或三打击亚型（图 8.8）。在 T 细胞淋巴瘤中，免疫细胞化学和（或）FISH 检测 *ALK* 重排可识别 ALK 阳性间变性大细胞淋巴瘤，而 *TCL1* 重排有助于诊断前 T 淋巴细胞淋巴瘤。

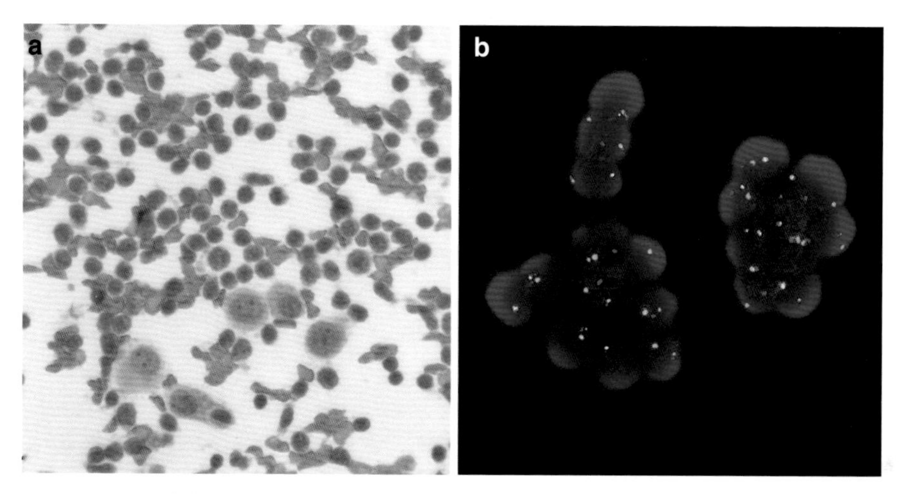

图 8.8　已知滤泡性 B 细胞淋巴瘤的胸膜侵犯。非典型淋巴细胞（a）（巴氏染色）。在多个细胞核中可见分离的红色和绿色信号（b）。正常信号出现在混合的良性 T 淋巴细胞中

预测性 FISH 检测

FISH 是一项检测预测性受体酪氨酸激酶基因重排和原癌基因扩增的标准且广泛使用的检测方法。细胞量丰富的样本，越来越多地基于 RNA 重排来分析许多不同的重排。这比通过 FISH 检测多个重排更加有效、经济。尽管如此，FISH 对于不适合 NGS 检测的标本仍然是不可或缺的，因为 FISH 不受低细胞含量的限制，并且适用于只有 50~100 个肿瘤细胞的少量细胞学标本。

基因重排

诊断实践中最常见的基因重排包括 *ALK*、*ROS1*、在转染过程中 *RET* 和 *NTRK1-3* 的重排，它们都与已经被批准或视为新兴靶点的有效药物有关，在非小细胞肺癌和其他类型的癌症中，可选择试验纳入或非标签使用（RET）（图 8.9）[80–82]。在预测性免疫化学一节中讨论了免疫化学对这些罕见重排预测的作用。从技术角度来看，评估显微或数字化 FISH 信号的评分规则对所有重排基本相同。根据已发表的 ALK 检测数据，必须对至少 50~100 个肿瘤

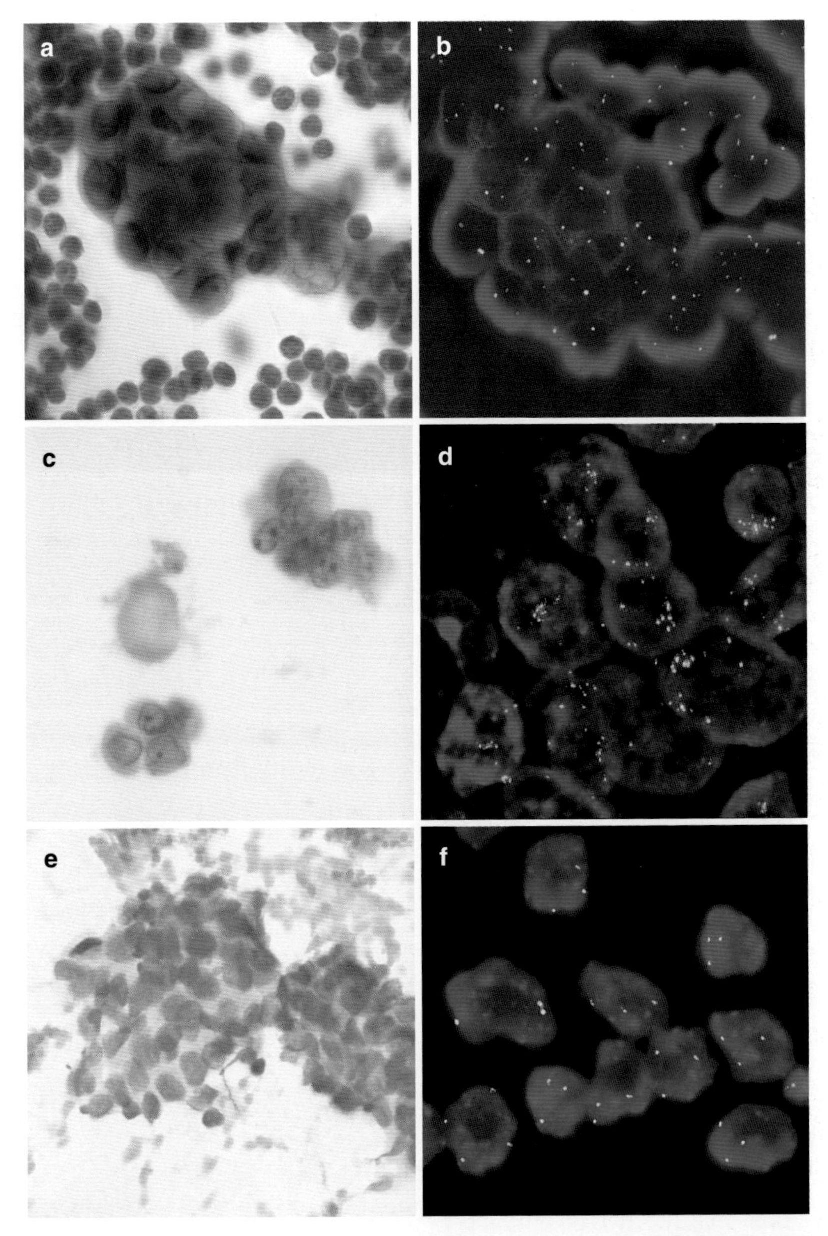

图 8.9 肺腺癌细胞学液基涂片上的 ALK 和 ROS1 的 FISH 检测（图像显示完整细胞核中所有 FISH 信号的投影）。ALK 阳性恶性肿瘤中，除每个肿瘤细胞核有一个或两个融合信号外，还有一个或两个单一的红色信号，没有相应的绿色信号（a，b）。注意有一组良性细胞，具有正常的二倍体 FISH 模式（右上角）。(b）是与（a）相同的细胞群。ALK 阴性腺癌，每个肿瘤细胞核的 *ALK* 信号数量高度增加，但没有重排（c，d）。通过使用抗体 D4D6 的免疫细胞化学检测 ROS1 阴性腺癌（e，f），以及（f）FISH 检测每个肿瘤细胞核显示正常的 ROS1 融合信号

细胞进行评估。至少 15% 的肿瘤细胞表现出典型的重排信号模式，即分离模式，匹配的红色和绿色信号之间的距离至少为两个信号直径的大小，或缺失模式（与酪氨酸激酶结构域相连）没有匹配的信号时，病例被视为重排阳性。关于 FISH 检测重排的相关细节和挑战的详细讨论超出了本章的范围，可参考相关文献[14,75,83]。

基因扩增

乳腺癌和胃食管腺癌的发病率约为 20% 和 15%。*HER2* 基因扩增检测是对乳腺癌和胃食管腺癌选择 HER2 靶向药物治疗的一项诊断标准[45,84,85]。HER2 靶向治疗也正在探索性地用于其他具有 *HER2* 扩增的实体瘤，如胆道癌、结直肠癌、非小细胞肺癌和膀胱癌等[85]。检测流程和判读标准已经形成[44,45]。对于乳腺癌，最新指南要求免疫化学和原位杂交进行 HER2 检测的标本需要福尔马林固定，此过程的例外情况应在报告中注明[44]。对于组织学或细胞块标本免疫化学结果不明确的，应采用原位杂交法进行检测。由于非细胞块为酒精固定标本，其 HER2 免疫化学的标准化具有挑战性，我们建议在这些标本中使用 FISH 进行 HER2 检测应该慎重。FISH 阳性结果的定义因肿瘤类型而异，包括基因拷贝数增加和扩增。真正基因扩增的定义是基因拷贝数相对于对应的染色体有大幅增加。基因 /CEP 比值大于等于 2，平均基因拷贝数至少为 4 或 5 通常认为具有生物学意义，因此被用作定义基因扩增的阈值（图 8.10）。随着乳腺癌转移到胸膜和其他远处器官，*HER2* 状态保持高度一致性。然而，原发性肿瘤和远处转移之间的 FISH 结果会存在差异，差异率在 8% 左右。HER2 FISH 结果的差异性可能是由于结果的判读困难或肿瘤异质性造成的[86]。没有 FISH 设备的实验室，显色双原位杂交（CISH）是 FISH 的有效替代方法，在转移性乳腺癌细胞块标本中的应用已经得到证实[87]。

目前 NSCLC 中间充质 – 上皮转化（MET）扩增是一种新的生物标志物，已证明它对 MET 抑制剂有反应[88-90]。未经治疗的 NSCLC 中 *MET* 扩增是少见的（2%~4%），但在表皮生长因子受体（*EGFR*）发生突变的肿瘤患者中，作为 EGFR 酪氨酸激酶抑制剂获得性耐药，MET 扩增高达 20%（图 8.10）[88]。在 *MET* 高水平扩增的患者中可以观察到最高的反应率，这些高水平扩增表现为 *MET* 基因密集成簇出现或 MET/CEP7 比值大于 5。除了在诊断时作为预测性生物标志物的潜力外，*MET* 扩增如何对进展性肿瘤（如随后的恶性积液）进行分子检测有助于临床医生调整治疗方案，起到很好的范例作用。

DNA 检测

浆膜腔积液中预测 DNA 的突变分析

在个性化诊疗时代，恶性胸腔积液（ME）为包括突变在内的预测性生

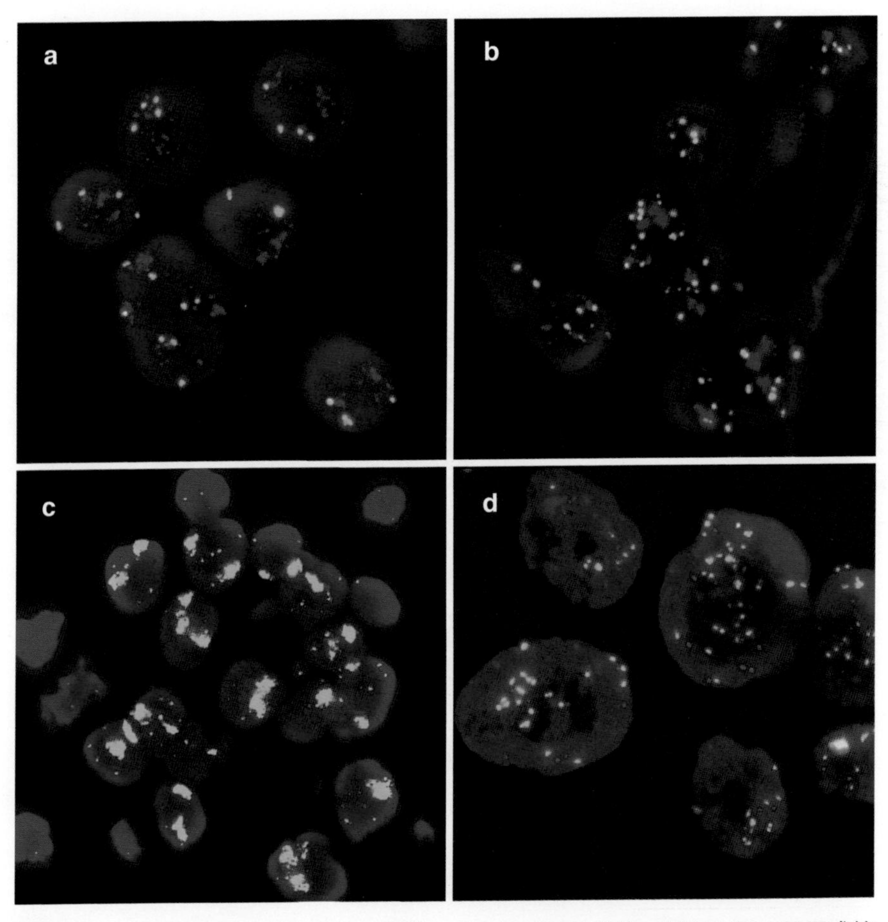

图 8.10　FISH 检测恶性积液的基因扩增。高水平 HER2 扩增，红色 HER2 基因成簇和少量绿色 CEP17 信号（a，b）。乳腺癌（a）和肺腺癌（b）。肺腺癌中 MET 扩增（绿色）/CEP7（红色）比值（a）大于 5（高水平，太多而无法计数）（c，d）和扩增比值为 2.8（中等水平）（b）

物标志物的检测提供方便，已经变得非常重要。在临床实践中，对于浆膜腔积液细胞学已经诊断为晚期癌症或者对癌症靶向治疗产生耐药性的肿瘤患者尤其有意义。从统计学上看，利用恶性浆膜腔积液检测突变的病例主要是转移性 NSCLC，其次是其他不同的肿瘤类型，如表 8.2 所示。无论哪种肿瘤类型和特定的突变如何，都需要考虑不同的技术和挑战。

表 8.2　检测预测性突变、在恶性积液中的改变（常见示例）和具有参考范围的主要分子技术

基因	肿瘤类型	靶向治疗	状态
原始驱动突变			
EGFR	NSCLC	EGFR TKIs	FDA 批准
BRAF（*p.V600E*）	NSCLC，黑色素瘤	BRAF 抑制剂	FDA 批准
KRAS（*p.G12C*）	NSCLC	AMG510	新生
HER2/ERBB2	NSCLC	抗 -HER2	新生
METex14	NSCLC	MET 抑制剂	新生
BRCA1/2	卵巢癌、乳腺癌和前列腺癌	PARP 抑制剂	FDA 批准
STK11/LKB1	NSCLC	免疫检查点抑制剂	新生
MSI	所有肿瘤类型	免疫检查点抑制剂	FDA 批准
TMB	不同的肿瘤类型	免疫检查点抑制剂	新生
EGFR（*p.T790M*，*p.C797S*）	NSCLC	下一代 EGFR TKIs	FDA 批准
耐药突变			
基因	肿瘤类型	靶向治疗	状态
ALK	NSCLC	下一代 ALK TKIs	新生
ROS1	NSCLC	下一代 ROS1 TKIs	新生
NTRK	NSCLC	下一代 NTRK TKIs	新生
STK11/LKB1	NSCLC	免疫检查点抑制剂	新生

分子技术	参考范围	对数赔率
Sanger 测序	分析基因区域的所有突变	10%~20%
RT-PCR	仅热点突变	1%~5%
dPCR	仅热点突变	0.1%~1%
二代测序	分析基因区域的所有突变	0.01%~5%

肿瘤细胞富集

与组织活检相比，胸腔穿刺术是一种微创、安全、可重复、经济有效的方法[91]。恶性胸腔积液（ME）是非小细胞肺癌的常见并发症，在疾病过程中约 40% 的患者出现积液[92]。积液的出现将患者定义为晚期（Ⅳa）肺癌[93]。从生物学角度来看，与原发部位肿瘤细胞相比，恶性浆膜腔积液的肿瘤细胞更具有独立性和可变性且具有更复杂的基因组图谱[94]。根据美国病理学家学会（CAP）、国际肺癌研究协会（IASLC）、美国分子病理学会（AMP）发布并经美国国立综合癌症网络（NCCN）和美国临床肿瘤学会（ASCO）发布的指南来看，出现恶性积液的非小细胞肺癌患者必须进行分子检测。*EGFR*、*ALK*、*ROS1* 和 *BRAF* 代表那些“必须检测的基因”，以评估酪氨酸激酶抑制剂（TKI）靶向治疗的效果[95-97]。同样，免疫治疗方案需要参照对 PD-L1 的评估[95-97]。因此，恶性浆膜腔积液在诊断和治疗方面都是相辅相成的（图 8.11）。有研究者早在 2005 年[98]就证明了利用恶性浆膜腔积液标本的 PCR 方法检测结果指导第一代 TKI 药物吉非替尼治疗的可行性。同样地，Liu 等人的研究结果显示，恶性浆膜腔积液中检测到的 *EGFR* 突变结果与对应的活检组织标本上的结果是一致的[99]。然而，恶性浆膜腔积液具有独特

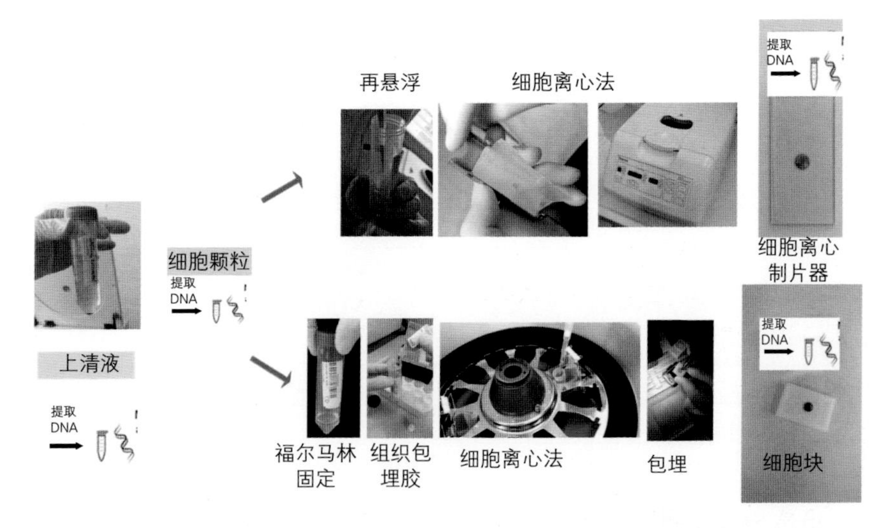

图 8.11　恶性胸腔积液的 DNA 分析。离心后，细胞沉淀可以重新固定于酒精中以获得 Cytospin 制片，或固定于福尔马林以获得细胞块。经过形态学分析后，可以从涂片中或者沉淀物中，也可以直接从上清液中提取 DNA

的生物样品特征，具有特定的技术要求。虽然形态分子技术（如 IC）即使在肿瘤细胞量比较少的样品中也可以对 *ALK*、*ROS1* 和 PD-L1 蛋白表达进行评估，但是对于要求肿瘤细胞占比高达 20% 才可以进行检测的方法，可能会由于肿瘤细胞数量不足而无法进行分子检测[100,101]。因此，基因组生物标志物可能需要使用宏观 / 显微切割的方式来富集肿瘤细胞[102]。已证明激光捕获显微切割（LCM）是一种强大而有用的工具，可以从常规巴氏染色的涂片中可视地和选择性地分割分散的癌细胞小群（小簇）。这种方法的成功率很高（93.0%）。尽管在仅有 30 个细胞中发现了外显子 21（p.L858R）的 *EGFR* 点突变，但在分析中至少需要 100 个细胞才能获得可靠的结果[103]。与其选择肿瘤细胞，不如减去背景细胞（如去除用抗 CD53 抗体进行免疫染色后的白细胞可以成为一种替代方法[104]。类似地，有研究者用别藻蓝蛋白（APC）结合的抗 CD45 抗体标记有核细胞，通过其高代谢活性和葡萄糖摄取量来选择恶性细胞[105]。

Sanger 测序

通过 Sanger 测序、焦磷酸测序或 NGS 对相关热点区域进行测序，可以在恶性浆膜腔积液中评估 Sanger 测序基因组生物标志物。Sanger 测序，也称为“终止测序”，基于荧光标记的双脱氧核苷酸[106]。尽管相较于更先进的分子技术，Sanger 测序的灵敏度较低，但它可以用于证实由 NGS 检测到的新发现或少见的改变[107]。过去几十年的研究表明，通过 Sanger 测序检测出的 *EGFR* 突变与 TKI 治疗有良好的治疗反应相关[108]。一般来说，Sanger 测序适用于细胞学标本，因为假阴性结果往往出现在无肿瘤细胞的胸腔积液[109]。正如预期的那样，与突变富集 PCR 相比，Sanger 测序显示较低的 *EGFR* 突变检测率（34.6% 对 50.0%）[109]。同样，PNA 介导的 RT-PCR 在检测不同恶性肿瘤胸腔积液的 *KRAS* 突变时更为敏感[110]。据报道，Sanger 测序和 ADx 扩增阻滞突变系统（ADx-ARMS）之间的一致性较高（83.3%）（分别为 10/24 和 14/24，41.7% 和 58.3%）[111]。

NGS

虽然 Sanger 测序基于“终止测序”原则，但 NGS 采用了“合成测序”方法，能够同时评估多个基因[112]。除了多用复用功率，NGS 比 Sanger 测序更加敏感[112]。该工作流程由 4 个步骤组成：①样本库生成；②单片段克隆扩增；③大规模并行测序；④数据分析[112]。NGS 正在快速发展。Ion Torrent 测序平台（赛默飞世尔科技公司）可以利用氢离子（H^+）释放及后续 pH 值的变化来评估碱基掺入[113]。Illumina 测序平台（因美纳公司）使用可逆染料终止剂标记的核苷酸，并采用“桥式放大”系统[114]。

NGS 更加适用于检测寡细胞量（小于 10% 的肿瘤细胞）恶性浆膜腔积液的 EGFR 突变[115]。深度测序可能达到与 ARMS RT-PCR 相当的灵敏度[99]。然而，超敏感的 NGS 可能会产生相当多的背景杂质，这使得在处理石蜡包埋样品（如 CBS）时，难以区分低水平的真突变等位基因和可能出现的测序人工假象。通过使用基于序列标签的微生物种群动力学分析（印记），基于深度测序（CAPPseq）的癌症个性化分析，能将恶性浆膜腔积液细胞块的假阳性结果降至最低[116]。NGS 还可用于检测耐药分子机制，如伊可替尼治疗后产生的亚克隆的 *MET* 扩增[117]。由于渗出液可作为自然培养基，因此可以将悬浮的肿瘤细胞建立原代肿瘤细胞培养，从而丰富肿瘤细胞成分，以便对癌基因的分子改变进行选择性评估。通过这种方法，Sneddon 等人进行了全外显子组和转录组测序，Roscilli 等人进行了靶向 NGS 分析[118，119]。

甲基化

表观遗传修饰与人类癌症进展密切相关[120-122]。特别是，在富含 CpG 区域发生的高甲基化可能会干扰基因转录，导致肿瘤抑制基因的功能障碍[120-122]。此外，DNA 甲基化谱可能对来源不明的癌症具有重要的诊断和预测作用[123]。使用微阵列 DNA 甲基化标记（EPICUP）分析可以提高多数病例（87.0%）的正确诊断率[123]。恶性浆膜腔积液可能是评估表观遗传变化比较合适的生物样本。特别是，甲基化分析可以帮助细胞病理学家面对具有挑战性的诊断，例如区分良性反应性渗出细胞与肿瘤细胞。特别是，在 DNA 修复基因 O6 甲基鸟嘌呤 DNA 甲基转移酶（*MGMT*）、*p16INK4a*、RAS 关联域家族 1A（*RASSF1A*）、凋亡相关基因、死亡相关蛋白激酶（*DAPK*）和维甲酸受体 β（*RARβ*）启动子的高甲基化中，它们是相关的生物标志物[124]。有趣的是，*DAPK* 和 *RASSF1A* 基因的甲基化状态与烟草烟雾显著相关（分别为 $P<0.05$ 和 $P<0.05$）[124]。多重套式甲基化特异性 PCR 相对于传统的形态学细胞学评估，其敏感性有所提高[125-128]。目前有更多标准化的表观遗传学分析，如 Epi-proLungBL 反射分析（Epigenomics 公司）试剂盒。这类试剂盒特异性强（96.2%），但灵敏度较低（39.5%）[129]，需要在临床样本中进行

大量验证。

dPCR

dPCR 即数字聚合酶链反应，是传统 PCR 的演变，通过检测和计数每个单一事件，可以进行不受限制的定量评估[130-132]。dPCR 有两种不同的平台：一种为微滴式数字聚合酶链反应（ddPCR），通过生成油包水反相乳液进行扩增；另一种为固相 - 数字 PCR（dsPCR），基于芯片使其中每个单一扩增反应被划分开来[130-132]。与 RT-PCR 类似，dPCR 采用荧光标记探针，突变拷贝的绝对计数通过泊松分布进行统计[130-132]。基于 dPCR 的高灵敏度，dPCR 已被用于处理和检测从恶性浆膜腔积液中获得的上清液而非细胞沉淀物的突变[133]。通过这种方法，EGFR 突变率远高于直接测序获得的突变率（75.4% 对 43.8%，$P<0.0001$）[133]。在需要高灵敏度的情况下，dPCR 可能是深度测序的替代方案[134]。尽管 dPCR 的高敏感性和检测低水平突变等位基因的能力可能对其临床相关性造成一些质疑，但通过 ddPCR 检测到的携带 *EGFR* 突变的患者表现出更长的无进展生存期和更高的客观应答率[133]。

其他辅助测试

RNA 数量和质量评估

RNA 在传递基因组 DNA 中编码的信息方面具有至关重要的作用。然而，RNA 被核糖核酸酶迅速降解。因此，从恶性浆膜腔积液细胞中提取到 RNA 后，应进行定量和定性评估。传统上，RNA 的完整性依赖于使用溴化乙锭染色的琼脂糖凝胶电泳鉴定两条带（28S 和 18S 核糖体 RNA）的存在。然而，这种方法并不完全一致，也不能够进行定量评估。基因表达测量技术如 RT-PCR，更客观但耗时更长。RT-PCR 能够识别 mRNA、前 mRNA 或其他类型 RNA 的存在，如非编码 RNA[135]。这项技术的关键点是使用逆转录酶（RT），它可以从 RNA 模板复制成互补 DNA 链（cDNA）[135]。一种更具成本效益、快速且最新的技术是在微加工芯片通道中使用微流控技术进行 RNA 电泳分子量分离，随后使用激光诱导荧光进行 RNA 检测[136]。结果显示为虚拟电泳图（图 8.12）。

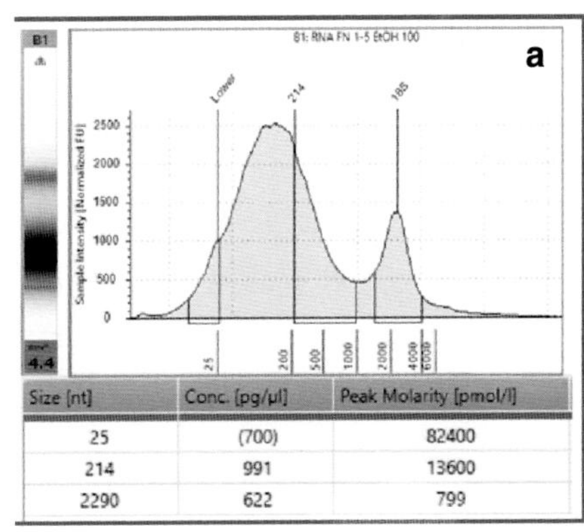

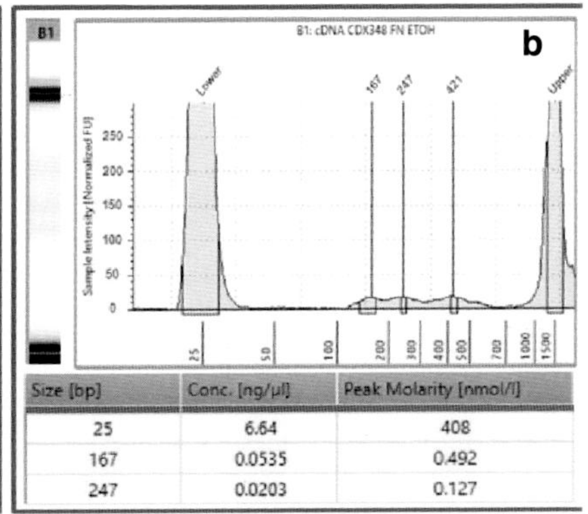

图 8.12 虚拟电泳图显示从恶性浆膜腔积液样本中提取的 RNA（a）和相应的 cDNA（b）的质量和数量结果，使用 TapeStation 4200（安捷伦科技公司）平台

浆膜腔积液中预测性生物标志物的 RNA 检测

恶性肿瘤细胞提取的 RNA 适用于检测基因点突变和结构基因组改变。使用 RT-PCR 进行 *EGFR* 直接测序比基于 DNA 的分析更加敏感[137]。RT-PCR 方法最适合检测恶性浆膜腔积液样本[138,139]中的 *ALK* 基因重排，恶性浆膜腔积液细胞块[25]与匹配的组织学样本显示出高度一致率（98.1%）。细胞块是通过 RNA 的 RT-PCR 方法进行 *ALK* 基因融合检测的良好标本[24,140]。除了 *ALK* 基因融合外，还可以通过 RT-PCR 在 ME 样本中检测到其他有针对性的基因组结构改变，例如 *RET* 基因融合[141]。

最近，使用有限样本量同时检测 *ALK*、*ROS1*、*RET* 和 *NTRK1* 需要复合技术。NGS 只需要 10 ng RNA 使用半导体测序技术和市场上可以买到的组合，如 Ion AmpliSeq RNA 融合型肺癌组合（赛默飞世尔科技公司）[142]。另一项实用的技术是 n 计数技术（NanoString 科技公司）[143]。有研究者在检测到 ROS1 融合的两个细胞块样本中成功地进行了 n 计数分析[143]。

mi RNA

miRNA（microRNA）是基因表达的关键调节因子。由于 miRNA 失调已在许多人类癌症中被发现，它们有可能作为辅助标志物发挥作用，但尚未进入临床诊断中[144,145]。miRNA 可以直接从恶性积液的上清液（游离 miRNA）中提取，研究表明，与良性渗出液相比，恶性渗出液中的游离 miRNA 受到不同的调节。已经有研究记录了大量 miRNA 表达的上调和下调，例如，恶性渗出液中游离 miR-24、miR-26a 和 miR-30d 表达上调[146,147]，而 miR-

198、miR-134、miR-185 和 miR-22 表达下调[148,149]。

除了肺癌，miRNA 也可能对诊断困难的间皮瘤病例有所帮助。间皮瘤中的肿瘤细胞过度表达 miR-19a、miR-19b 和 miR-21，而 miR-126 在反应性细胞中表达上调[150]。据报道，miR-130a 有助于间皮瘤和肺腺癌的鉴别诊断[151]。

对恶性积液外泌体中的 miRNA 进行分析后发现，与肺炎或肺结核患者相比，肺癌患者外泌体中的某些 miRNA 高表达[152]。另有研究表明，在肺腺癌的外泌体中可检测到不同的 miRNA 水平[153, 154]。恶性胸腔积液中 miR-182 和 miR-210 在外泌体中的表达水平高于良性胸腔积液[155]。

cfDNA

和血浆一样，其他体液的检查也可被视为“液体活检”，如渗出液[156]。渗出液中含有肿瘤细胞释放的游离 DNA（cfDNA）。尤其是当晚期癌症患者不适合采取组织活检时，cfDNA 可用于重要的分子分析。研究表明，恶性浆膜腔积液的分子检测不仅可以通过实体细胞进行，还可以直接通过积液检测 cfDNA。Hummelink 等人认为直接检测积液 cfDNA 比在细胞颗粒中能够检测到更多的驱动基因突变（*EGFR* 或 *KRAS*，79.5% 对 70.5%）[157]。cfDNA 也非常适合 NGS 检测。有时由于活检标本中核酸数量有限，用于文库制备的杂交捕获富集并不总是可行的，但 cfDNA 在积液中可以更容易地被检测。在一项使用相匹配的转移性胸膜肿瘤组织、上清液和细胞块[158]的研究中，恶性浆膜腔积液的上清液与组织标本具有一样的信息量，其敏感性和特异性分别为 84% 和 91%。在另一项研究中，cfDNA 的特异性为 100%（无假阳性），敏感性为 92%[159]，也有研究者报告了 cfDNA 的敏感性较低（44%）[160]。

基于细胞的研究

恶性胸腔积液在转化研究和实验研究中具有巨大潜力。临床医生应该提供尽可能多的液体量，不仅能够更好地保证诊断的准确性和预测性生物标志物的检测，而且可为生物库和研究提供更多原材料。将剩余的细胞样本冷冻并保存在生物库中，以备将来进行转化研究[4]。存档的细胞块样本是回顾性生物标志物研究的极好资源[50,161,162]。对于传统的酒精固定和染色的非 CB 细胞学玻片也是如此，将核酸和蛋白质表位通过适当的封固剂封固免受潮湿和氧气的影响[163]。因为体腔是癌症扩散的常见部位，通常含有大量肿瘤细胞，所以积液是研究癌症转移性疾病的原始材料。对原发性肿瘤和浆膜腔的转移瘤相匹配的分子和基因组特征进行比较，可以利用最先进的 NGS 检测和生物信息学方法进行分析，对进展机制、治疗耐药性和基因组克隆进化模式提供基本见解[164,165]。从实用的角度而言，了解原发肿瘤的生物标志物在多大程度上代表了远处转移的标志物状态是非常重要的。越来越多的证据表明，大多数已知的基因驱动突变、重排和扩增都是树干型的，因此在所有肿瘤表现中普遍存在[86,164,166]。然而，研究表明，潜在的靶向驱动突变有时仅出现在转移瘤中[167]。在适应性耐药突变的病例中，这是一个特殊的挑战，这种突变可能仅表现于个别远处转移的肿瘤[168]。

在免疫肿瘤领域，生物标志物可以更好地指导医生选择免疫检查点抑制剂治疗是一个持续的研究领域。积液中肿瘤细胞与免疫细胞的相互作用可能与组织标本的情况不同。因此，恶性渗出液的微环境和免疫特征分析已成为一个受关注的研究领域[161,169,170]。例如，恶性渗出液的组织微阵列最近被用于通过计算免疫化学分析建立预后免疫细胞图谱[161]。对组织学和细胞学标本进行多重免疫荧光生物标志物分析和成像的新技术工具有望扩大探索肿瘤微环境相互作用的应用前景[171,172]。

恶性浆膜腔积液主要是渗出液，富含蛋白质和细胞营养物，是一种独立的生长介质，有助于肿瘤细胞在运送到实验室期间保持细胞的存活。如果放入冰中或冷藏，细胞可以存活 1~2 天。这为体外细胞培养提供了极好的机会。恶性渗出液一直是用于研究的商用细胞系的重要来源，主要是肺癌和乳腺癌。此外，针对恶性浆膜腔积液的 2D 培养方案已被提议作为一种前景广阔的工具，用于单个肿瘤分子特征的个性化体外药物敏感性测试[119,173–175]。用于实时测量细胞增殖或其他特性的技术，先进的基于阻抗或活细胞的成像系统极大地方便了这些实验[176]。体外细胞培养可以通过条件重编程序（CR）来加速，CR 涉及在 Rho 激酶抑制剂的存在下，辐照小鼠成纤维细胞饲养细胞与人类癌细胞的共培养[174,177]。此外，CR 允许上皮细胞在体外无限期繁殖，使活细胞库未耗尽的细胞培养能够满足未来基础和转化研究的需求。CR 还可用于从尿液和胸腔积液中富集癌细胞[178,179]。

器官型球型 3D 离体癌症模型（即类器官）是体外培养的 3D 结构，概括了体内器官的关键方面，包括遗传和表型异质性[180]（图 8.13）。在癌症研究中，它们已成为实验模拟癌细胞和促进个性化药物敏感性筛查的重要工

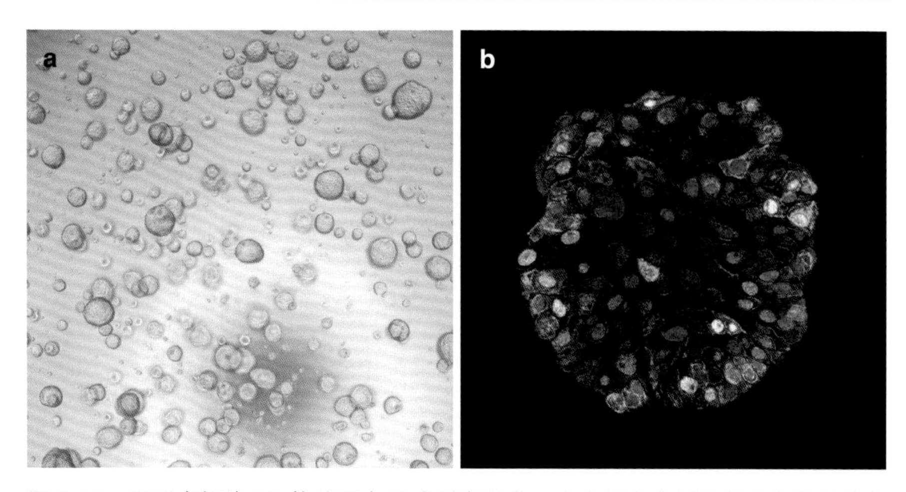

图 8.13　用于癌细胞 3D 体外研究的球型类器官。由生长在水凝胶基质中的尿路上皮癌细胞组成的多个类器官（a）。用核 DAPI 和免疫荧光（CK5 和 CK8）对类器官进行染色，以确定细胞特征（b）

具[181,182]。除 2D 细胞培养外，类器官在细胞外水凝胶基质中生长，并依赖于特定生长培养基中的不同成分。它们主要来自组织标本，但也可以生长于恶性渗出液中[183]。正如在组织学标本中一样，挑战在于确定选择癌细胞的最佳方案和生长条件，以避免良性上皮细胞的过度生长。将恶性积液作为类器官来源的分析样本方法，尽管前景广阔但仍然缺乏相关研究。

结论

生物标志物检测已成为细胞学特别是浆膜腔积液细胞学中一项引人入胜而富有挑战性的领域。它为细胞病理学家和细胞技术专家提供了新的机遇，使他们的专业知识超越传统和基本的形态学，不仅在优化患者管理方面，而且在持续的医学进步方面也发挥着积极作用。

（吴　鹤　张　骞　译）

参考文献

[1] Lindeman NI, Cagle PT, Aisner DL, et al. Updated molecular testing guideline for the selection of lung cancer patients for treatment with targeted tyrosine kinase inhibitors: guideline from the College of American Pathologists, the International Association for the Study of Lung Cancer, and the Association for Molecular Pathology. J Thorac Oncol. 2018;13(3):323-358.

[2] Cheung CC, Barnes P, Bigras G, et al. Canadian Association of Pathologists-Association Canadienne Des Pathologistes' National Standards Committee for high complexity, ft-forpurpose PD-L1 biomarker testing for patient selection in immuno-oncology: guidelines for clinical laboratories from the Canadian Association of Pathologists-Association Canadienne Des Pathologistes (CAP-ACP). Appl Immunohistochem Mol Morphol. 2019;27(10):699-714.

[3] Torlakovic EE, Nielsen S, Francis G, et al. Standardization of positive controls in diagnostic immunohistochemistry: recommendations from the International Ad Hoc Expert Committee. Appl Immunohistochem Mol Morphol. 2015;23(1):1-18.

[4] Engels M, Michael C, Dobra K, Hjerpe A, Fassina A, Firat P. Management of cytological material, pre-analytical procedures and bio-banking in effusion cytopathology. Cytopathology. 2019;30(1):31-38.

[5] Jain D, Nambirajan A, Borczuk A, ct al. Immunocytochemistry for predictive biomarker testing in lung cancer cytology. Cancer Cytopathol. 2019;127(5):325-339.

[6] Savic Prince S, Bubendorf L. Predictive potential and need for standardization of PD-L1 immunohistochemistry. Virchows Arch. 2019;474(4):475-484.

[7] Hirsch FR, McElhinny A, Stanforth D, et al. PD-L1 immunohistochemistry assays for lung cancer: results from phase 1 of the blueprint PD-L1 IHC assay comparison project. J Thorac Oncol. 2017;12(2):208-222.

[8] Savic S, Berezowska S, Eppenberger-Castori S, et al. PD-L1 testing of non-small cell lung cancer using different antibodies and platforms: a Swiss cross-validation study. Virchows Arch. 2019;475(1):67-76.

[9] Tsao MS, Kerr KM, Kockx M, et al. PD-L1 immunohistochemistry comparability study in real-life clinical samples: results of blueprint phase 2 project. J Thorac Oncol. 2018;13(9):1302-1311.

[10] Wang G, Ionescu DN, Lee CH, et al. PD-L1 testing on the EBUS-FNA cytology specimens of non-small cell lung cancer. Lung Cancer. 2019;136:1-5.

[11] Torous VF, Rangachari D, Gallant BP, Shea M, Costa DB, VanderLaan PA. PD-L1 testing using the clone 22C3 pharmDx kit for selection of patients with non-small cell lung cancer to receive immune checkpoint inhibitor therapy: are cytology cell blocks a viable option? J Am Soc Cytopathol. 2018;7(3):133-141.

[12] Heymann JJ, Bulman WA, Swinarski D, et al. PD-L1 expression in non-small cell lung carcinoma: comparison among cytology, small biopsy, and surgical resection specimens. Cancer Cytopathol. 2017;125(12):896-907.

[13] Munari E, Zamboni G, Sighele G, et al. Expression of programmed cell death ligand 1 in non-small cell lung cancer: comparison between cytologic smears, core biopsies, and whole sections using the SP263 assay. Cancer Cytopathol. 2019;127(1):52-61.

[14] Bubendorf L, Lantuejoul S, de Langen AJ, Thunnissen E. Nonsmall cell lung carcinoma: diagnostic diffculties in small biopsies and cytological specimens: number 2 in the series “pathology for the clinician” edited by Peter Dorfmuller and Alberto Cavazza. Eur Respir Rev. 2017;26(144):170007.

[15] Xu J, Han X, Liu C, et al. PD-L1 expression in pleural effusions of pulmonary adenocarcinoma and survival prediction: a controlled study by pleural biopsy. Sci Rep. 2018;8(1):11206.
[16] Jain D, Sukumar S, Mohan A, Iyer VK. Programmed death-ligand 1 immunoexpression in matched biopsy and liquid-based cytology samples of advanced stage non-small cell lung carcinomas. Cytopathology. 2018;29(6):550-557.
[17] Mian I, Abdullaev Z, Morrow B, et al. Anaplastic lymphoma kinase gene rearrangement in children and young adults with mesothelioma. J Thorac Oncol. 2020;15(3):457-461.
[18] Hung YP, Dong F, Watkins JC, et al. Identifcation of ALK rearrangements in malignant peritoneal mesothelioma. JAMA Oncol. 2018;4(2):235-238.
[19] Kwak EL, Bang YJ, Camidge DR, et al. Anaplastic lymphoma kinase inhibition in non-smallcell lung cancer. N Engl J Med. 2010;363(18):1693-1703.
[20] Peters S, Camidge DR, Shaw AT, et al. Alectinib versus crizotinib in untreated ALK-positive non-small-cell lung cancer. N Engl J Med. 2017;377(9):829-838.
[21] Pekar-Zlotin M, Hirsch FR, Soussan-Gutman L, et al. Fluorescence in situ hybridization, immunohistochemistry, and next-generation sequencing for detection of EML4-ALK rearrangement in lung cancer. Oncologist. 2015;20(3):316-322.
[22] Savic S, Diebold J, Zimmermann AK, et al. Screening for ALK in non-small cell lung carcinomas: 5A4 and D5F3 antibodies perform equally well, but combined use with FISH is recommended. Lung Cancer. 2015;89(2):104-109.
[23] Zhang C, Randolph ML, Jones KJ, Cramer HM, Cheng L, Wu HH. Anaplastic lymphoma kinase immunocytochemistry on cell-transferred cytologic smears of lung adenocarcinoma. Acta Cytol. 2015;59(2):213-218.
[24] Liu L, Zhan P, Zhou X, Song Y, Zhou X, Yu L, Wang J. Detection of EML4-ALK in lung adenocarcinoma using pleural effusion with FISH, IHC, and RT-PCR methods. PLoS One. 2015;10(3):e0117032.
[25] Zhou J, Yao H, Zhao J, et al. Cell block samples from malignant pleural effusion might be valid alternative samples for anaplastic lymphoma kinase detection in patients with advanced non-small-cell lung cancer. Histopathology. 2015;66(7):949-954.
[26] Fiset PO, Labbe C, Young K, et al. Anaplastic lymphoma kinase 5A4 immunohistochem istry as a diagnostic assay in lung cancer: a Canadian reference testing center's results in population-based refex testing. Cancer. 2019;125(22):4043-4051.
[27] Wang Z, Wu X, Han H, et al. ALK gene expression status in pleural effusion predicts tumor responsiveness to crizotinib in Chinese patients with lung adenocarcinoma. Chin J Cancer Res. 2016;28(6):606-616.
[28] Wang W, Tang Y, Li J, Jiang L, Jiang Y, Su X. Detection of ALK rearrangements in malignant pleural effusion cell blocks from patients with advanced non-small cell lung cancer: a comparison of Ventana immunohistochemistry and fuorescence in situ hybridization. Cancer Cytopathol. 2015;123(2):117-122.
[29] Sholl LM, Sun H, Butaney M, et al. ROS1 immunohistochemistry for detection of ROS1-rearranged lung adenocarcinomas. Am J Surg Pathol. 2013;37(9):1441-1449.
[30] Davies KD, Le AT, Theodoro MF, et al. Identifying and targeting ROS1 gene fusions in nonsmall cell lung cancer. Clin Cancer Res. 2012;18(17):4570-4579.
[31] Lozano MD, Echeveste JI, Abengozar M, et al. Cytology smears in the era of molecular biomarkers in non-small cell lung cancer: doing more with less. Arch Pathol Lab Med. 2018;142(3):291-298.
[32] Bubendorf L, Buttner R, Al-Dayel F, et al. Testing for ROS1 in non-small cell lung cancer: a review with recommendations. Virchows Arch. 2016;469(5):489-503.
[33] Shan L, Lian F, Guo L, et al. Detection of ROS1 gene rearrangement in lung

adenocarcinoma: comparison of IHC, FISH and real-time RT-PCR. PLoS One. 2015;10(3):e0120422.
[34] Yoshida A, Tsuta K, Wakai S, et al. Immunohistochemical detection of ROS1 is useful for identifying ROS1 rearrangements in lung cancers. Mod Pathol. 2014;27(5):711-720.
[35] Vlajnic T, Savic S, Barascud A, et al. Detection of ROS1-positive non-small cell lung cancer on cytological specimens using immunocytochemistry. Cancer Cytopathol. 2018;126(6):421-429.
[36] Huang RSP, Smith D, Le CH, et al. Correlation of ROS1 immunohistochemistry with ROS1 fusion status determined by fuorescence in situ hybridization. Arch Pathol Lab Med. 2019; https://doi.org/10.5858/arpa.2019-0085-OA.
[37] Cocco E, Scaltriti M, Drilon A. NTRK fusion-positive cancers and TRK inhibitor therapy. Nat Rev Clin Oncol. 2018;15(12):731-747.
[38] Pietrantonio F, Di Nicolantonio F, Schrock AB, et al. ALK, ROS1, and NTRK rearrangements in metastatic colorectal cancer. J Nat Cancer Instit. 2017;109(12) https://doi.org/10.1093/ jnci/djx089.
[39] Drilon A, Laetsch TW, Kummar S, et al. Effcacy of larotrectinib in TRK fusion-positive cancers in adults and children. N Engl J Med. 2018;378(8):731-739.
[40] Hechtman JF, Benayed R, Hyman DM, et al. Pan-Trk immunohistochemistry is an effcient and reliable screen for the detection of NTRK fusions. Am J Surg Pathol. 2017;41(11):1547-1551.
[41] Bourhis A, Redoulez G, Quintin-Roue I, Marcorelles P, Uguen A. Screening for NTRKrearranged tumors using immunohistochemistry: comparison of 2 different pan-TRK clones in melanoma samples. Appl Immunohistochem Mol Morphol. 2020;28(3):194-196.
[42] Gatalica Z, Xiu J, Swensen J, Vranic S. Molecular characterization of cancers with NTRK gene fusions. Mod Pathol. 2019;32(1):147-153.
[43] Bahreini F, Soltanian AR, Mehdipour P. A meta-analysis on concordance between immunohistochemistry (IHC) and fuorescence in situ hybridization (FISH) to detect HER2 gene overexpression in breast cancer. Breast Cancer. 2015;22(6):615-625.
[44] Wolff AC, Hammond MEH, Allison KH, et al. Human epidermal growth factor recep tor 2 testing in breast cancer: American Society of Clinical Oncology/College of American Pathologists clinical practice guideline focused update. J Clin Oncol. 2018;36(20):2105-2122.
[45] Bartley AN, Washington MK, Colasacco C, et al. HER2 testing and clinical decision making in gastroesophageal adenocarcinoma: guideline from the College of American Pathologists, American Society for Clinical Pathology, and the American Society of Clinical Oncology. J Clin Oncol. 2017;35(4):446-464.
[46] Shabaik A, Lin G, Peterson M, et al. Reliability of Her2/neu, estrogen receptor, and progesterone receptor testing by immunohistochemistry on cell block of FNA and serous effusions from patients with primary and metastatic breast carcinoma. Diagn Cytopathol. 2011;39(5):328-332.
[47] Wolff AC, Hammond MEH, Allison A, et al. Human epidermal growth factor recep tor 2 testing in breast cancer: American Society of Clinical Oncology/College of American Pathologists Clinical practice guideline focused update. Arch Pathol Lab Med. 2018;142(11):1364-1382.
[48] Pareja F, Murray MP, Jean RD, et al. Cytologic assessment of estrogen receptor, progesterone receptor, and HER2 status in metastatic breast carcinoma. J Am Soc Cytopathol. 2017;6(1):33-40.
[49] Srebotnik Kirbis I, Us Krasovec M, Pogacnik A, Strojan FM. Optimization and validation

of immunocytochemical detection of oestrogen receptors on cytospins prepared from fne needle aspiration (FNA) samples of breast cancer. Cytopathology. 2015;26(2):88-98.

[50] Pu RT, Giordano TJ, Michael CW. Utility of cytology microarray constructed from effusion cell blocks for immunomarker validation. Cancer. 2008;114(5):300-306.

[51] Mossler JA, McCarty KS Jr, Johnston WW. The correlation of cytologic grade and steroid receptor content in effusions of metastatic breast carcinoma. Acta Cytol. 1981;25(6):653-658.

[52] Zhao P, Li L, Jiang X, Li Q. Mismatch repair defciency/microsatellite instability-high as a predictor for anti-PD-1/PD-L1 immunotherapy effcacy. J Hematol Oncol. 2019;12(1):54.

[53] Chang L, Chang M, Chang HM, Chang F. Microsatellite instability: a predictive biomarker for cancer immunotherapy. Appl Immunohistochem Mol Morphol. 2018;26(2):e15-21.

[54] Luchini C, Bibeau F, Ligtenberg MJL, et al. ESMO recommendations on microsatel lite instability testing for immunotherapy in cancer, and its relationship with PD-1/PD-L1 expression and tumour mutational burden: a systematic review-based approach. Ann Oncol. 2019;30(8):1232-1243.

[55] Longacre TA, Broaddus R, Chuang LT, et al. for the C.o.A.P. members of the Cancer Biomarker Reporting Committee. Template for reporting results of biomarker testing of specimens from patients with carcinoma of the endometrium. Arch Pathol Lab Med. 2017;141(11):1508-1512.

[56] Bartley AN, Hamilton SR, Alsabeh R, et al. for the C.o.A.P. members of the Cancer Biomarker Reporting Workgroup. Template for reporting results of biomarker testing of specimens from patients with carcinoma of the colon and rectum. Arch Pathol Lab Med. 2014;138(2):166-170.

[57] Okamura R, Kato S, Lee S, Jimenez RE, Sicklick JK, Kurzrock R. ARID1A alterations function as a biomarker for longer progression-free survival after anti-PD-1/PD-L1 immunotherapy. J Immunother Cancer. 2020;8(1) https://doi.org/10.1136/jitc-2019-000438.

[58] Hu G, Tu W, Yang L, Peng G, Yang L. ARID1A defciency and immune checkpoint blockade therapy: from mechanisms to clinical application. Cancer Lett. 2020;473:148-155.

[59] Shen J, Ju Z, Zhao W, et al. ARID1A defciency promotes mutability and potentiates therapeutic antitumor immunity unleashed by immune checkpoint blockade. Nat Med. 2018;24(5):556-562.

[60] Sasaki M, Chiwaki F, Kuroda T, et al. Effcacy of glutathione inhibitors for the treatment of ARID1A-defcient diffuse-type gastric cancers. Biochem Biophys Res Commun. 2020;522(2):342-347.

[61] Khalique S, Naidoo K, Attygalle AD, et al. Optimised ARID1A immunohistochemistry is an accurate predictor of ARID1A mutational status in gynaecological cancers. J Pathol Clin Res. 2018;4(3):154-166.

[62] Dugas SG, Muller DC, Le Magnen C, et al. Immunocytochemistry for ARID1A as a potential biomarker in urine cytology of bladder cancer. Cancer Cytopathol. 2019;127(9):578-585.

[63] Yu XM, Wang XF. The in vitro proliferation and cytokine production of Valpha24+Vbeta11+ natural killer T cells in patients with systemic lupus erythematosus. Chin Med J. 2011;124(1):61-65.

[64] Nambirajan A, Jain D. Cell blocks in cytopathology: an update. Cytopathology. 2018;29(6):505-524.

[65] Srinivasan M, Sedmak D, Jewell S. Effect of fxatives and tissue processing on the content

and integrity of nucleic acids. Am J Pathol. 2002;161(6):1961-1971.
[66] Vlajnic T, Somaini G, Savic S, et al. Targeted multiprobe fuorescence in situ hybridization analysis for elucidation of inconclusive pancreatobiliary cytology. Cancer Cytopathol. 2014;122(8):627-634.
[67] Wilkens L, Gerr H, Gadzicki D, Kreipe H, Schlegelberger B. Standardised fuorescence in situ hybridisation in cytological and histological specimens. Virchows Arch. 2005;447(3):586-592.
[68] Bubendorf L, Grilli B. UroVysion multiprobe FISH in urinary cytology. Methods Mol Med. 2004;97:117-131.
[69] Siddiqui MT, Schmitt F, Churg A. Proceedings of the American Society of Cytopathology companion session at the 2019 United States and Canadian Academy of Pathology Annual meeting, part 2: effusion cytology with focus on theranostics and diagnosis of malignant mesothelioma. J Am Soc Cytopathol. 2019;8(6):352-361.
[70] Whitaker D. The cytology of malignant mesothelioma. Cytopathology. 2000;11(3):139-151.
[71] Husain AN, Colby TV, Ordonez NG, et al. Guidelines for pathologic diagnosis of malignant mesothelioma 2017 update of the consensus statement from the International Mesothelioma Interest Group. Arch Pathol Lab Med. 2018;142(1):89-108.
[72] Cigognetti M, Lonardi S, Fisogni S, et al. BAP1 (BRCA1-associated protein 1) is a highly specifc marker for differentiating mesothelioma from reactive mesothelial proliferations. Mod Pathol. 2015;28(8):1043-1057.
[73] Chiosea S, Krasinskas A, Cagle PT, Mitchell KA, Zander DS, Dacic S. Diagnostic importance of 9p21 homozygous deletion in malignant mesotheliomas. Mod Pathol. 2008;21(6):742-747.
[74] Savic S, Franco N, Grilli B, et al. Fluorescence in situ hybridization in the defnitive diagnosis of malignant mesothelioma in effusion cytology. Chest. 2010;138(1):137-144.
[75] Savic S, Bubendorf L. Common fuorescence in situ hybridization applications in cytology. Arch Pathol Lab Med. 2016;140(12):1323-1330.
[76] Berg KB, Dacic S, Miller C, Cheung S, Churg A. Utility of methylthioadenosine phosphorylase compared with BAP1 immunohistochemistry, and CDKN2A and NF2 fuorescence in situ hybridization in separating reactive mesothelial proliferations from epithelioid malignant mesotheliomas. Arch Pathol Lab Med. 2018;142(12):1549-1553.
[77] Churg A, Galateau-Salle F, Roden AC, et al. Malignant mesothelioma in situ: morphologic features and clinical outcome. Mod Pathol. 2020;33(2):297-302.
[78] Berg KB, Churg AM, Cheung S, Dacic S. Usefulness of methylthioadenosine phosphorylase and BRCA-associated protein 1 immunohistochemistry in the diagnosis of malignant mesothelioma in effusion cytology specimens. Cancer Cytopathol. 2020;128(2):126-132.
[79] Patel T, Patel P, Mehta S, Shah M, Jetly D, Khanna N. The value of cytology in diagnosis of serous effusions in malignant lymphomas: an experience of a tertiary care center. Diagn Cytopathol. 2019;47(8):776-782.
[80] Rolfo C. NTRK gene fusions: a rough diamond ready to sparkle. Lancet Oncol. 2020;21(4):472-474.
[81] Li AY, McCusker MG, Russo A, et al. RET fusions in solid tumors. Cancer Treat Rev. 2019;81:101911.
[82] Schram AM, Chang MT, Jonsson P, Drilon A. Fusions in solid tumours: diagnostic strategies, targeted therapy, and acquired resistance. Nat Rev Clin Oncol. 2017;14(12):735-748.
[83] Savic S, Bubendorf L. Role of fuorescence in situ hybridization in lung cancer cytology.

Acta Cytol. 2012;56(6):611-621.
[84] Meric-Bernstam F, Johnson AM, Dumbrava EEI, et al. Advances in HER2-targeted therapy: novel agents and opportunities beyond breast and gastric cancer. Clin Cancer Res. 2019;25(7):2033-2041.
[85] Oh DY, Bang YJ. HER2-targeted therapies - a role beyond breast cancer. Nat Rev Clin Oncol. 2020;17(1):33-48
[86] Tapia C, Savic S, Wagner U, et al. HER2 gene status in primary breast cancers and matched distant metastases. Breast Cancer Res. 2007;9(3):R31.
[87] Edelweiss M, Sebastiao APM, Oen H, Kracun M, Serrette R, Ross DS. HER2 assessment by bright-feld dual in situ hybridization in cell blocks of recurrent and metastatic breast carcinoma. Cancer Cytopathol. 2019;127(11):684-690.
[88] Camidge DR, Davies KD. MET copy number as a secondary driver of epidermal growth factor receptor tyrosine kinase inhibitor resistance in EGFR-mutant non-small-cell lung cancer. J Clin Oncol. 2019;37(11):855-857.
[89] Song Z, Wang H, Yu Z, et al. De novo MET amplifcation in Chinese patients with non-smallcell lung cancer and treatment effcacy with crizotinib: a multicenter retrospective study. Clin Lung Cancer. 2019;20(2):e171-176.
[90] Mignard X, Ruppert AM, Antoine M, et al. c-MET overexpression as a poor predictor of MET amplifcations or exon 14 mutations in lung sarcomatoid carcinomas. J Thorac Oncol. 2018;13(12):1962-1967.
[91] Corcoran JP, Psallidas I, Wrightson JM, Hallifax RJ, Rahman NM. Pleural procedural complications: prevention and management. J Thorac Dis. 2015;7(6):1058-1067.
[92] Antony VB, Loddenkemper R, Astoul P, et al. Management of malignant pleural effusions. Eur Respir J. 2001;18(2):402-419.
[93] Detterbeck FC. The eighth edition TNM stage classifcation for lung cancer: what does it mean on main street? J Thorac Cardiovasc Surg. 2018;155(1):356-359.
[94] Han HS, Eom DW, Kim JH, et al. EGFR mutation status in primary lung adenocarcinomas and corresponding metastatic lesions: discordance in pleural metastases. Clin Lung Cancer. 2011;12(6):380-386.
[95] Ettinger DS, Aisner DL, Wood DE, et al. NCCN guidelines insights: non-small cell lung cancer, version 5.2018. J Natl Compr Cancer Netw. 2018;16(7):807-821.
[96] Kalemkerian GP, Narula N, Kennedy EB, et al. Molecular testing guideline for the selection of patients with lung cancer for treatment with targeted tyrosine kinase inhibitors: American Society of Clinical Oncology endorsement of the College of American Pathologists/ International Association for the Study of Lung Cancer/Association for Molecular Pathology clinical practice guideline update. J Clin Oncol. 2018;36(9):911-919.
[97] Lindeman NI, Cagle PT, Aisner DL, et al. Updated molecular testing guideline for the selection of lung cancer patients for treatment with targeted tyrosine kinase inhibitors: guideline from the College of American Pathologists, the International Association for the Study of Lung Cancer, and the Association for Molecular Pathology. Arch Pathol Lab Med. 2018;142(3):321-346.
[98] Huang MJ, Lim KH, Tzen CY, Hsu HS, Yen Y, Huang BS. EGFR mutations in malignant pleural effusion of non-small cell lung cancer: a case report. Lung Cancer. 2005;49(3):413-415.
[99] Liu L, Shao D, Deng Q, et al. Next generation sequencing-based molecular profling of lung adenocarcinoma using pleural effusion specimens. J Thorac Dis. 2018;10(5):2631-2637.
[100] Gupta V, Shukla S, Husain N, Kant S, Garg R. A comparative study of cell block versus biopsy for detection of epidermal growth factor receptor mutations and anaplastic

lymphoma kinase rearrangement in adenocarcinoma lung. J Cytol. 2019;36(1):13-17.
[101] Malapelle U, Bellevicine C, De Luca C, et al. EGFR mutations detected on cytology samples by a centralized laboratory reliably predict response to geftinib in non-small cell lung carcinoma patients. Cancer Cytopathol. 2013;121:552-560.
[102] Jiang SX, Yamashita K, Yamamoto M, et al. EGFR genetic heterogeneity of nonsmall cell lung cancers contributing to acquired geftinib resistance. Int J Cancer. 2008;123(11):2480-2486.
[103] Savic S, Tapia C, Grilli B, et al. Comprehensive epidermal growth factor receptor gene analysis from cytological specimens of non-small-cell lung cancers. Br J Cancer. 2008;98(1):154-160.
[104] Ellison G, Zhu G, Moulis A, Dearden S, Speake G, McCormack R. EGFR mutation testing in lung cancer: a review of available methods and their use for analysis of tumour tissue and cytology samples. J Clin Pathol. 2013;66(2):79-89.
[105] Tang Y, Wang Z, Li Z, et al. High-throughput screening of rare metabolically active tumor cells in pleural effusion and peripheral blood of lung cancer patients. Proc Natl Acad Sci U S A. 2017;114(10):2544-2549.
[106] Sanger F, Nicklen S, Coulson AR. DNA sequencing with chain-terminating inhibitors. Proc Natl Acad Sci U S A. 1977;74(12):5463-5467.
[107] Beck TF, Mullikin JC, NISC Comparative Sequencing Program, Biesecker LG. Systematic evaluation of Sanger validation of next-generation sequencing variants. Clin Chem. 2016;62(4):647-654.
[108] Kimura H, Fujiwara Y, Sone T, et al. EGFR mutation status in tumour-derived DNA from pleural effusion fuid is a practical basis for predicting the response to geftinib. Br J Cancer. 2006;95(10):1390-1395.
[109] Zhang X, Zhao Y, Wang M, Yap WS, Chang AY. Detection and comparison of epidermal growth factor receptor mutations in cells and fuid of malignant pleural effusion in non-small cell lung cancer. Lung Cancer. 2008;60(2):175-182.
[110] Kang JY, Park CK, Yeo CD, et al. Comparison of PNA clamping and direct sequencing for detecting KRAS mutations in matched tumour tissue, cell block, pleural effusion and serum from patients with malignant pleural effusion. Respirology. 2015;20(1):138-146.
[111] Chu H, Zhong C, Xue G, et al. Direct sequencing and amplifcation refractory mutation system for epidermal growth factor receptor mutations in patients with non-small cell lung cancer. Oncol Rep. 2013;30(5):2311-2315.
[112] Vigliar E, Malapelle U, de Luca C, Bellevicine C, Troncone G. Challenges and opportunities of next-generation sequencing: a cytopathologist's perspective. Cytopathology. 2015;26(5):271-283.
[113] Rothberg JM, Hinz W, Rearick TM, et al. An integrated semiconductor device enabling nonoptical genome sequencing. Nature. 2011;475(7356):348-352.
[114] Bentley DR, Balasubramanian S, Swerdlow HP, et al. Accurate whole human genome sequencing using reversible terminator chemistry. Nature. 2008;456(7218):53-59.
[115] Buttitta F, Felicioni L, Del Grammastro M, et al. Effective assessment of EGFR mutation status in bronchoalveolar lavage and pleural fuids by next-generation sequencing. Clin Cancer Res. 2013;19(3):691-698.
[116] Yang SR, Lin CY, Stehr H, et al. Comprehensive genomic profling of malignant effusions in patients with metastatic lung adenocarcinoma. J Mol Diagn. 2018;20(2):184-194.
[117] Wang CG, Zeng DX, Huang JA, Jiang JH. Effective assessment of low times MET amplifcation in pleural effusion after epidermal growth factor receptor-tyrosine kinase inhibitors (EGFR-TKIs) acquired resistance: cases report. Medicine (Baltimore). 2018;97(1):e9021.

[118] Sneddon S, Dick I, Lee YCG, et al. Malignant cells from pleural fuids in malignant mesothelioma patients reveal novel mutations. Lung Cancer. 2018;119(5):64-70.
[119] Roscilli G, De Vitis C, Ferrara FF, et al. Human lung adenocarcinoma cell cultures derived from malignant pleural effusions as model system to predict patients chemosensitivity. J Transl Med. 2016;14:61.
[120] Baylin SB, Esteller M, Rountree MR, Bachman KE, Schuebel K, Herman JG. Aberrant patterns of DNA methylation, chromatin formation and gene expression in cancer. Hum Mol Genet. 2001;10(7):687-692.
[121] Baylin SB, Herman JG, Graff JR, Vertino PM, Issa JP. Alterations in DNA methylation: a fundamental aspect of neoplasia. Adv Cancer Res. 1998;72:141-196.
[122] Merlo A, Herman JG, Mao L, et al. 5' CpG island methylation is associated with transcriptional silencing of the tumour suppressor p16/CDKN2/MTS1 in human cancers. Nat Med. 1995;1(7):686-692.
[123] Moran S, Martinez-Cardus A, Sayols S, et al. Epigenetic profling to classify cancer of unknown primary: a multicentre, retrospective analysis. Lancet Oncol. 2016;17(10):1386-1395.
[124] Katayama H, Hiraki A, Aoe K, et al. Aberrant promoter methylation in pleural fuid DNA for diagnosis of malignant pleural effusion. Int J Cancer. 2007;120(10):2191-2195.
[125] Botana-Rial M, De Chiara L, Valverde D, et al. Prognostic value of aberrant hypermethylation in pleural effusion of lung adenocarcinoma. Cancer Bio Ther. 2012;13(14):1436-1442.
[126] Yang TM, Leu SW, Li JM, et al. WIF-1 promoter region hypermethylation as an adjuvant diagnostic marker for non-small cell lung cancer-related malignant pleural effusions. J Cancer Res Clin Oncol. 2009;135(7):919-924.
[127] Benlloch S, Galbis-Caravajal JM, Martin C, et al. Potential diagnostic value of methylation profle in pleural fuid and serum from cancer patients with pleural effusion. Cancer. 2006;107(8):1859-1865.
[128] Brock MV, Hooker CM, Yung R, et al. Can we improve the cytologic examination of malignant pleural effusions using molecular analysis? Ann Thorac Surg. 2005;80(4):1241-1247.
[129] Ilse P, Biesterfeld S, Pomjanski N, Fink C, Schramm M. SHOX2 DNA methylation is a tumour marker in pleural effusions. Cancer Genomics Proteomics. 2013;10(5):217-223.
[130] Malapelle U, de Luca C, Vigliar E, et al. EGFR mutation detection on routine cytological smears of non-small cell lung cancer by digital PCR: a validation study. J Clin Pathol. 2016;69(5):454-4547.
[131] Zhang BO, Xu CW, Shao Y, et al. Comparison of droplet digital PCR and conventional quantitative PCR for measuring EGFR gene mutation. Exp Ther Med. 2015;9(4):1383-1388.
[132] Vogelstein B, Kinzler KW. Digital PCR. Proc Natl Acad Sci U S A. 1999;96(16):9236-9241.
[133] Li X, Liu Y, Shi W, et al. Droplet digital PCR improved the EGFR mutation diagno sis with pleural fuid samples in non-small-cell lung cancer patients. Clin Chim Acta. 2017;471:177-184.
[134] Gu J, Zang W, Liu B, et al. Evaluation of digital PCR for detecting low-level EGFR mutations in advanced lung adenocarcinoma patients: a cross-platform comparison study. Oncotarget. 2017;8(40):67810-67820.
[135] Rio DC. Reverse transcription-polymerase chain reaction, Cold Spring. Harb Protoc. 2014;2014(11):1207-1216.
[136] Schroeder A, Mueller O, Stocker S, et al. The RIN: an RNA integrity number for

assigning integrity values to RNA measurements. BMC Mol Biol. 2006;7(1):3.
[137] Tsai TH, Su KY, Wu SG, et al. RNA is favourable for analysing EGFR mutations in malignant pleural effusion of lung cancer. Eur Respir J. 2012;39(3):677-684.
[138] Soda M, Isobe K, Inoue A, et al. North-East Japan Study, ALKLCS Group. A prospective PCR-based screening for the EML4-ALK oncogene in non-small cell lung cancer. Clin Cancer Res. 2012;18(20):5682-5689.
[139] Wu SG, Kuo YW, Chang YL, et al. EML4-ALK translocation predicts better outcome in lung adenocarcinoma patients with wild-type EGFR. J Thorac Oncol. 2012;7(1): 98-104.
[140] Chen YL, Lee CT, Lu CC, et al. Epidermal growth factor receptor mutation and anaplastic lymphoma kinase gene fusion: detection in malignant pleural effusion by RNA or PNA analysis. PLoS One. 2016;11(6):e0158125.
[141] Tsai TH, Wu SG, Hsieh MS, Yu CJ, Yang JC, Shih JY. Clinical and prognostic implications of RET rearrangements in metastatic lung adenocarcinoma patients with malignant pleural effusion. Lung Cancer. 2015;88(2):208-214.
[142] Vaughn CP, Costa JL, Feilotter HE, et al. Simultaneous detection of lung fusions using a multiplex RT-PCR next generation sequencing-based approach: a multi-institutional research study. BMC Cancer. 2018;18(1):828.
[143] Ali G, Bruno R, Savino M, et al. Analysis of fusion genes by nanostring system: a role in lung cytology? Arch Pathol Lab Med. 2018;142(4):480-489.
[144] Nicole L, Cappello F, Cappellesso R, VandenBussche CJ, Fassina A. MicroRNA profling in serous cavity specimens: diagnostic challenges and new opportunities. Cancer Cytopathol. 2019;127(8):493-500.
[145] Lin S, Gregory RI. MicroRNA biogenesis pathways in cancer. Nat Rev Cancer. 2015;15(6):321-333.
[146] Xie L, Wang T, Yu S, et al. Cell-free miR-24 and miR-30d, potential diagnostic biomarkers in malignant effusions. Clin Biochem. 2011;44(2-3):216-220.
[147] Xie L, Chen X, Wang L, et al. Cell-free miRNAs may indicate diagnosis and docetaxel sensitivity of tumor cells in malignant effusions. BMC Cancer. 2010;10:591.
[148] Shin YM, Yun J, Lee OJ, et al. Diagnostic value of circulating extracellular miR-134, miR-185, and miR-22 levels in lung adenocarcinoma-associated malignant pleural effusion. Cancer Res Treat. 2014;46(2):178-185.
[149] Han HS, Yun J, Lim SN, et al. Downregulation of cell-free miR-198 as a diagnostic biomarker for lung adenocarcinoma-associated malignant pleural effusion. Int J Cancer. 2013;133(3):645-652.
[150] Cappellesso R, Nicole L, Caroccia B, et al. MicroRNA-21/microRNA-126 profling as a novel tool for the diagnosis of malignant mesothelioma in pleural effusion cytology. Cancer Cytopathol. 2016;124(1):28-37.
[151] Cappellesso R, Galasso M, Nicole L, Dabrilli P, Volinia S, Fassina A. miR-130A as a diagnostic marker to differentiate malignant mesothelioma from lung adenocarcinoma in pleural effusion cytology. Cancer Cytopathol. 2017;125(8):635-643.
[152] Lin J, Wang Y, Zou YQ, et al. Differential miRNA expression in pleural effusions derived from extracellular vesicles of patients with lung cancer, pulmonary tuberculosis, or pneumonia. Tumour Biol. 2016; https://doi.org/10.1007/s13277-016-5410-6.
[153] Hydbring P, De Petris L, Zhang Y, et al. Exosomal RNA-profling of pleural effusions identifes adenocarcinoma patients through elevated miR-200 and LCN2 expression. Lung Cancer. 2018;124:45-52.
[154] Wang Y, Xu YM, Zou YQ, et al. Identifcation of differential expressed PE exosomal miRNA in lung adenocarcinoma, tuberculosis, and other benign lesions. Medicine (Baltimore).2017;96(44):e8361.

[155] Tamiya H, Mitani A, Saito A, et al. Exosomal microRNA expression profling in patients with lung adenocarcinoma-associated malignant pleural effusion. Anticancer Res. 2018;38(12):6707-6714.
[156] Siravegna G, Marsoni S, Siena S, Bardelli A. Integrating liquid biopsies into the management of cancer. Nat Rev Clin Oncol. 2017;14(9):531-548.
[157] Hummelink K, Muller M, Linders TM, et al. ERJ Open Res. 2019;5(1) https://doi.org/10.1183/23120541.00016-2019.
[158] Liu D, Lu Y, Hu Z, et al. Malignant pleural effusion supernatants are substitutes for metastatic pleural tumor tissues in EGFR mutation test in patients with advanced lung adenocarcinoma. PLoS One. 2014;9(2):e89946.
[159] Lin J, Gu Y, Du R, Deng M, Lu Y, Ding Y. Detection of EGFR mutation in supernatant, cell pellets of pleural effusion and tumor tissues from non-small cell lung cancer patients by high resolution melting analysis and sequencing. Int J Clin Exp Pathol. 2014;7(12):8813-8822.
[160] Kawahara A, Fukumitsu C, Azuma K, et al. A combined test using both cell sediment and supernatant cell-free DNA in pleural effusion shows increased sensitivity in detecting activating EGFR mutation in lung cancer patients. Cytopathology. 2018;29(2):150-155.
[161] Wu C, Mairinger F, Casanova R, Batavia AA, Leblond AL, Soltermann A. Prognostic immune cell profling of malignant pleural effusion patients by computerized immunohistochemical and transcriptional analysis. Cancers (Basel). 2019;11(12) https://doi.org/10.3390/ cancers11121953.
[162] Bubendorf L. Tissue microarrays meet cytopathology. Acta Cytol. 2006;50(2):121-122.
[163] Scott SN, Ostrovnaya I, Lin CM, et al. Next-generation sequencing of urine specimens: a novel platform for genomic analysis in patients with non-muscle-invasive urothelial carcinoma treated with bacille Calmette-Guerin. Cancer Cytopathol. 2017;125(6):416-426.
[164] Lorber T, Andor N, Dietsche T, et al. Exploring the spatiotemporal genetic heterogeneity in metastatic lung adenocarcinoma using a nuclei fow-sorting approach. J Pathol. 2019;247(2):199-213.
[165] Leichsenring J, Volckmar AL, Kirchner M, et al. Targeted deep sequencing of effusion cytology samples is feasible, informs spatiotemporal tumor evolution, and has clinical and diagnostic utility. Genes Chromosomes Cancer. 2018;57(2):70-79.
[166] Birkeland E, Zhang S, Poduval D, et al. Patterns of genomic evolution in advanced melanoma. Nat Commun. 2018;9(1):2665.
[167] Yates LR, Knappskog S, Wedge D, et al. Genomic evolution of breast cancer metastasis and relapse. Cancer Cell. 2017;32(2):169-184 e7.
[168] Lim ZF, Ma PC. Emerging insights of tumor heterogeneity and drug resistance mechanisms in lung cancer targeted therapy. J Hematol Oncol. 2019;12(1):134.
[169] Simonsohn U, Nelson LD, Simmons JP. P-curve won't do your laundry, but it will distinguish replicable from non-replicable fndings in observational research: comment on Bruns & Ioannidis (2016). PLoS One. 2019;14(3):e0213454.
[170] Tseng YH, Ho HL, Lai CR, et al. PD-L1 expression of tumor cells, macrophages, and immune cells in non-small cell lung cancer patients with malignant pleural effusion. J Thorac Oncol. 2018;13(3):447-453.
[171] Francisco-Cruz A, Parra ER, Tetzlaff MT, Wistuba II. Multiplex immunofuorescence assays. Methods Mol Biol. 2020;2055:467-495.
[172] Goltsev Y, Samusik N, Kennedy-Darling J, et al. Deep profling of mouse splenic architecture with CODEX multiplexed imaging. Cell. 2018;174(4):968-981 e15.
[173] Vinayanuwattikun C, Prakhongcheep O, Tungsukruthai S, et al. Feasibility technique

of low-passage in vitro drug sensitivity testing of malignant pleural effusion from advancedstage non-small cell lung cancer for prediction of clinical outcome. Anticancer Res. 2019;39(12):6981-6988.

[174] Ruiz C, Kustermann S, Pietilae E, et al. Culture and drug profling of patient derived malignant pleural effusions for personalized cancer medicine. PLoS One. 2016;11(8):e0160807.

[175] Cailleau R, Mackay B, Young RK, Reeves WJ Jr. Tissue culture studies on pleural effusions from breast carcinoma patients. Cancer Res. 1974;34(4):801-809.

[176] Artymovich K, Appledorn DM. A multiplexed method for kinetic measurements of apoptosis and proliferation using live-content imaging. Methods Mol Biol. 2015;1219:35-42.

[177] Liu X, Krawczyk E, Suprynowicz FA, et al. Conditional reprogramming and long-term expansion of normal and tumor cells from human biospecimens. Nat Protoc. 2017;12(2):439-451.

[178] Palechor-Ceron N, Krawczyk E, Dakic A, et al. Conditional reprogramming for patientderived cancer models and next-generation living biobanks. Cell. 2019;8(11) https://doi. org/10.3390/cells8111327.

[179] Jiang S, Wang J, Yang C, et al. Continuous culture of urine-derived bladder cancer cells for precision medicine. Protein Cell. 2019;10(12):902-907.

[180] Schutgens F, Clevers H. Human organoids: tools for understanding biology and treating diseases. Ann Rev Pathol. 2020;15:211-234.

[181] Bleijs M, van de Wetering M, Clevers H, Drost J. Xenograft and organoid model systems in cancer research. EMBO J. 2019;38(15):e101654.

[182] Tuveson D, Clevers H. Cancer modeling meets human organoid technology. Science. 2019;364(6444):952-955.

[183] Mazzocchi A, Devarasetty M, Herberg S, et al. Pleural effusion aspirate for use in 3D lung cancer modeling and chemotherapy screening. ACS Biomater Sci Eng. 2019;5(4):1937-1943.

第 9 章　腹腔冲洗的注意事项

Christopher VandenBussche, Barbara Crothers, Amanda Fader, Amanda Jackson, Zaibo Li, Chengquan Zhao

冲洗操作流程

冲洗是通过生理盐水使体腔被覆细胞脱落，并同时收集操作前自然脱落入体腔的细胞。冲洗可以在盆 / 腹腔肿瘤切除之前，也可以在进行盆 / 腹腔器官的任何重要操作之前。如果有腹腔积液，应先将腹腔积液吸入容器，然后用 50~100 ml 生理盐水冲洗腹膜并将冲洗后的生理盐水吸入容器。如果发现肿瘤为恶性或恶性潜能未定时，细胞学检查的结果常被列入诊断目录中。冲洗液可取自整个腹腔或盆腔，也可取自指定的解剖区域，如左或右结肠旁沟和肋膈角。

分期和临床相关性

盆腔冲洗液检查肿瘤细胞被用于妇科和非妇科恶性肿瘤的分期，并可用于排除可疑恶性肿瘤患者潜在的隐匿性恶性肿瘤[1]。表 9.1 列出了一系列实体肿瘤的腹腔冲洗结果对肿瘤分期的影响。某些肿瘤，即使腹腔冲洗液中肿瘤细胞的存在并不影响其分期，阳性结果仍可能会对个体化的临床管理产生潜在的影响。

腹腔积液细胞学阳性在 1975 年被纳入国际妇产科联盟（FIGO）卵巢癌和输卵管癌的分期，今天仍然是其分期的一部分。目前，FIGO ⅠA 期或ⅠB 期的卵巢肿瘤细胞学阳性可提高肿瘤分期至ⅠC3 期[2]。如果肿瘤已扩散到ⅠC3 期以上，细胞学结果则不影响卵巢癌的分期。2016 年发表的一项关于Ⅰ期卵巢肿瘤的回顾性研究发现，102 例Ⅰ期卵巢肿瘤中，有 13% 的病例因细胞学结果提高了肿瘤分期[3]。既往研究表明，无论分期如何，腹腔积液细胞学阳性是卵巢上皮源性肿瘤预后不良的指标[4]。根据肿瘤类型的不同，术中包膜破裂，即使是在Ⅰ期疾病中，也可能预示着更高的疾病复发和死亡风险[5]。在组织学为1~2级的子宫内膜样癌、黏液性癌、透明细胞癌和低级别浆液性癌中，是否接受辅助化疗可能取决于腹腔积液细胞学阳性和高于ⅠC3的分期[2]。2013年，ⅠC期肿瘤被分为3组：术中导致肿瘤破裂（ⅠC1）、术前肿瘤包膜破裂或卵巢表面累及（ⅠC2）、腹腔积液细胞学阳性（ⅠC3）。2018年发表的一项研究表明，3组之间的无进展生存期或疾病特异性生存期没有差异[6]。然而，在我们对妇科肿瘤医生的调查中，20%的医生在ⅠC1期和ⅠC3期患者中观察到了预后差异，特别是ⅠC3期患者的复发风险更高[发表中]。这强调了在卵巢癌患者中仔细收集和评估腹腔积液的重要性。

表9.1 腹腔冲洗液对不同起源肿瘤分期的影响

肿瘤	冲洗液阳性结果对分期的影响
卵巢/输卵管	提高分期至少至AJCC T1c C3（FIGO分期ⅠC3）
子宫	不提高分期（AJCC）；作为参考值收集，被认为是预后不良的独立风险因素
子宫颈	不提高分期（AJCC）；研究表明与不良预后有关
胃	AJCC M1；Ⅳ期疾病
食管	不提高分期（AJCC）
胰腺	AJCC M1；Ⅳ期疾病
大肠/小肠	不提高分期（AJCC）
胆囊	不提高分期（AJCC）
阑尾	不提高分期（AJCC）
肝（肝细胞肝癌）	不提高分期（AJCC）
胆管细胞癌	不提高分期（AJCC）
直肠	不提高分期（AJCC）

腹腔冲洗在一些妇科恶性肿瘤中的应用是有争议的。在子宫内膜癌中，腹腔积液细胞学检查阳性不再作为分期的一部分，但FIGO和美国癌症联合委员会（AJCC）仍然建议将盆腔冲洗细胞学检查结果作为初始分期指标的一部分[7]。在妇科肿瘤学组第33项研究中，12%的疑似子宫疾病患者的冲洗液细胞学阳性，这些细胞学阳性患者中有25%的患者发生淋巴结转移，

而细胞学阴性患者中发生淋巴结转移者仅占 7%[8]。2009 年之前，FIGO 分期将细胞学阳性的患者单独划分为ⅢA 期。这种分类在 2009 年发生了改变，当时发表的研究显示在无其他高危因素的情况下，单独细胞学阳性患者的生存结局并无差异[9-11]。也有一些研究提出了不同观点，发现腹腔积液细胞学阳性是复发和生存率差的独立预测因素[12-14]。因此，对于腹腔积液细胞学阳性的Ⅰ期子宫内膜癌患者的最佳治疗方案尚不确定。接受调查的妇科肿瘤医生中，64% 的医生表示，他们将继续为子宫内膜癌患者收集腹腔冲洗液，但当被问及如何处理细胞学检查阳性但无子宫外病变证据的患者时，他们的管理措施差别很大。虽然大多数医生表示他们将根据病理结果来处理，而忽略细胞学结果，但也有少数医生表示他们将密切跟踪随访这些患者，或使用黄体酮治疗，甚至化疗[发表中]。

目前，宫颈癌分期中细胞学结果尚不被参考。宫颈腺癌和腺鳞癌腹腔积液细胞学阳性的发生率较高，但其与预后的相关性尚不清楚[15]。2015 年发表的一项研究表明，子宫内膜受累与腹腔积液细胞学阳性有显著相关性[16]。腹腔积液细胞学结果并不被认为是宫颈癌的预后因素，不必在手术中常规收集[15-17]。

对于 BRCA1 和 BRCA2 阳性的患者，盆腔冲洗作为降低风险手术的一部分，用于检测隐匿性恶性肿瘤[2]。一项为期 10 年的回顾性研究显示，117 例因 BRCA1 或 BRCA2 而行降低风险的双侧输卵管卵巢切除术的患者中，1 例患者被发现有隐匿性恶性肿瘤，推测为原发性腹膜癌，因为在手术标本中未发现其他疾病证据[18]。她接受了 4 个周期的铂类化疗，并在 10 年随访中无复发迹象。另外 3 例细胞学诊断为非典型或可疑恶性肿瘤的患者，在进一步复查后被重新归类为良性[18]。一项大型回顾性研究则认为，收集降低风险的妇科手术患者的盆腔冲洗标本没有临床价值[19]。因此，在这些病例中收集冲洗液的实用性受到了质疑，因为细胞学结果和病理结果之间的不一致可能导致额外的不必要的治疗，并为病人带来压力。尽管有这些研究，82% 的受访妇科肿瘤医生仍认为在降低风险手术开始时收集冲洗液有临床意义[发表中]。

尽管腹腔积液细胞学阳性能高度预测女性生殖道上皮性癌的不良预后[4]，但其存在较高的假阴性率，可能是由于组织修复包裹了肿瘤，导致肿瘤细胞不容易被冲落[20]。对于其他肿瘤，如胃腺癌、胰腺癌，腹腔冲洗液可检测到尚未形成肉眼可见病灶的肿瘤细胞，有助于预测新辅助化疗后的高分期患者是否还存在残留病灶[21]。

腹腔冲洗液的细胞病理学判读

腹腔冲洗液的细胞病理学判读是一个综合判断，包括细胞形态学、辅助研究、比较同期手术标本，以及临床医生在手术过程中观察到的情况。图 9.1 显示了腹腔冲洗液中细胞的起源。如果进行比较，术中冰冻切片的结果可能与最初的细胞形态学结果相关。根据细胞形态，腹腔冲洗液中的细胞可大致分为以下几类。

- 良性背景成分
- 增生间皮
- 良性形态或低级别的上皮细胞（来源不明）
- 高级别形态的恶性细胞

表 9.2 概述了基于上述结果进行分类的实践方法。该表强调了任何可能的情况下，将细胞学结果与相应的手术标本相关联的重要性，最好是通过比较镜下的形态，报告比较的形态结果。当两者细胞特征相似时，它们同源的可能性就很高。对于低级别瘤变，如交界性肿瘤，建议报告为 AUS，符合交界性肿瘤。如果两者细胞形态不同，手术标本可以提供其来源的线索（如子

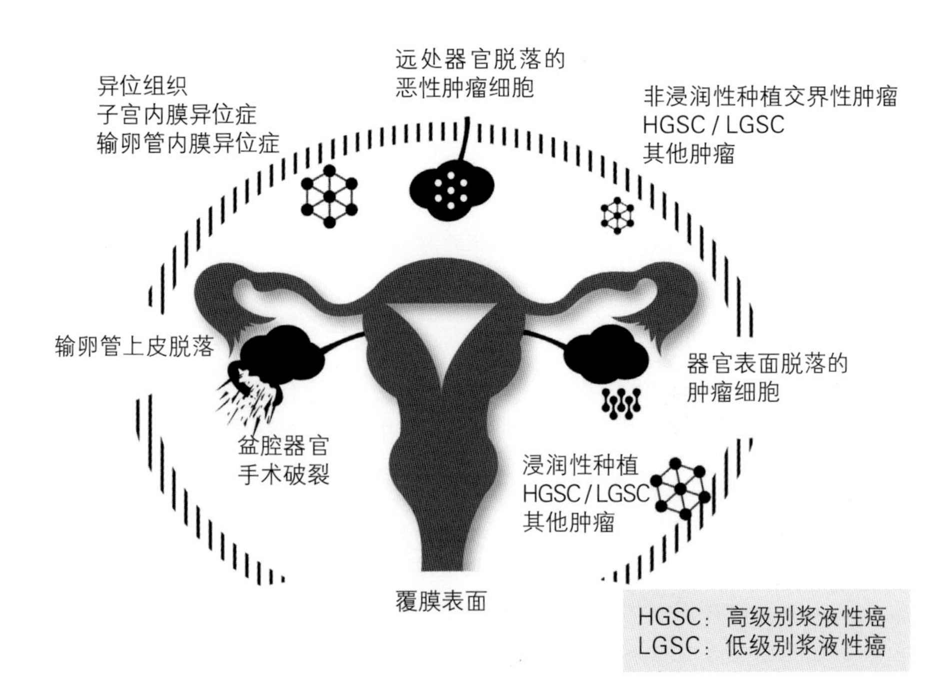

图 9.1 腹腔冲洗液中细胞的起源

宫内膜异位症）。对于高级别瘤变，当细胞形态 / 免疫组织化学结果与手术标本一致时，可以明确诊断恶性。术语应简明扼要并与原发肿瘤相匹配（如转移性高级别浆液性癌），而不仅是描述性文字。如果对病变仍有疑问，细胞形态 / 免疫组织化学结果与手术标本不一致，则可以选择 AUS（可能为良性病变）或 SFM（可能为恶性病变）诊断类别，并在诊断意见或注释中进一步阐述，描述问题并建议解决的方法。22% 的受访妇科肿瘤医生表示，报告为 AUS 并倾向良性是有意义的。在 119 个关于医生如何管理这些患者的回答中，大多数医生表示，在没有阳性病理结果的情况下，他们将其作为良性治疗。然而，13% 的医生表示，他们会就结果向患者提出建议，更密切地跟踪随访这些患者，或将其作为恶性进行激素治疗甚至化疗[发表中]。鉴于管理方法的多样性，继续报告 AUS 结果可能是有用的。大多数被检测到的恶性肿瘤是从腹膜以外的部位转移过来的。最常见的原发性腹膜肿瘤是浆液性癌，但无法将其与转移性浆液性癌区分开来。米勒管原发性腹膜肿瘤的起源仍在研究中，但该肿瘤在细胞学上无法与卵巢肿瘤相鉴别。此外，原发性子宫癌（子宫内膜样癌、浆液性癌、透明细胞癌）在细胞学上不能与卵巢癌相鉴别，可在描述中将子宫作为可能的原发部位。良性背景成分如缝合或止血材料可选择性提及，但数量明显者例外。背景中的黏液，即使在没有肿瘤细胞的情况下也很重要，因为它与腹膜假性黏液瘤有关。胆汁的存在可能表明胆道渗漏。上述情况都应在注释中加以报告。

表 9.2　腹腔冲洗液检查的报告方式

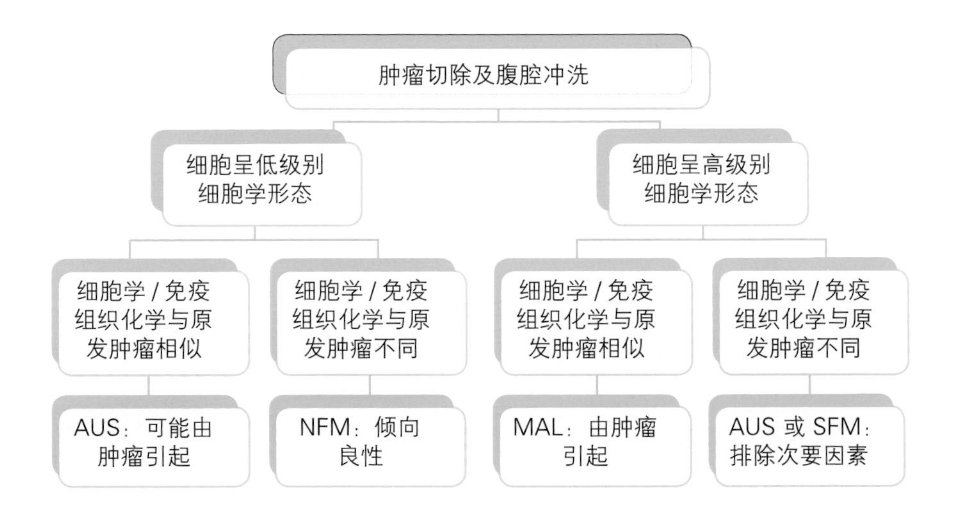

良性背景成分

背景

良性背景成分通常在冲洗液标本中有所增加，某些良性背景成分可能只在冲洗液标本中可见，如胶原小球、间皮细胞片和输卵管内膜异位。其他可能出现在冲洗液中的少见上皮样细胞，包括孕妇的蜕膜细胞或滋养细胞，肉芽肿形成过程中的组织细胞和多核巨细胞，平滑肌瘤病的平滑肌细胞，腹膜移行细胞化生或肾上腺残余细胞，以及宫颈内膜异位的宫颈内膜细胞。熟悉这些成分很重要，因为它们可以排除可能的干扰。这些结果应报告为 NFM 和对其可能来源的描述性诊断。在本文发表前的国际细胞学家当前实践调查中，76% 的参与者同意报告除间皮细胞外的良性细胞以及该成分的潜在意义[发表中]。

间皮细胞

腹腔冲洗液中最常见的成分是间皮细胞片段，正常间皮细胞特征的详细描述见第 3 章。腹腔冲洗过程使正常间皮细胞以单层片状脱落，而不是以单个细胞脱落（图 9.2）。

细胞学标准

- 二维、大的、单层平铺的细胞片，形成铺路石样结构
- 细胞质边界清楚，细胞之间有明显的边界或空隙
- 细胞核一致，间隔均匀，染色质呈细颗粒状、粉尘状
- 可能有纵行核沟
- 核膜清晰、光滑，有时有轻微凹痕
- 无核仁，或不明显
- 折叠的间皮细胞片
- 单个、多边形间皮细胞，核居中、一致，核呈圆形至椭圆形，胞质中等
- 反应性间皮细胞的特征包括
  - 形成大簇、球状或无分支乳头状结构
  - 细胞体积增大，胞质厚实，有空泡
  - 细胞核增大，伴多核，和小到中等大小的核仁
  - 可见正常核分裂象

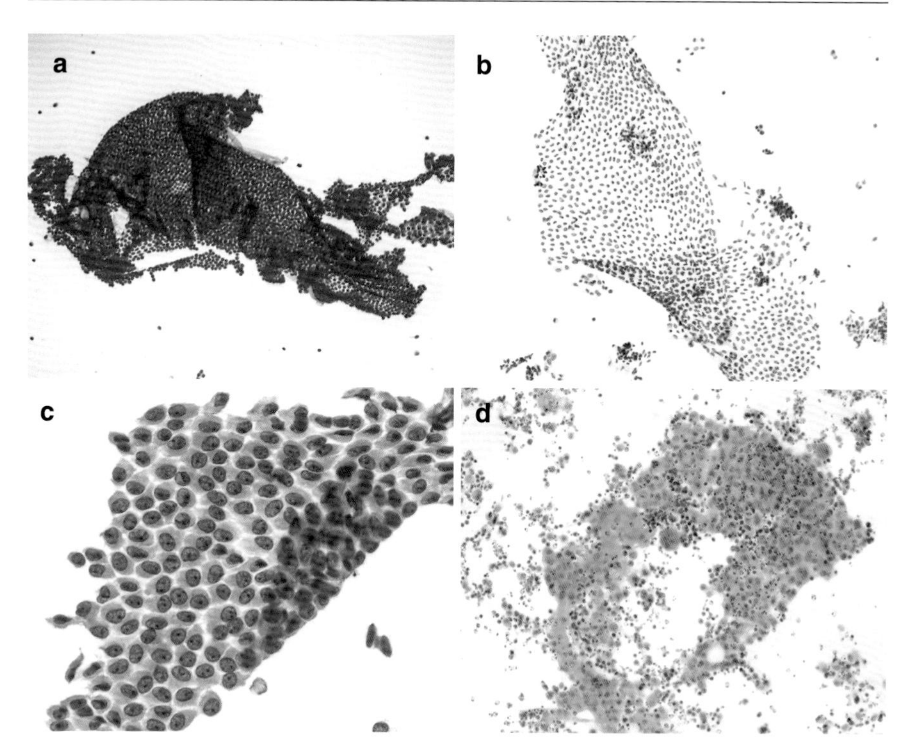

图 9.2　正常间皮细胞（a）。盆腔冲洗使间皮细胞脱落，呈二维、大的、单层平铺的、铺路石样结构；CS，改良吉姆萨染色。正常间皮细胞呈折叠的细胞片；TP，巴氏染色（b）。正常间皮细胞（c）。良性间皮细胞，有清楚的细胞边界和间隔均匀一致的细胞核；伴细颗粒状、粉尘状染色质；TP，巴氏染色。间皮细胞（d）。相互分离并形成松散的细胞片；巴氏染色

注释

反应性间皮细胞可由多种情况引起，如腹部或盆腔肿块、炎症、子宫内膜异位症和外科手术。在同一标本中反应性间皮细胞可表现出很广泛的细胞改变。很难将它们与反应性间皮增生和多房性腹膜包涵囊肿区分开来，这些包涵囊肿会脱落相同的细胞，也可能有孤立或成片的鳞状化生细胞[22]。应将反应性间皮细胞与恶性间皮瘤（见第 6 章）和腺癌（见第 7 章）区分开来。反应性间皮细胞不需要诊断说明，应该报告为 NFM 而不是 AUS。

胶原小球

胶原小球是由间皮细胞覆盖的胶原组成的组织碎片。据推测，它们主要来自卵巢表面。它们可能出现在盆腔冲洗液标本中，没有临床意义（图

9.3)。与砂粒体不同，它们没有钙化[23]。

细胞学标准

- 三维、大的球形或椭圆形结构
- 中央致密、透明的基质（巴氏染色呈浅绿色；改良吉姆萨染色呈洋红色）
- 被覆一层稀疏的、间隔均匀的良性间皮细胞，在不同的焦点平面上可见到没有胞质的单个细胞核

输卵管内膜异位症

输卵管内膜异位症是良性的，通常是内衬输卵管型上皮的囊性腺体，异位出现在腹膜或其他盆腔结构表面或淋巴结内（图 9.4）。

细胞学标准

- 有黏附性的、无分支的乳头状结构
- 成簇的、小而一致、间隔均匀的输卵管上皮细胞
- 核小而圆、一致，染色质细，核仁不明显
- 有纤毛或无纤毛，可见终板
- 可能存在砂粒体（但不常见）

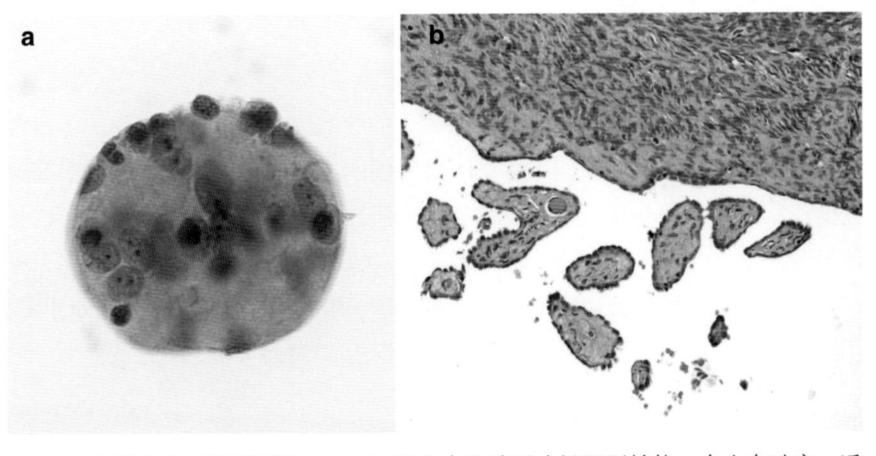

图 9.3 胶原小球，腹腔积液（a）。三维的大的球形或椭圆形结构，中央有致密、透明的基质；TP，巴氏染色。胶原小球，来源于卵巢（b）。胶原小球被一层稀疏的、间隔均匀的良性卵巢表面细胞所包绕；HE 染色

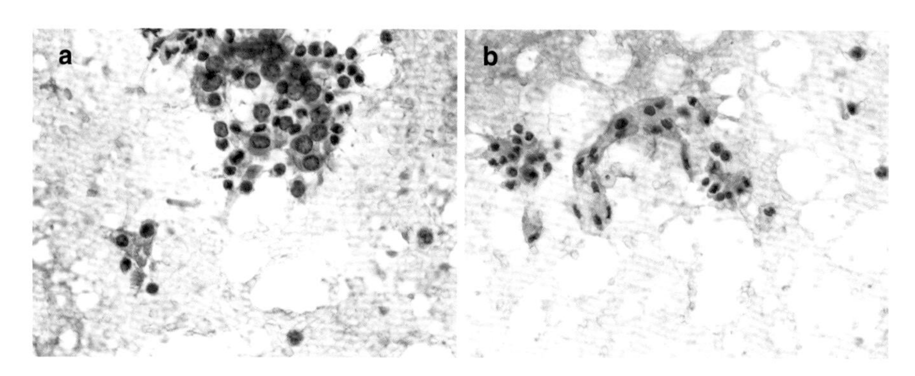

图 9.4　输卵管内膜异位症（a）。小簇状输卵管上皮细胞，细胞一致，间隔均匀，核小而圆，形态一致，染色质细，核仁不明显，可见纤毛和终板；CS，改良吉姆萨染色。输卵管内膜异位症（b）。小簇状输卵管上皮细胞，细胞小、形态一致，间隔均匀，核小而圆，染色质细，核仁不明显，嗜酸性纤毛明显；CS，改良吉姆萨染色

注释

输卵管内膜异位症的起源尚有争议。作为一种独立的疾病，输卵管内膜异位症在绝经后妇女中更为常见，也可与其他盆腔疾病相关，如平滑肌瘤、子宫内膜异位症、输卵管积水、盆腔粘连等[24,25]。输卵管内膜异位症表现为囊性或多囊性肿物。纤毛和（或）终板的存在支持良性过程，但已有带纤毛癌细胞的描述[26,27]。在这些腺体中可观察到砂粒体[28]。少数情况下，由于细胞变性，输卵管细胞的纤毛终板被破坏，导致纤毛细胞变性崩解，在未固定的新鲜标本中无核细胞的纤毛末端可以模拟寄生虫样蠕动（图 9.5）[29]。

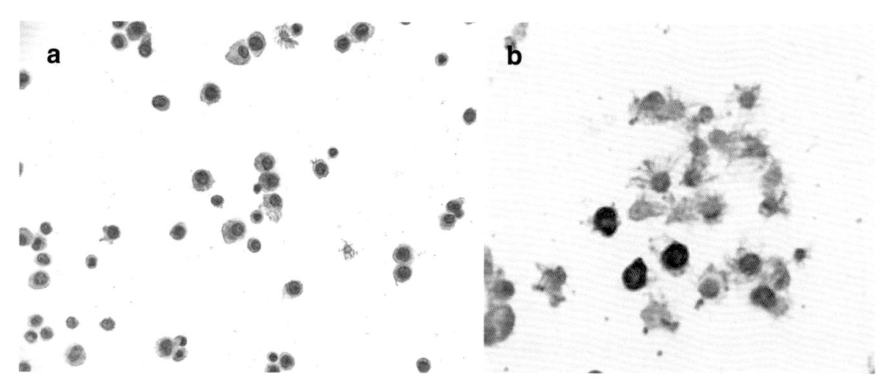

图 9.5　纤毛细胞变性崩解，输卵管细胞的纤毛末端散落在背景中（a）；巴氏染色纤毛细胞变性崩解，多量带纤毛的胞质碎片（b）；高倍，巴氏染色

炎症细胞（包括巨噬细胞）

腹腔积液中见到大量炎症细胞通常提示疾病、感染或组织修复，应报告为急性炎症（以中性粒细胞为主）、慢性炎症（以淋巴细胞为主）、肉芽肿性炎症（巨噬细胞、肉芽肿、多核巨细胞）或混合性炎症（图 9.6）。大多数良性炎症显示多亚群的炎症细胞且以一种细胞类型为主。

巨噬细胞在组织反应中的作用值得关注。在腹腔冲洗液标本中观察到巨噬细胞并不少见，特别是在炎症状态下。在浆膜腔积液中，巨噬细胞与退变的间皮细胞有时很难区分。这些细胞可以是单个的，也可以聚集在一起，胞质丰富，细胞核一致，可用 CD68 或 CD163 加以区分，偶可在这些细胞中观察到含铁血黄素沉着（图 9.7）。

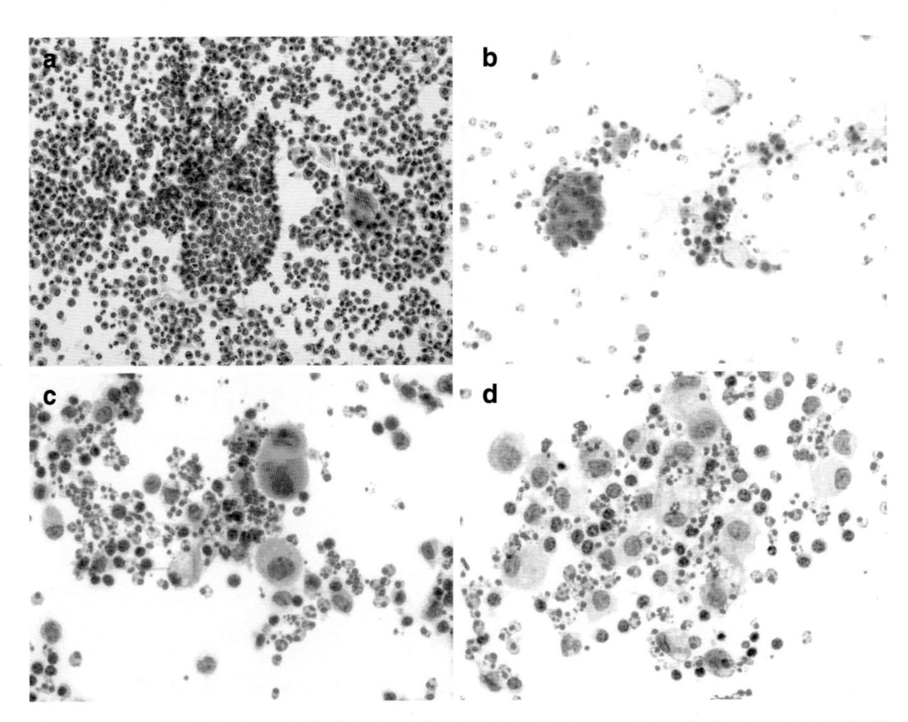

图 9.6　急、慢性混合炎症伴成片和单个的间皮细胞（a）。这些碎片可能是肠道破裂后的食物残渣；CS，巴氏染色。慢性（淋巴细胞性）炎症背景下的小簇状间皮细胞（b）。淋巴细胞黏附在间皮细胞上，一些间皮细胞内有空泡；CS，巴氏染色。间皮细胞之间的开窗（c）；CS，巴氏染色。组织细胞和淋巴细胞（d）。组织细胞核呈卵圆形、蚕豆形，核一致，染色质呈网状，胞质丰富、呈泡沫状、颜色苍白，淋巴细胞胞质少，核呈圆形，染色质粗而规则；巴氏染色

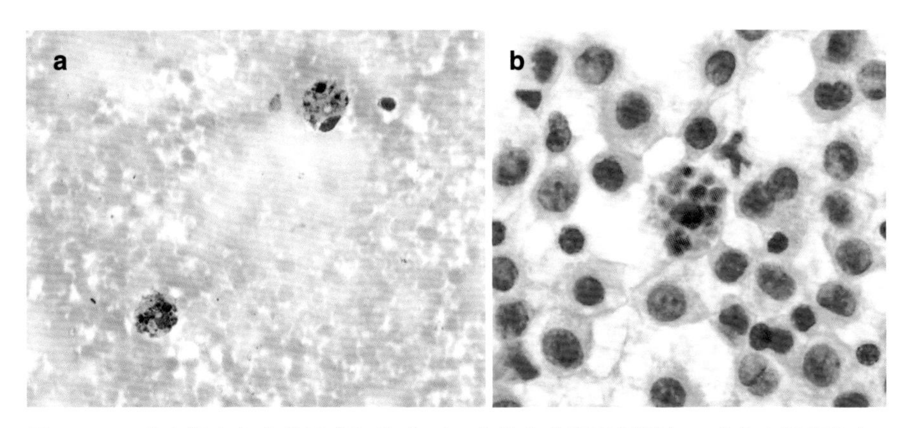

图 9.7　吞噬含铁血黄素的巨噬细胞（a）。含铁血黄素呈深紫色；改良吉姆萨染色。吞噬含铁血黄素的巨噬细胞与间皮细胞（b），来自子宫内膜异位症患者。细胞质中含铁血黄素呈暗绿色；CS，巴氏染色

细胞学标准（巨噬细胞）。

- 单个（典型地）或呈松散的簇状，有清楚的边界
- 细胞核呈卵圆形、蚕豆形，核一致（可见多核），染色质呈网状
- 核仁不明显
- 细胞质丰富、泡沫状、颜色苍白（无间皮细胞的“胞质双色”染色）
- 有大小不等的胞质空泡，空泡边缘模糊
- 细胞质内有内含物，如其他细胞、细胞碎片、细菌、真菌、晶体和色素（胆色素、含铁血黄素、黑色素）

注释

腹膜在调节腹腔和盆腔的炎症过程中起着关键作用[30]。腹膜炎症的原因包括感染性输卵管炎、异位妊娠、子宫内膜异位症、阑尾炎、细菌感染（如结肠憩室破裂）、胆汁性腹膜炎、创伤、手术和癌症。急性腹膜炎的常见致病微生物是革兰氏阳性表皮葡萄球菌、金黄色葡萄球菌或革兰氏阴性肠道细菌，它们可诱导大量中性粒细胞。慢性炎症主要以成熟的淋巴细胞为主，可能与低级别淋巴瘤形态相似，流式细胞有助于鉴别。肉芽肿性炎症通常提示异物或真菌感染，如组织胞质菌病，但也可由分支杆菌引起。可见成簇的巨噬细胞和多核巨细胞，透析患者特别容易发展为慢性腹膜炎和感染[31]。巨噬细胞中特殊吞噬物的存在有助于疾病的识别。含铁血黄素（铁染色证实）和（或）吞噬红细胞提示活动性或陈旧性出血，这是子宫内膜异

位症的常见症状。巨噬细胞和多核巨细胞吞噬金绿色胆色素和胆固醇结晶，提示胆漏；胆漏时还可见到细胞外稀薄的绿色黏液和微球状结石[32]。胆汁性腹膜炎是一种严重的疾病，死亡率很高，如果怀疑为胆漏应立即报告。

子宫内膜异位症

子宫内膜异位症的特征是子宫内膜腺体和间质异位（图 9.8）。

细胞学标准

- 子宫内膜细胞呈蜂窝状细胞片，细胞核紧密、一致，呈卵圆形

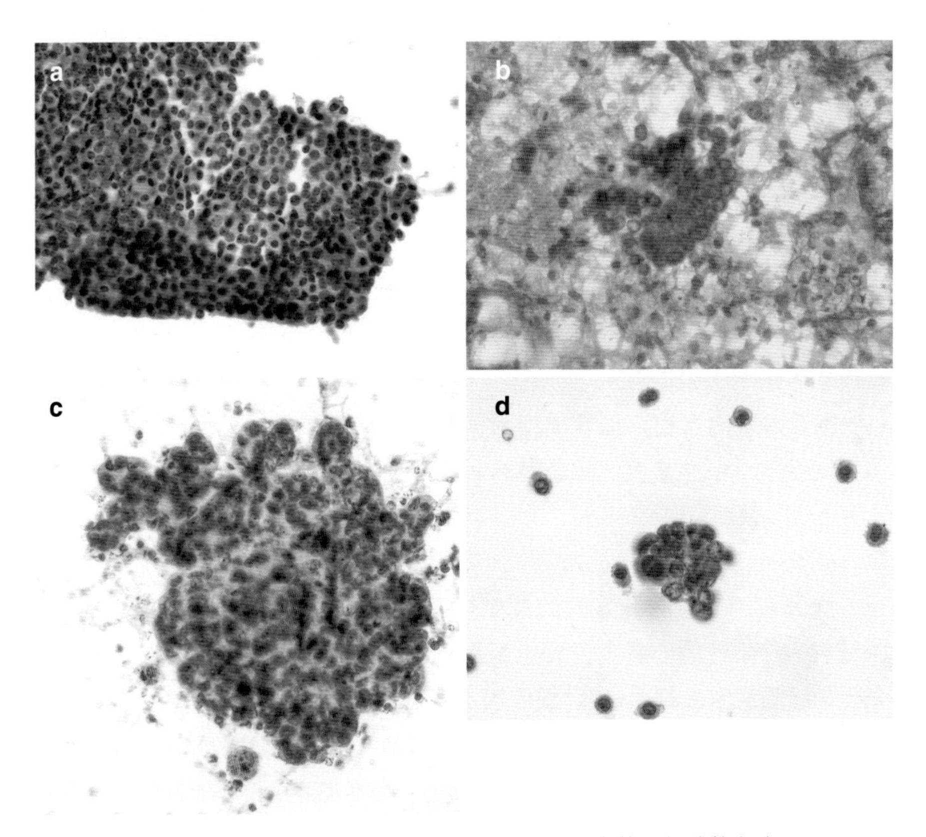

图 9.8 子宫内膜异位症（a）。子宫内膜腺细胞片呈蜂窝状，细胞核紧密、一致，呈卵圆形；TP 制片，巴氏染色。子宫内膜异位症（b）。由小的子宫内膜细胞形成紧密黏附的三维细胞球，核小，呈圆形、卵圆形，染色质深染；巴氏染色。子宫内膜异位症（c）。紧密黏附的子宫内膜细胞，细胞核呈圆形、卵圆形，轻度深染，细胞拥挤，可见退变的红细胞；巴氏染色。子宫内膜异位症（d）。一簇三维结构小的子宫内膜细胞，背景为子宫内膜间质细胞；TP 制片，巴氏染色

- 小的子宫内膜细胞形成紧密黏附三维细胞球，核呈圆形、卵圆形，染色质深染
- 柱状子宫内膜细胞组成分支小管，细胞核小到中等，大小一致
- 子宫内膜腺细胞可表现为轻度核增大、深染，排列拥挤和紊乱
- 腺细胞异型性和核分裂象少见
- 子宫内膜间质细胞疏松片状，核胖，呈圆形、卵圆形或梭形，胞质边界模糊，合胞体样
- 单个子宫内膜间质细胞多表现为卵圆形细胞核，可见核沟，核膜不规则，胞质稀少
- 与妊娠相关的蜕膜变的子宫内膜间质细胞连接松散，呈上皮样，胞质丰富
- 可见吞噬含铁血黄素的巨噬细胞（通常突出）和退变的血细胞

注释

子宫内膜异位症的起源尚不清楚，但可能与子宫内膜通过输卵管、手术或血道播散的异位生长有关，也可能是由盆腔腹膜中的米勒管分化而来。子宫内膜异位症的组织学诊断至少需要有以下两种成分：子宫内膜腺体、子宫内膜间质和（或）吞噬含铁血黄素的巨噬细胞。细胞病理诊断通常可以通过术中发现棕色或褐色的巧克力囊肿并伴有良性子宫内膜细胞和吞噬含铁血黄素的巨噬细胞来确定。腹腔冲洗液中的良性子宫内膜细胞与宫颈涂片中脱落的良性子宫内膜细胞表现相同，但前者可能保存得更好，细胞学特征更清晰[33,34]。盆腔冲洗液中很少发现子宫内膜间质细胞，但在细胞块中可能更加明显。CD10 可用于识别细胞块中的间质细胞[35]。通常吞噬含铁血黄素的巨噬细胞占主导地位，在适当的情况下，高度提示为子宫内膜异位症[33,36]。仅靠吞噬含铁血黄素巨噬细胞的存在不能诊断子宫内膜异位症，因为这些细胞也可出现于其他与出血相关的情况。子宫内膜异位症是盆腔冲洗液假阳性结果的原因之一[37]。

报告范例

例 9.1

腹腔积液，冲洗液。

- 评估满意

- 未见恶性：良性间皮细胞和胶原小球
- 类别：未见恶性

注：有胶原小球和反应性间皮细胞，但这些是良性成分，无临床意义。

例 9.2

腹腔积液，冲洗液。

- 评估不满意：炎症背景
- 未见恶性：急性炎症
- 类别：未见恶性

例 9.3

腹腔积液，冲洗液。

- 评估满意
- 未见恶性：良性子宫内膜细胞和吞噬含铁血黄素的巨噬细胞，符合子宫内膜异位症的诊断
- 类别：未见恶性

非上皮成分

背景

非上皮成分在腹腔积液中很少见，其中最重要的是砂粒体、无细胞黏液和胆汁。其他可能意外出现的非上皮成分包括：手术用品，如止血微晶胶原、滑石粉颗粒、移植纤维网、润滑剂、油、纤维素和棉花纤维或缝合材料；微生物，如细菌、真菌和寄生虫；肠破裂或外伤的碎片（包括植物细胞壁和植物成分）（图 9.9）；剖宫产术中溢漏的羊水，含皮脂（角蛋白、良性鳞状细胞、皮脂、绒毛）或胎粪。

砂粒体

高达 20% 的盆腔冲洗液标本可见砂粒体（图 9.10）[38]。

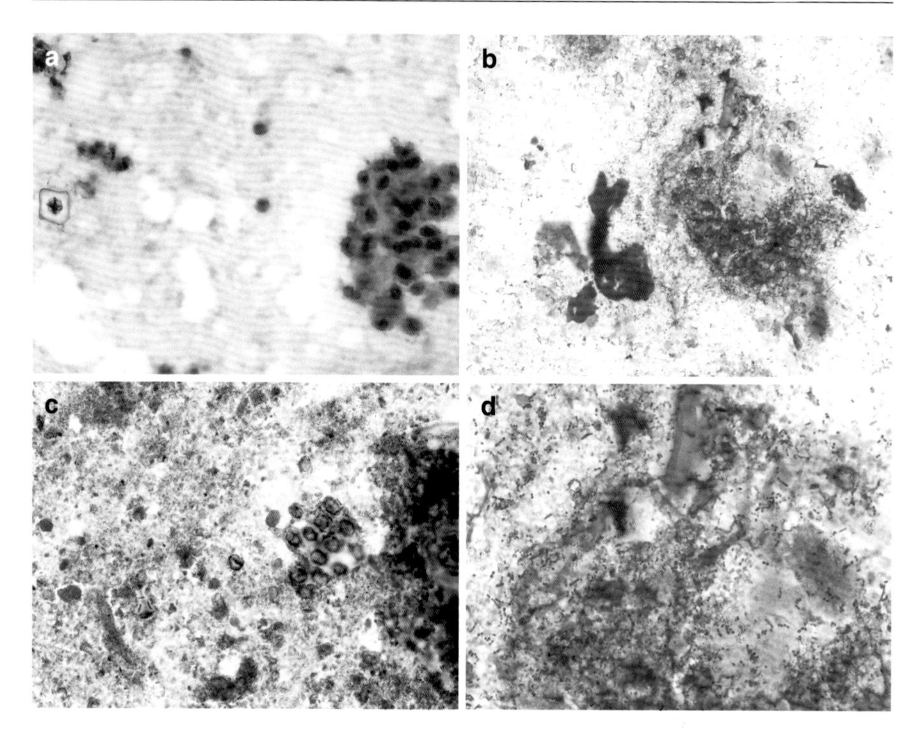

图 9.9　盆腔冲洗液中的滑石粉颗粒，轮廓不规则，有折光，中心有小 "x"；改良吉姆萨染色（a）。肠破裂导致的肠内容物（b）。可见非细胞碎片和大量细菌；改良吉姆萨染色。肠破裂导致的肠内容物（c）。有植物成分，无细胞碎片、细菌和晶体；巴氏染色。肠破裂导致的肠内容物（d）。可见大量无细胞碎片，含有球菌和杆菌；改良吉姆萨染色

细胞学标准

- 球形、致密、深染、有同心层状结构的钙化
- 大小不一，有时分散或碎裂
- 无附着的上皮或间皮细胞
- 背景细胞稀少

注释

砂粒体可与良性情况或肿瘤过程相关。良性情况包括输卵管内膜异位症、子宫内膜异位症、间皮增生和良性卵巢肿瘤（主要是浆液性肿瘤）[38]。游离的砂粒体无附着的细胞和非典型细胞成分更可能提示良性过程，而附着细胞的砂粒体和背景富于细胞更有可能是恶性。约半数有砂粒体的腹腔冲洗液病例与恶性肿瘤或卵巢交界性肿瘤相关，包括浆液性癌或浆液性交界性肿

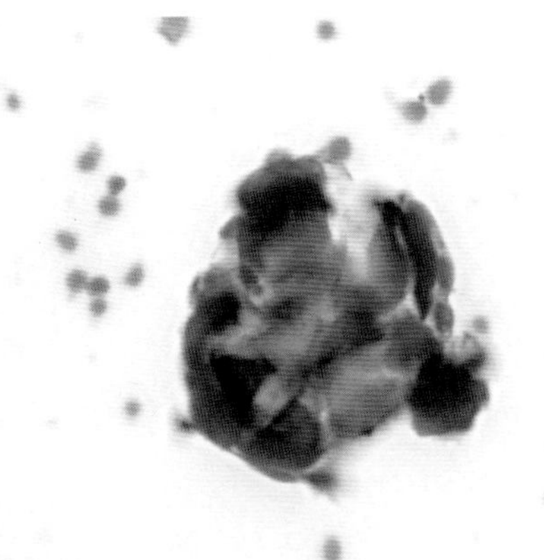

图 9.10 砂粒体。球形、致密、深染、有同心层状结构的钙化，有间皮细胞附着；巴氏染色

瘤（最常见），子宫内膜样癌（少见），间皮瘤（罕见）[39–41]。大量的砂粒体出现可能预示着砂粒体癌，这是一种由超过 75% 砂粒体组成的浆液性肿瘤[42,43]，但这种病变已不再是一个独立的实体肿瘤，不能通过细胞学诊断。

无细胞黏液

无细胞黏液是一种异常发现，必须与临床和手术所见结合才能确定其意义，应予以报告（图 9.11）。

细胞学标准

- 从厚到薄，颗粒状或光滑的基质
- 基质内褶皱样、流水样和波纹状
- 边缘模糊，模糊的边缘似乎与背景融合
- 无上皮细胞

注释

腹膜假黏液瘤（PMP）是一种黏液存在于腹膜腔内的临床疾病，不作为诊断的术语。黏液通常由低级别的阑尾黏液性肿瘤产生。此病变破裂引起腹

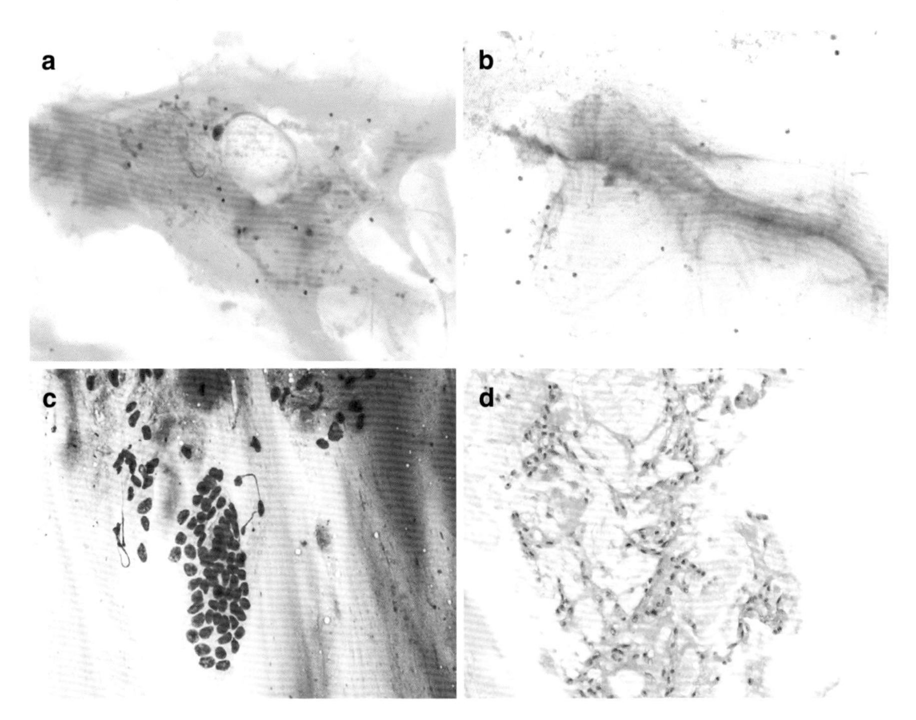

图 9.11　无细胞黏液（a）。从厚到薄的、细颗粒状的或光滑的基质；巴氏染色。无细胞黏液（b）。基质内褶皱和波纹有助于区分黏液和类似物；巴氏染色。分化好的黏液癌（c）。非典型上皮细胞，核轻度不规则和拥挤，细胞呈平铺片状、簇状或单个，背景为稠厚黏液；改良吉姆萨染色。细胞块切片显示稠厚黏液和非典型细胞（d）；HE 染色

腔内黏液，腹腔积液中有或没有低级别的上皮细胞，这被称为播散性腹膜腺黏蛋白病（DPAM）[44]。胆囊或胃肠道其他部位的高级别恶性细胞也可产生黏液；这些细胞通常种植在腹腔内。必须小心避免将假象看作黏液，方法是用特殊染色来确认黏液的存在，如淀粉酶消化或不经淀粉酶消化的 PAS 染色、阿尔辛蓝染色或黏液卡红染色。真黏液为黏液卡红阳性，在 PAS 染色经淀粉酶消化后仍为阳性。外科收集吸引装置可能内衬一种类似黏液的材料，但在细胞学上可能显示真正黏液中不存在的条纹和钝厚的边缘[45]。

胆汁

腹腔积液中胆汁的存在与胆汁漏相关，胆汁从胆囊漏出并累及腹膜表面（图 9.12）。

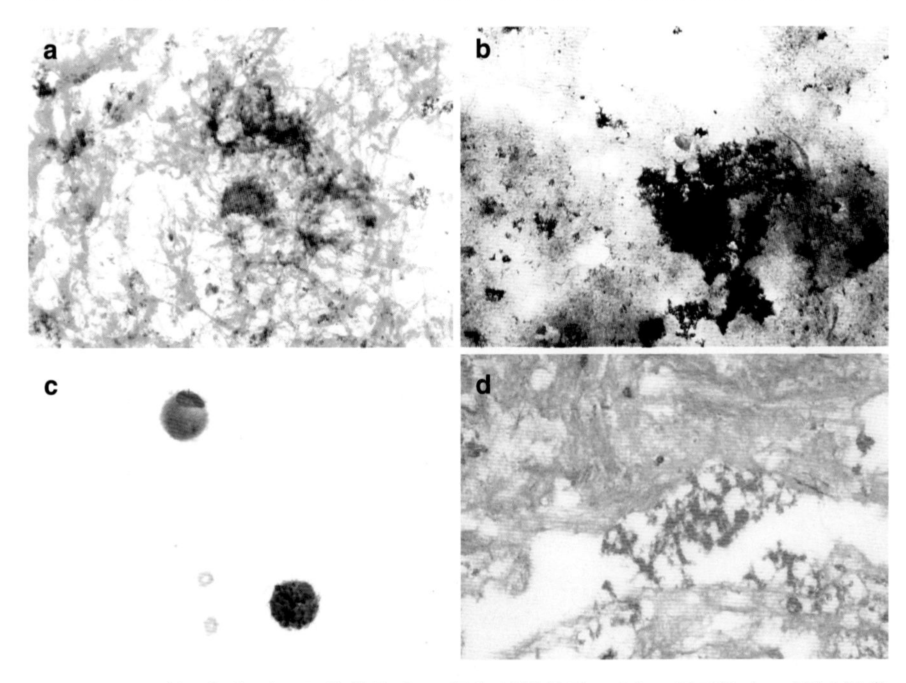

图 9.12 胆汁漏出（a）。团块状的金－绿色纤维物质；CS，巴氏染色。胆汁漏出（b）。深金棕色的团块状纤维物质；CS，改良吉姆萨染色。胆汁漏出的盆腔冲洗液中吞噬胆色素的巨噬细胞（c）；CS，改良吉姆萨染色。胆汁漏出（d）。盆腔冲洗液中可见金黄色纤维状物质；细胞块，HE 染色

细胞学标准

- 金黄色至绿色纤维状物质，成团块状或水池状（看起来极度干枯的水池）
- 不同数量的炎症细胞，主要是中性粒细胞和部分淋巴细胞
- 吞噬胆汁的巨噬细胞
- 不同大小的胆固醇结晶 / 碎片，有时出现在多核巨细胞中
- 肉芽肿性炎症，包括多核巨细胞
- 间皮细胞

注释

胆汁性腹膜炎是一种严重的无菌性炎症反应，需要紧急手术干预。组织学上，它不一定会引起严重的急性炎症，而更多地表现为慢性炎症，可见肉芽肿性炎症和吞噬胆固醇的多核巨细胞。胆汁性腹膜炎的常见原因为胆道结石排出、胆道梗阻、胆道炎症、胆囊切除术、胆囊或胆道穿孔[32]。此类样本常呈黏液阳性，胆红素阴性[46]。

报告范例

例 9.4

腹腔冲洗液。

- 评估不满意：细胞少
- 未见恶性：有砂粒体（见注）
- 类别：未见恶性

注：砂粒体无上皮细胞附着。大多数情况下，这一发现与良性病变有关，如输卵管内膜异位症、子宫内膜异位症、间皮增生或良性卵巢肿瘤，但也可能与肿瘤性病变有关，如交界性和恶性浆液性肿瘤，需要结合临床。

例 9.5

腹腔冲洗液。

- 评估满意
- 非典型上皮细胞伴砂粒体
- 类别：意义不明确的非典型性

注：砂粒体有上皮细胞附着，具有米勒管来源的特征。这种形态学上呈良性表现的细胞对 PAX8、ER 和 CK7 呈阳性反应，可能代表输卵管内膜异位症、子宫内膜异位症或良性 / 低级别卵巢浆液肿瘤，但由于没有相应的手术标本进行相关性分析，尚需结合临床。

例 9.6

腹腔冲洗液。

- 评估不满意：细胞少
- 未见恶性：有无细胞黏液（见注）
- 类别：未见恶性

注：无细胞黏液已被证实经淀粉酶消化后 PAS 呈阳性，并且染色过程有适当的对照实验。此发现与腹膜假黏液瘤有关。细胞成分存在或缺失是一个重要的预后特征；在这种情况下，无细胞通常预示着较好的预后。无细胞黏液也可能与其他胃肠道、胰腺或卵巢黏液性肿瘤有关，尚需结合临床。

间皮增生

对于间皮增生怀疑间皮瘤者，可根据第 5 章和第 6 章提到的描述进行评估。女性最常见的间皮增生是良性腹膜包涵囊肿（PIC），可以是单房或多房。单房性 PIC 通常是偶然发现的。多房性 PIC 可产生大肿块，引起疼痛，且常与既往手术史、子宫内膜异位症或盆腔炎症相关[47]。大多数情况下，这些细胞与腹腔内的其他良性间皮细胞无法区分，有时它们可能发生鳞状或黏液上皮化生、反应性改变而呈轻度异型性。

高分化乳头状间皮瘤

高分化乳头状间皮瘤（WDPM）主要发生于女性腹膜，往往在临床中被偶然发现，可以是单个或多个病灶，与石棉沉着病无关，可能与子宫内膜异位症或腹部外科手术有关。该病是一种低级别肿瘤，表现为良性肿瘤，很少复发或持续存在于腹膜[48]，在女性和男性胸膜中都可发生。

细胞学标准

- 钝而宽的乳头，中心平滑、透明变或有纤维性轴心，被覆单层立方间皮细胞，常呈球形
- 乳头周围的间皮细胞肥胖或呈鞋钉状
- 单层肥胖的间皮细胞片
- 细胞核呈圆形且一致，染色质细，核仁不明显
- 轴心可能含有组织细胞和多核巨细胞
- 散在或少量的炎症细胞
- 细胞无或有轻度异型性
- 无核分裂象
- 可能存在砂粒体

注释

WDPM 在积液[49]中的细胞学特征与其在细针穿刺[50]中的细胞学特征一致，但积液标本中细胞更少，显示更多的背景间皮细胞。需与胶原小球进行鉴别，WDPM 的乳头有更多的细胞。乳头被覆细胞的钙网膜蛋白、D2-40 和 HBME1 为阳性。上皮细胞标志物如 BerEp4 和 MOC-31 为阴性。WDPM 可能对 PAX8 呈阳性，从而有可能被怀疑为米勒管来源的肿瘤，这是一个诊

断陷阱。WDPM 的诊断还应排除恶性间皮瘤（图 9.13）。这些病变最好归类为 AUS，如果有明确的手术病理结果参照，可注释符合 WDPM。

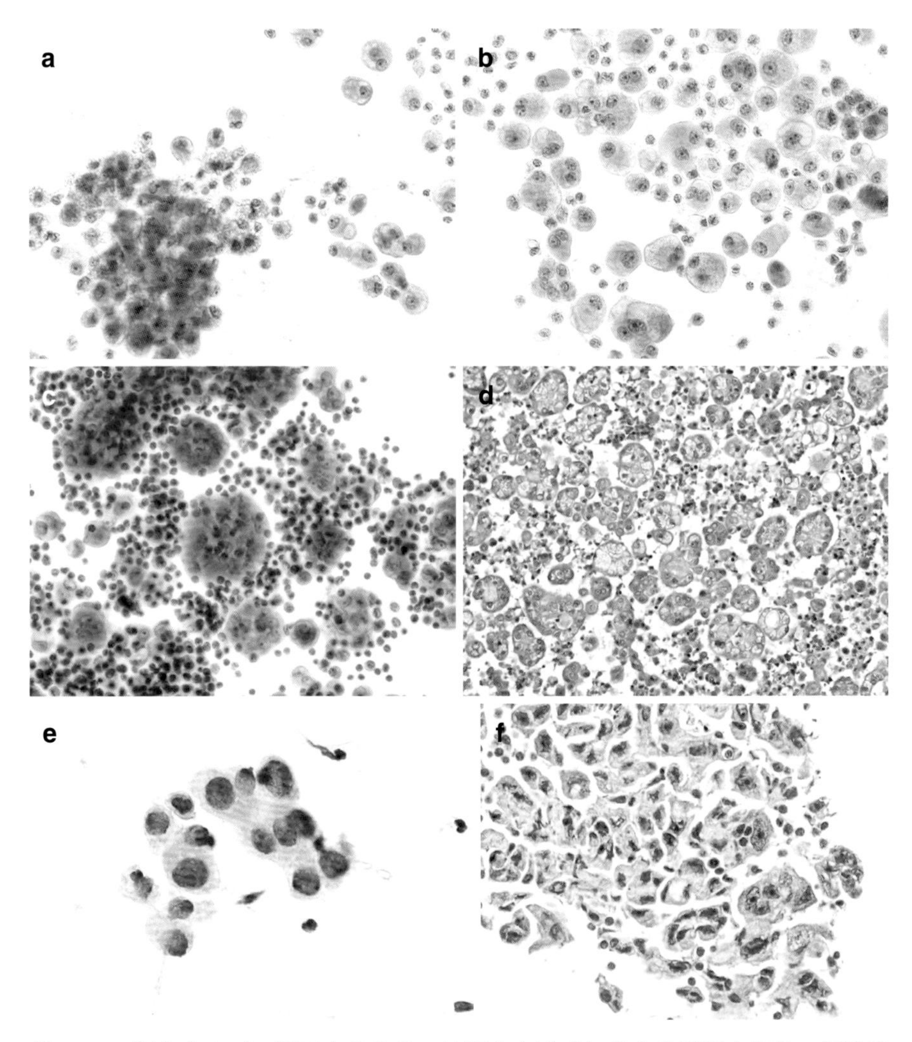

图 9.13　间皮瘤（a）。钝而宽的乳头，被覆立方形或钉状非典型间皮细胞，细胞核圆形，染色质细，核仁小或不明显；巴氏染色。间皮瘤（b）细胞单个散在，细胞核有多形性，大小不一，胞质丰富，常见双核和多核；巴氏染色。间皮瘤（c）。肿瘤细胞呈小簇状和富于细胞的球状，有淋巴细胞背景；巴氏染色。间皮瘤（d）。呈簇状或单个的恶性细胞，细胞核有多形性，大小不一，胞质丰富，在细胞簇的周围可见鞋钉状细胞；细胞块，HE 染色。间皮瘤（e）。细胞核有多形性，大小不一，胞质丰富，核仁突出的一小簇细胞。改良吉姆萨染色。间皮瘤（f）。恶性细胞伴多形性，细胞核大小不一，胞质丰富；细胞块，HE 染色

报告范例

例 9.7

右侧盆腔，腹腔冲洗液。

- 评估满意
- 非典型间皮细胞，符合高分化乳头状间皮瘤的诊断
- 类别：意义不明确的非典型性

注：将细胞学检查与腹膜肿瘤手术切除标本进行比对，两者相一致，细胞块中肿瘤细胞的钙网膜蛋白、WT1 和 D2−40 为阳性，证实了间皮起源。

低级别肿瘤细胞

腹腔冲洗液标本中常见温和的上皮细胞，可能为良性病变（如输卵管内膜异位症）或低级别肿瘤（如卵巢交界性肿瘤）（表 9.3）。这些细胞可能与砂粒体有关，也可能与砂粒体无关；来自肿瘤的砂粒体更多见于富含细胞的样本，包括一些不含砂粒体的细胞簇。对于浆液性交界性肿瘤患者，如果浆膜腔积液中出现罕见的腺体片段可能会导致诊断困难。因为需要与这些腺体相鉴别的肿瘤中许多是米勒管来源，免疫组织化学检测通常对鉴别诊断没有帮助。当病变累及卵巢或腹膜表面时，肿瘤的存在常会导致冲洗液标本中的细胞增生。细胞学检查与手术标本的比对是确定细胞来源的关键，如果二者一致，它们很可能是同源的。

表 9.3 温和上皮细胞和低级别肿瘤细胞的鉴别诊断

病变	诊断线索
浆液性交界性肿瘤	与患者已确诊的肿瘤形态一致
低级别浆液性癌	与患者已确诊的肿瘤形态一致
输卵管内膜异位症 / 输卵管上皮细胞	有终板和（或）纤毛的柱状细胞，临床症状不明显，常见于盆腔冲洗标本
子宫内膜异位症	细胞形态类似于宫颈涂片中的子宫内膜细胞；背景包括退变的血液和吞噬含铁血黄素的巨噬细胞；术前或术中有子宫内膜异位症的临床表现

续表

病变	诊断线索
囊性腺纤维瘤 / 腺纤维瘤	有终板和（或）纤毛的柱状细胞，临床症状不明显，常见于盆腔冲洗标本，与患者已确诊的肿瘤形态一致（如果能比较）
良性间皮细胞片	间皮标志物（如钙网膜蛋白）阳性，MOC-31 和 BerEp4 阴性

良性卵巢上皮性肿瘤

背景

良性卵巢上皮性肿瘤通常不会在腹腔冲洗液标本中出现，除非在手术过程中肿瘤破裂（医源性原因）或肿瘤累及卵巢表面的罕见病例，如卵巢表面浆液性乳头状瘤。卵巢上皮性肿瘤根据其上皮细胞可分为：浆液性、黏液性、子宫内膜样、透明细胞性、浆液粘液性和移行性（卵巢布伦纳瘤）。良性肿瘤包括乳头状瘤、腺纤维瘤和囊腺瘤，上皮细胞倾向于在浆膜腔积液中形成紧密的球团，这使得识别纤毛、黏液空泡或特殊细胞核等特征变得困难。积液中任何细胞的变性都能产生细胞质空泡，因此胞质空泡不能作为产生黏液的证据。

浆液性囊腺瘤

浆液性囊腺瘤的医源性破裂可导致腹膜冲洗液中富含细胞，其中有数量不等的良性浆液型腺体，细胞学形态与输卵管内膜异位相同，但细胞数量更多（图 9.14）。纤毛这一特征虽然独特，但往往不明显。

黏液性囊腺瘤

黏液性囊腺瘤的医源性破裂可导致腹腔冲洗液中富含细胞，可见良性黏液型腺体呈片状、乳头状，有或无细胞外黏液（图 9.15）。黏液上皮细胞类似宫颈管内膜细胞或肠上皮细胞，具有细胞内黏液，可见杯状细胞。虽然良性肿瘤因脱落的细胞较少，冲洗液样本中的细胞数量会比交界性肿瘤少，但通常从细胞学上无法区分肿瘤是良性还是交界性[51]。此外，与低级别浆液

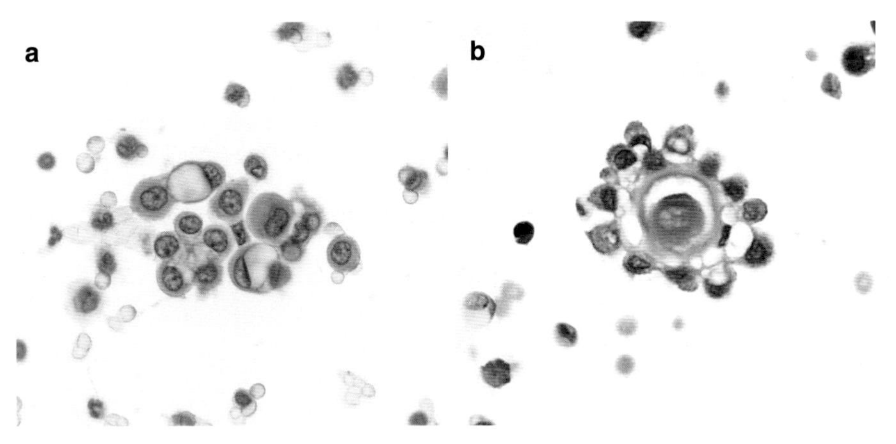

图 9.14　浆液性囊腺瘤（a）。小簇良性浆液性腺细胞，胞质内可见小空泡；巴氏染色。浆液性囊腺瘤（b）。小簇良性浆液性腺细胞，中心为砂粒体，注意细胞核小；细胞块，HE 染色

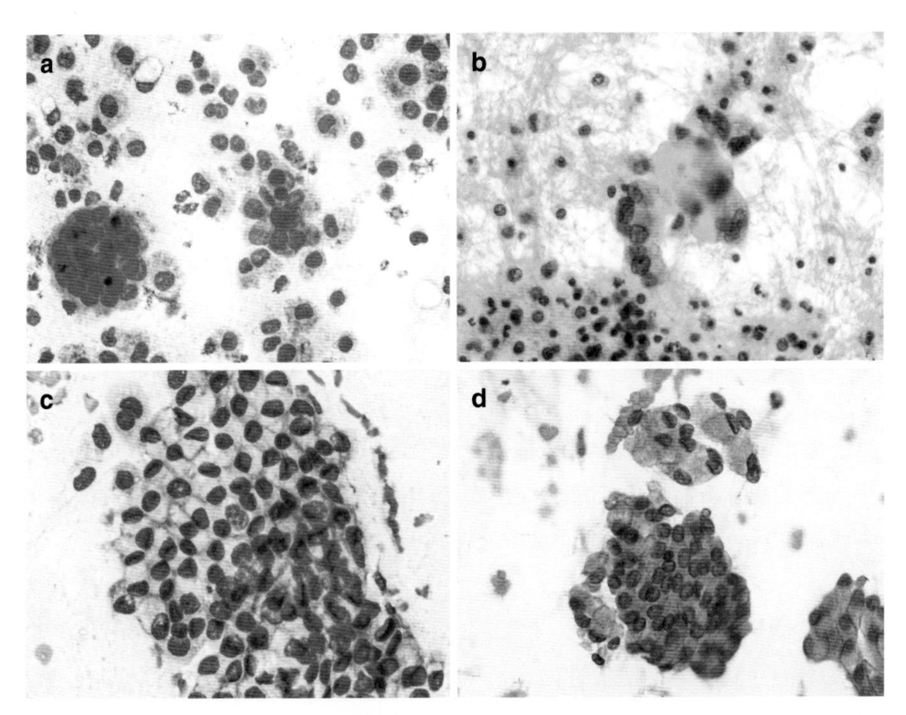

图 9.15　黏液性囊腺瘤（a）。细胞标本中可见小乳头状或单个的良性黏液性腺细胞，部分细胞含黏液空泡；CS，改良吉姆萨染色。黏液性囊腺瘤（b）。小簇和单个的黏液性腺细胞，伴黏液背景；CS，巴氏染色。黏液性囊腺瘤（c）。良性蜂窝状黏液性腺细胞片；CS，改良吉姆萨染色。黏液性囊腺瘤（d）。良性黏液性腺细胞呈片状或小簇状；细胞块，HE 染色

性肿瘤相比，良性和黏液性交界性肿瘤更不易产生腹腔积液细胞学阳性[52]。卵巢黏液性囊腺瘤与腹膜假黏液瘤相关。

浆液黏液性囊腺瘤

浆液黏液性囊腺瘤（曾被认为是宫颈管内膜型黏液性肿瘤）是卵巢肿瘤的一种特殊亚型，由两种及以上的米勒细胞（浆液性、宫颈管内膜、子宫内膜或透明细胞）组成，最常见的是浆液性和宫颈管内膜黏液性细胞，发生于中年妇女，伴有子宫内膜异位症。这些肿瘤医源性破裂可导致浆液黏液性囊腺瘤中良性腺体组织的溢出[53]。细胞学特征与良性浆液性肿瘤有重叠，但也存在宫颈管内膜细胞。

子宫内膜样囊腺瘤

卵巢子宫内膜样肿瘤很少见，并常伴有子宫内膜异位症。子宫内膜样囊腺瘤和交界性肿瘤往往是实性肿瘤，伴有子宫内膜异位囊肿时也可见到小囊样间隙或壁内结节。这些肿瘤脱落细胞与子宫内膜异位症中发现的细胞相同，可能无法区分它们。与子宫内膜异位症相比，肿瘤中吞噬含铁血黄素的巨噬细胞即使存在，通常数量也比较少。

卵巢布伦纳瘤和卵巢交界性布伦纳瘤

卵巢布伦纳瘤和卵巢交界性布伦纳瘤是移行细胞肿瘤，有时与卵巢黏液性肿瘤有关，由于其致密的纤维间质，很少有细胞脱落入腹腔。来自卵巢良性布伦纳瘤的移行上皮细胞偶尔会出现在积液中，呈片状或簇状，细胞间隔均匀；这些细胞与间皮细胞片非常相似，均显示卵圆形核，有纵行核沟和小核仁。类似的细胞片还可以来自腹膜移行细胞化生。认识到它们是良性的比识别它们的来源更重要。卵巢交界性布伦纳瘤有乳头结构，伴纤维血管轴心，被覆移行上皮，细胞较良性更丰富，可能与积液中的尿路上皮癌细胞相似，尿路上皮癌的细胞核均匀增大，核更深染，排列更拥挤重叠[54]。卵巢布伦纳瘤和卵巢交界性布伦纳瘤比较少见，不太可能出现在腹腔冲洗液中。

卵巢交界性肿瘤：浆液性、黏液性和子宫内膜样

卵巢交界性肿瘤的恶性潜能不确定，易复发。这些肿瘤具有良性和恶性肿瘤之间的形态和结构特征，而这些特征在细胞学标本中可能不易察觉。一

般来说，与恶性肿瘤相比，交界性肿瘤细胞数量更少，细胞形态更一致[35]。腹腔冲洗液由于在腹膜表面广泛采样，对检测交界性肿瘤的亚临床腹膜内播散更具优势[55]。可能还需要用细胞块和辅助诊断来确定肿瘤类型，以及鉴别间皮细胞和间皮瘤。这类肿瘤中最重要（也是最常见）的是浆液性交界性肿瘤。

浆液性交界性肿瘤

卵巢的浆液性交界性肿瘤（SBT）很常见，肿瘤常累及双侧卵巢，多见于育龄期妇女。通常生存期长，但因其在腹膜表面形成非浸润性和浸润性种植而影响预后。高达 30%~40% 的浆液性交界性肿瘤可出现腹腔冲洗液阳性，这通常与腹腔内种植有关（图 9.16）[55,56]。

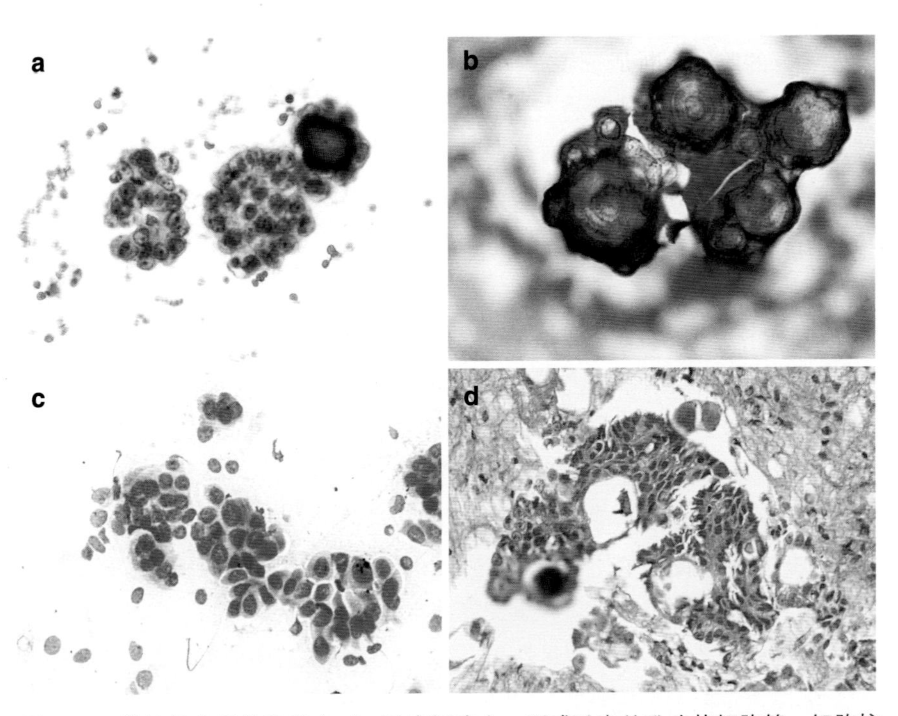

图 9.16 浆液性交界性肿瘤（a）。肿瘤细胞小，形成致密的乳头状细胞簇，细胞核一致，核质比高，细胞边界清晰，乳头边缘平滑、清晰、均匀，细胞整齐地排列在乳头边缘，可见砂粒体；CS，巴氏染色。浆液性交界性肿瘤（b）。砂粒体的同心层状结构；CS，改良吉姆萨染色。浆液性交界性肿瘤（c）。小的肿瘤细胞构成乳头状细胞簇，核质比高，边界清晰，注意核大小不一；CS，改良吉姆萨染色。浆液性交界性肿瘤（d）。片状排列的肿瘤细胞，细胞小，核质比高，边界清楚，可见砂粒体；细胞块，HE 染色

细胞学标准

- 肿瘤细胞多少不定，排列成中等到大、紧密黏附的乳头簇
- 乳头边缘平滑、清晰、均匀，细胞整齐地排列在乳头边缘
- 几乎没有单个的肿瘤细胞
- 细胞小，核质比高，细胞边界清晰
- 细胞核深染，染色质粗，无或轻度核异型性
- 核分裂象罕见
- 可见细胞质空泡（较浆液性癌少见）
- 砂粒体常见
- 细胞块显示有间质轴心的乳头结构，被覆肿瘤细胞

注释

主要的鉴别诊断是浆液性癌。通常细胞学上不能区分 SBT 和低级别浆液性癌，但可以排除高级别浆液性癌（HGSC）[41]。如果是交界性肿瘤，腹腔冲洗液中的肿瘤细胞应归类为 AUS，如果是癌，这些肿瘤细胞应归类为 SFM 或 MAL，诊断需与手术标本相关联。最好的做法是在报告冲洗液标本前与组织学诊断相对照。

黏液性交界性肿瘤

黏液性交界性肿瘤（MBT）大多是良性的（80%），通常是双侧的，体积非常大。卵巢黏液性交界性肿瘤与腹膜假黏液瘤相关，当存在丰富的黏液背景时应予以考虑，但应排除产生黏液的转移性肿瘤（特别是结肠、阑尾、胰腺、胆囊和子宫颈）。卵巢黏液性交界性肿瘤比原发性卵巢黏液腺癌更为常见，但很少在腹膜冲洗液中发现[52]。

细胞学标准

- 含有细胞内黏液的细胞簇（经黏液卡红染色确认）
- 可能存在细胞外黏液
- 柱状细胞不明显，在细胞簇边缘容易观察到
- 细胞核小到中等大小，一致，偏位，染色质粗
- 细胞质中等空泡化，可能有杯状细胞
- 无到轻度核异型性

- 核分裂象罕见

注释

在黏液性的良性、交界性、恶性肿瘤和转移性肿瘤之间，细胞学形态有明显的重叠，鉴别诊断需要手术切除后取样并与临床对照。甚至黏液性恶性肿瘤也可能出现貌似良性的上皮，这也是假阴性的解释之一[57]。细胞分化可呈肠型或宫颈管内膜型。原发性卵巢肠型黏液性肿瘤往往 CK7 呈强阳性，CK20 呈阴性或仅局灶性阳性，而胃肠道肿瘤 CK20 呈强阳性。CDX2 在原发性卵巢黏液性肿瘤中约有 1/3 呈阳性，SATB2 反应有助于区分结肠与阑尾转移性肿瘤（阳性）和原发性卵巢黏液性肿瘤（MC）(阴性)[58]。宫颈管内膜型卵巢黏液性肿瘤具有不同的免疫组织化学谱系，ER、PR、CA125 和 mesothelin 呈阳性[59]。

子宫内膜样交界性肿瘤

子宫内膜样交界性肿瘤（EBT）的发生率远低于浆液性和黏液性交界性肿瘤[60]。因此，EBT 种植引起的阳性盆腔冲洗液非常罕见[61]。在一项 33 例子宫内膜样交界性肿瘤的研究中，只有 1 例盆腔冲洗液阳性[60]。EBT 常与子宫内膜异位症有关。没有文献描述腹腔积液的细胞学特征。这些肿瘤在细胞学上可能与子宫内膜异位症、良性子宫内膜样肿瘤、卵巢或子宫的低级别子宫内膜样癌难以区分。形态学上，冲洗液中的肿瘤细胞与组织学切片和宫颈涂片中的肿瘤细胞相似，具有小的子宫内膜样细胞，轻度异型性，核分裂象少见（图 9.17）。细胞核呈卵圆形，核仁小但明显，染色质粗、分布均匀。柱状细胞不常见。细胞质中有空泡，胞质内未见中性粒细胞。

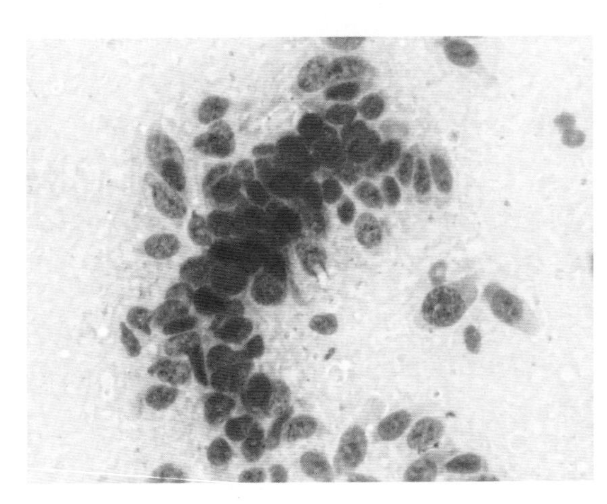

图 9.17　子宫内膜样交界性肿瘤。簇状和单个小的子宫内膜样柱状细胞，核异型性小，细胞核呈卵圆形，染色质均匀分布；CS，改良吉姆萨染色

报告范例

例 9.8

盆腔、腹腔冲洗液。

- 评估满意
- 良性形态的腺细胞，背景为间皮细胞、组织细胞和淋巴细胞（见注）
- 类别：未见恶性

注：标本含有极少形态温和的腺细胞片，BerEp4 和 PAX8 阳性，钙网膜蛋白阴性。这一表型与米勒管来源的上皮细胞一致。复查患者的手术标本，为浆液性交界性肿瘤，并伴有大量砂粒体钙化。考虑到目前盆腔冲洗标本中没有相关的砂粒体，并且腺细胞量很少，我们认为患者的浆液性交界性肿瘤与之无关。这些腺细胞可能代表良性的过程，如输卵管内膜异位症。

例 9.9

盆腔、腹腔冲洗液。

- 评估满意
- 符合浆液性交界性肿瘤（见注）
- 类别：意义不明确的非典型性

注：标本富于细胞，含大量一致的肿瘤上皮细胞，细胞排列成小乳头状，并有砂粒体钙化。回顾患者的同期手术标本，二者细胞有相似的形态。研究表明，盆腔冲洗液中含有浆液性交界性肿瘤细胞与腹膜种植密切相关。

恶性低级别上皮性肿瘤

微乳头型浆液性癌

微乳头型浆液性癌（MPSC）是卵巢浆液性肿瘤的一种亚型，具有独特的掐丝状生长模式，纤细、细长的血管轴心由球茎样的乳头表面长出，缺乏间质浸润，因此类似于浆液性交界性肿瘤[39]。这个术语并未被普遍接受，因为许多病理学家认为这是一种交界性肿瘤的变异。其生物学行为类似于低级别浆液性癌，并可能与浸润性腹膜种植和复发有关。

细胞学标准

- 细胞量丰富
- 单个小而紧密的微乳头状细胞片（小于 30 个细胞）
- 血管轴心纤细，分支极少或无分支
- 上皮细胞形态一致，胞质稀少
- 核小，深染，有多个小核仁
- 细胞呈鞋钉状或栅栏状
- 单个或大的非典型细胞罕见
- 核分裂象罕见
- 常见砂粒体

注释

MPSC 的特征介于卵巢良性和交界性肿瘤（低级别细胞核，小的无分支乳头）与浆液性癌（局灶性钝圆的乳头状分支、簇状乳头、局灶非典型性和高细胞密度）之间。MPSC 中只有超过 50% 的细胞显示 p53 中等强度的核阳性[62]。相对于浆液性癌，MPSC 的细胞核更接近交界性肿瘤，细胞群轮廓呈更为均匀的扇贝形。实际上，在积液标本中 MPSC 不能与交界性肿瘤或低级别浆液性癌确切地区分开来。

低级别浆液性癌

卵巢低级别浆液性癌（LGSC）是一种侵袭性较低的浆液性癌，相对于高级别浆液性癌少见，被认为起源于卵巢浆液性交界性肿瘤。是否存在腹膜原发尚存争议，但原发性腹膜 LGSC 的细胞学特征与卵巢 LGSC 是相同的。LGSC 通常发生于年轻女性，对化疗有耐药性，常出现腹膜种植（图 9.18）。由于生长缓慢，预后良好，生存率约为 75%[63]。手术后残留病灶量已被证明是一个重要的预后因素。

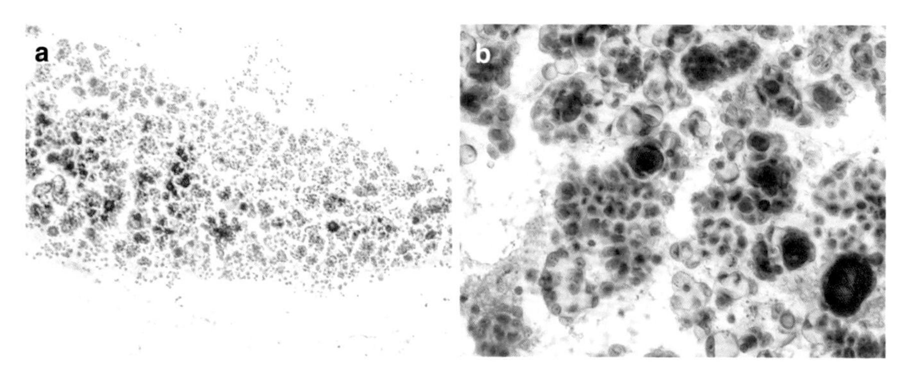

图 9.18　低级别浆液性癌（a）。富于细胞的标本显示丰富的小乳头簇，具有均匀的鞋钉或扇贝状边缘，常内嵌砂粒体；CS，巴氏染色。低级别浆液性癌（b）。高倍镜显示肿瘤细胞小，细胞核呈圆形或卵圆形，胞质稀少，偶见胞质空泡和小而离散的核仁；CS，巴氏染色

细胞学标准

- 上皮细胞呈大的、黏附的、有分支的乳头状结构
- 细胞簇边缘呈均匀的鞋钉样、扇贝样
- 与高级别浆液性癌（HGSC）相比，核多形性更小
- 细胞比 HGSC 小
- 细胞核呈圆形、椭圆形（核可增大 2 倍），核质比低
- 细胞质中等，罕见胞质空泡
- 小而离散的核仁
- 常见砂粒体

注释

低级别浆液性癌与交界性肿瘤在细胞学上存在交叉[64]，但与高级别浆液性癌的鉴别常不困难。LGSC 通常表现为 p53 呈野生型表达（斑片状、核染色不均一），相对于 HGSC，更不可能出现 p16 弥漫性强阳性表达。

子宫内膜样癌

低级别子宫内膜样癌细胞可来自子宫或卵巢，它们在细胞学上是相同的。低级别子宫内膜样癌是子宫最常见的上皮性恶性肿瘤，通常发生在绝经后的女性伴有阴道出血。它与无拮抗的内源性和外源性雌激素有关。子宫外累及（Ⅲ期或Ⅳ期）和细胞学阳性少见。由于对积液中肿瘤细胞意义的研究

结果相互矛盾，腹腔积液细胞学在子宫内膜样癌分期中的作用降低，目前腹腔积液细胞学结果对分期没有影响，但为了判断预后，需要报告腹腔积液细胞学结果[65]。卵巢子宫内膜样癌占卵巢癌的25%，通常分期较低，预后较HGSC好。正因如此，腹腔积液的细胞学阳性结果通常是出乎意料的。卵巢子宫内膜样癌与以下因素密切相关，包括子宫内膜异位症（30%~40%）、腺纤维瘤、子宫内膜样癌（15%）[47]。

细胞学标准

- 黏附性细胞簇，部分伴有微腺泡结构
- 核质比高
- 细胞核均匀、呈椭圆形，核增大，轻度异型
- 核仁小而不明显，染色质粗
- 细胞质呈均质状或细空泡状
- 可见多边形鳞状化生的细胞，细胞边界清，核大小不一，细胞质呈均质状或蜡状
- 鳞状化生细胞可呈片状或桑椹状，可导致腹膜角蛋白肉芽肿
- 可能有局灶性黏液分化

注释

腹腔积液中的子宫内膜样癌更可能起源于子宫内膜，而不是卵巢或腹膜。该病的腹腔积液特征与宫颈涂片中脱落的子宫内膜细胞相似，该病可能与子宫内膜异位症难以区分。细胞学检查中ER、PR、BerEp4和波形蛋白的表达呈强阳性，但WT1和p53的表达呈阴性[66]。腹腔积液中肿瘤细胞的出现可以是外科手术（主要是阴道镜或腹腔镜手术）所致的医源性扩散。例如，宫腔镜手术将生理盐水注入子宫腔，可能导致子宫内膜细胞通过输卵管进入腹腔[67,68]。有报道称在阴道镜或腹腔镜子宫切除术中，将举宫器（一种带充气气球的Foley氏管状装置）插入宫腔以使子宫移动，会导致Ⅰ期子宫肿瘤中的低级别子宫内膜腺癌经输卵管转移至腹膜腔[69,70]。许多外科医生后来采取了相应的预防措施来防止这种现象发生。

子宫内膜样癌，主要是中低级别，可由于肿瘤产生的鳞状化生而导致腹膜角蛋白肉芽肿。这可能导致在积液或细胞块中出现包含细长的、“鬼影”鳞状细胞的多核巨细胞，大量的组织细胞，无核鳞状细胞和嗜酸性角化物

[71]。鬼影细胞中 AE1/AE3 和 p63 的表达呈阳性。

低级别黏液性肿瘤（伴发腹膜假黏液瘤）

大多数伴发腹膜假黏液瘤（PMP）的低级别黏液性肿瘤起源于阑尾或胃肠道，人们一致认为，这些肿瘤被称为低级别黏液性肿瘤，以反映其低度恶性的生物学特征。大多数 PMP 是由低级别黏液性肿瘤引起的。患者表现为持续腹痛、腹胀、腰围增加、体重减轻和疲劳，受并发症影响 10 年生存率约为 45%[44]。

细胞学标准

- 丰富稠厚的黏液背景，黏液呈小溪样、折痕样、褶皱样，边缘模糊
- 肿瘤细胞数量不一，可多可少（低级别病变上皮细胞较少）
- 肿瘤细胞呈簇状、片状和单个细胞
- 蜂窝状排列一致的柱状细胞，胞质中等、含黏液
- 细胞核均一，形态温和，呈圆形、卵圆形
- 可能有轻度的核异型性
- 可见局灶性细胞质空泡
- 黏液包裹成纤维细胞样梭形细胞
- 背景可见间皮细胞和组织细胞
- 核分裂象罕见

注释

积液的大体外观为稠厚、凝胶状、黏稠状，难以处理。根据定义，这些低级别肿瘤缺乏腹膜的侵袭性累及，表现为黏液湖中温和的细胞岛。黏液量应大于 50%。当存在广泛的黏液和上述相应的细胞学特征时，这些病变可以确诊[72]。当没有浸润时，可使用同义词播散性腹膜黏液蛋白病。由于没有活检就不能确定是否有浸润，细胞学评估应侧重于确定低级别或高级别细胞特征，以及过多黏液的存在。印戒细胞的存在排除了低级别肿瘤。针对产生黏蛋白的肿瘤细胞的 IC 检测组合可以帮助识别原发部位。

报告范例

例 9.10

腹腔、腹膜冲洗液。

- 评估满意
- 符合低级别浆液性肿瘤（见注）
- 类别：可疑恶性

注：临床表现可见腹膜多发结节。细胞学检查结果与腹膜活检结果一致。在未见原发灶的情况下，无法做出明确的解释；可能的来源包括卵巢、输卵管、原发性腹膜或子宫内膜。

例 9.11

腹腔、腹膜冲洗液。

- 评估满意
- 怀疑为低级别黏液性肿瘤（见注）
- 类别：可疑恶性

注：有大量的细胞外黏液，伴有低级别细胞学特征的分泌黏液的细胞巢。这些发现提示腹膜假黏液瘤（播散性腹膜黏液蛋白病），其最常与原发性阑尾黏液性肿瘤相关，但也可能是其他来源（胃肠道、卵巢或胰腺）。

高级别肿瘤细胞

背景

有高级别细胞学形态的肿瘤细胞出现，表明腹腔积液由恶性肿瘤所累及。虽然这一发现大大增加了恶性肿瘤在腹膜内种植的可能性，但只有组织活检才能证实种植发生，因为恶性细胞可能通过医源性或其他方式进入腹腔。在一项超过 12 年的大型质量控制研究中，Özkara 等人[52]发现浆液性癌、透明细胞癌和未分化癌的腹腔冲洗液的细胞学阳性率高于总体阳性率，而子宫内膜样癌和黏液癌的阳性率较低。总的来说，恶性病例更有可能出现阳性结果，特别是当肿瘤分级更高、分期更高、伴双侧淋巴结受累时。

在女性，卵巢肿瘤是恶性腹腔积液或腹腔积液细胞学阳性最常见的原因[73]。在男性，高级别的肿瘤细胞通常来自胰胆管或胃肠道，表现为腹腔积液[74]。术中收集腹腔冲洗液较少见于非妇科肿瘤，通常首选腹腔穿刺或腹腔镜活检。由于腹膜转移是治疗失败的常见原因，术中腹腔冲洗也被用于胃癌的检测[75]。分子检测，如癌胚抗原（CEA）的 mRNA 检测，可作为一种补充检测，具有较高的敏感性，但其特异性低于细胞学检测[76]。胰腺癌合并腹腔积液预后较差[77]，腹腔积液检测结果可能影响是否进行手术切除的决定[78,79]。

几十年来，腹腔积液中肿瘤细胞的出现频率随着高分期肿瘤发生率的增高和发现并治疗低分期肿瘤能力的增强而增加。细胞学检测腹腔积液中恶性肿瘤的敏感性为 58%~75%[74]。几乎所有癌症扩散的患者都会伴发腹腔积液，但只有约 2/3 的腹腔积液是因癌症引起[80]。腹腔积液中不常见的肿瘤以造血细胞肿瘤最为常见，其次是鳞状细胞癌（SCC）[73]。移行细胞癌在细胞学中与鳞状细胞癌和恶性卵巢布伦纳瘤有重叠之处[81]。睾丸生殖细胞肿瘤也可能累及男性的腹膜，该肿瘤的腹腔积液细胞学特征与卵巢肿瘤相同。

高级别浆液性癌

女性最常见的腹腔内恶性肿瘤是高级别浆液性癌（HGSC），无论其来源是卵巢、输卵管、腹膜还是子宫内膜。高级别浆液性卵巢癌（HGSOC）约占所有上皮性卵巢癌的 75% 和浆液性卵巢癌的 80%~90%[82-84]。它通常与非同义 p53 突变相关，并具有显著的基因组不稳定性。最近的科学证据表明，大多数 HGSOC 起源于输卵管，并从输卵管播散[85]。浆液性输卵管上皮内癌（STI 病变）被认为是这些病例的前驱病变[84]。HGSOC 具有侵袭性，通常在诊断时已是晚期，并遵循复发 - 反应模式，直到最终对化疗产生耐药性[84]。浆液性子宫内膜癌（SEC）被认为是子宫内膜癌的一种高危组织学亚型。它更常见于老年女性，与无拮抗的雌激素暴露或其他容易使女性患上子宫内膜样癌的危险因素无关。浆液性子宫内膜癌更具侵袭性，是子宫内膜癌患者死亡的主要原因[86]。

细胞学标准

- 多形性上皮细胞，呈小而松散的细胞簇，伴腺泡状或乳头状结构

- 单个肿瘤细胞常见
- 细胞簇多级分支，轮廓不均匀、多结节样
- 肿瘤细胞体积大，细胞核增大、偏位、深染（核增大大于 4 倍）
- 核染色质粗，核膜不规则
- 核仁突出，常见多个核仁
- 胞质量多少不一，常见大的、离散的（“肥皂泡样”）胞质空泡
- 偶见高核质比、胞质稀少、边界不清的肿瘤细胞
- 砂粒体相较于低级别浆液性肿瘤少见
- 核分裂象常见

注释

HGSC 很容易被识别为恶性（图 9.19）[66]。由于卵巢高级别浆液性肿瘤的起源仍存在争议，因此通过细胞学只能识别高级别浆液性肿瘤的特征[87]，而肿瘤起源部位的判断则依赖手术切除或影像学资料。卵巢浆液性肿瘤的低级别、交界性和高级别之间存在形态交叉。细胞核大小和标本中细胞量的丰富程度对鉴别诊断有帮助。子宫内膜浆液性癌会因腹膜播散而无法与输卵管、卵巢浆液性肿瘤区分开来。HGSC 通常在大于 75% 的肿瘤细胞中 p53 表达为细胞核弥漫强阳性，或完全没有染色（空表型），这有助于将其与 LGSC 区分开来。HGSC 的 PAX8、WT1、ER、BerEp4 和 MOC-31 表达均为阳性[88]。

黏液性癌

卵巢黏液性癌很少见，它比胃肠道或胰胆管产生黏液的转移性腺癌和伴局灶性黏液化生的子宫内膜样肿瘤少见。黏液上皮可表现为从良性到明显恶性的多种形态。大多数卵巢原发性黏液癌是低级别的，与黏液性交界性肿瘤有明显的形态学交叉（图 9.20）。其生物学行为与子宫内膜样癌[47]相似。在恶性特征上与多种其他原发性和转移性肿瘤有重叠，应予以排除（图 9.21）。

细胞学标准

- 细胞量中等至丰富
- 细胞排列多样，呈三维簇状、片状，或单个散在
- 可见丰富的背景黏液（见“非细胞黏液”），提示腹膜假黏液瘤

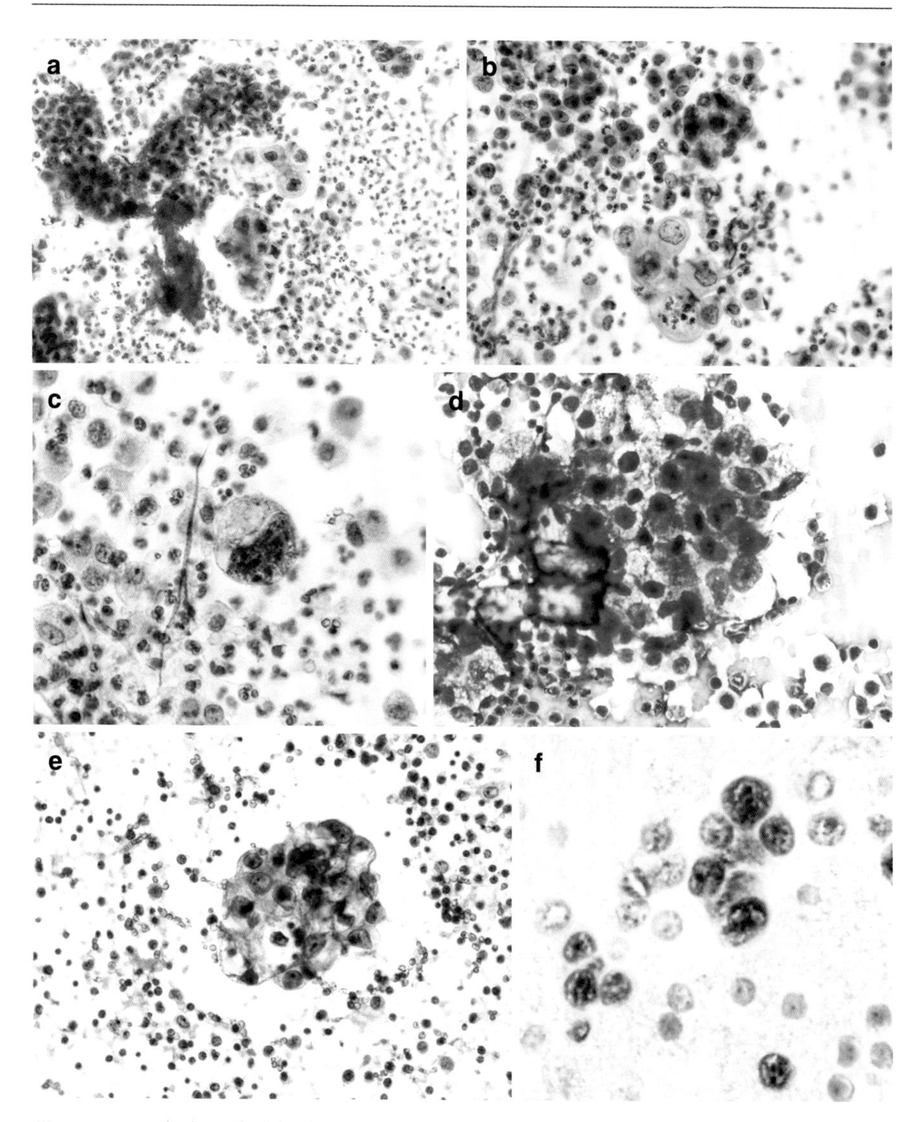

图 9.19　子宫内膜浆液性癌（a）。多形性上皮样细胞，小而松散，具有腺泡或紧密乳头状结构；CS，巴氏染色。子宫内膜浆液性癌（b）。大细胞，伴有核增大、偏位且深染，染色质粗，核膜不规则；CS，巴氏染色。子宫内膜浆液性癌（c）。一个大的上皮样细胞，具有巨大的细胞核和粗染色质；CS，巴氏染色。子宫内膜浆液性癌（d）。多形性上皮样细胞呈疏松状，胞质空泡化程度不等，核大小不等；CS，改良吉姆萨染色。子宫内膜浆液性癌（e）。大细胞团，细胞核增大、偏位、深染，核仁大而明显。有大而独立的液泡（“肥皂泡”）；CS，巴氏染色。子宫内膜浆液性癌（f）。癌细胞显示 p53 核阳性；p53 免疫染色

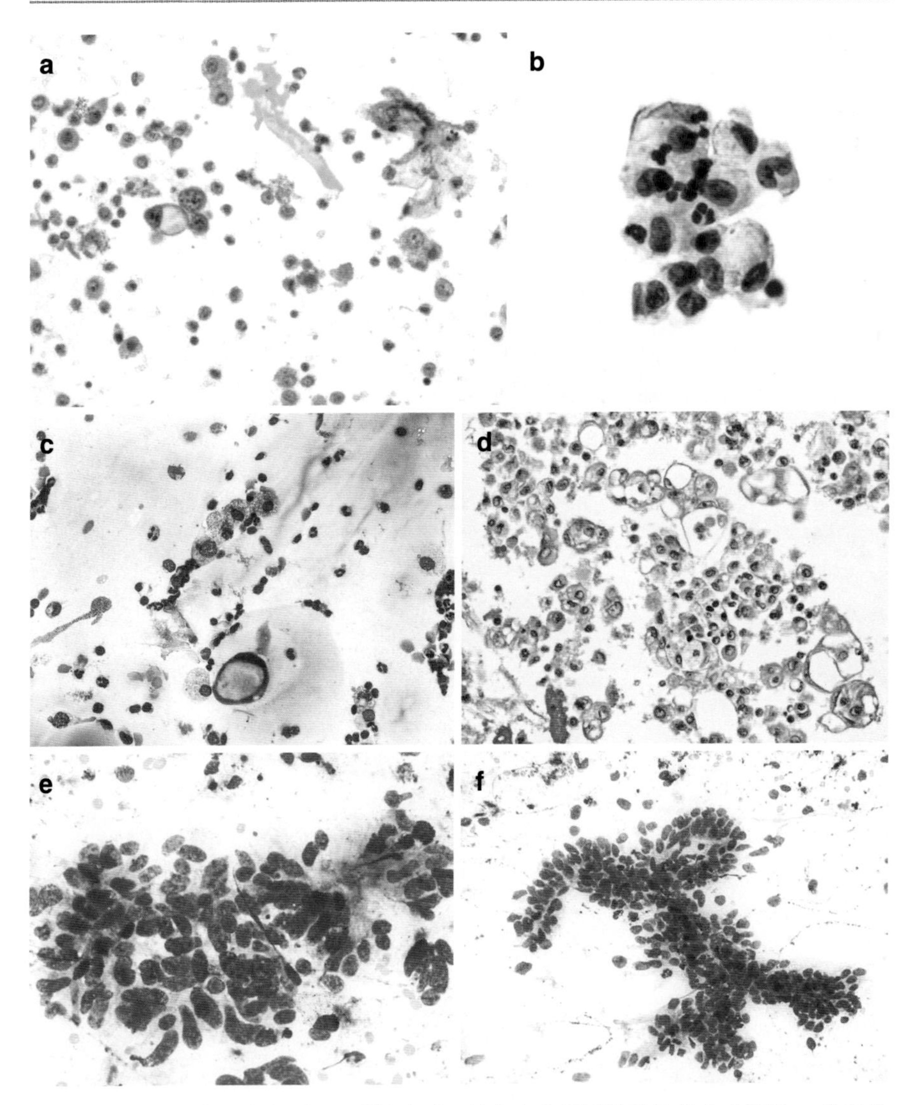

图 9.20　黏液性癌（高级别，卵巢）（a）。单个高度异型的黏液性上皮细胞，具有多形性的细胞核、核质比升高、细胞内黏液和粗染色质；CS，巴氏染色。黏液性癌（高级别，卵巢）（b）。单个高度异型上皮细胞，具有多形性的细胞核、丰富的细胞内黏液和粗染色质；CS，改良吉姆萨染色。黏液性癌（高级别，卵巢）（c）。背景见细胞外黏液，伴有单个高度异型黏液性上皮细胞，其中一个细胞核被细胞内液泡挤压；CS，改良吉姆萨染色。黏液性癌（高级别，卵巢）（d）。单个和小簇高度异型的黏液上皮细胞，核呈多形性，胞质内黏液，染色质粗，核仁明显；细胞块，HE 染色。转移黏液性癌（结直肠）（e）。极其非典型的高柱状细胞，核呈多形性，胞质少，染色质粗，有多个核仁；CS，改良吉姆萨染色。转移性黏液性癌（结直肠）（f）。“栅栏样”多形性细胞核呈柱状排列，核质比升高，染色质粗；CS，改良吉姆萨染色

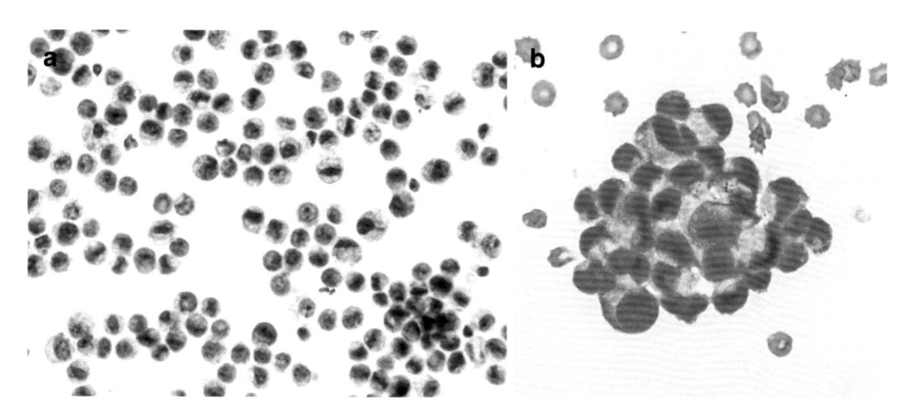

图9.21 转移性胃腺癌（a）。细胞学标本显示大量松散的、单个异型上皮细胞，具有多形性的细胞核、高核质比和粗染色质；CS，巴氏染色。转移性胃腺癌（b）。由单个细胞挤在一起组成的细胞团，具有明显的细胞质边界，多形性细胞核，粗染色质和明显的核仁；CS，改良吉姆萨染色

- 核多形性，核膜不规则，染色质粗糙、不规则
- 显著核仁或大核仁，单个或多个
- 核分裂

附加标准
- 印戒细胞（细胞核被胞质内黏液空泡挤压的细胞），提示胃或阑尾来源
- “脏”背景提示结直肠来源
- 小、形态单一、轻度多形性细胞，伴小而呈阳性的胞质内黏液空泡，提示乳腺来源

注释

一组IC染色可能有助于确定细胞来源，与PAS/PASD染色和（或）黏液卡红染色一起可证实黏蛋白的存在。空泡化细胞内不一定存在黏蛋白，因为空泡是细胞在液体中变性的特征。黏液性卵巢癌的CK7为阳性；半数以上黏液性癌的PAX8、ER、PR可为阴性。大多数病例的CK20为阴性或仅局灶阳性。来自低位胃肠道和阑尾的黏液性肿瘤的CK20和SATB2为阳性，但PAX8、CK7和ER为阴性。胰胆管和胃黏液性癌的CK7为阳性，而PAX8、CK20、ER为阴性。其中，只有胰胆管肿瘤的DPC4表达缺失[88]。

与高级别肿瘤细胞相关的腹膜假黏液瘤（腹膜内黏液）通常来自胆囊

或胃肠道内的其他区域。这些肿瘤通常在腹膜腔内产生种植（腹膜黏液癌扩散），这些患者的预后更差[89,90]。

子宫内膜样癌

子宫内膜样癌（EC）来自长期无对抗雌激素刺激背景下的子宫内膜增生，该种类型是子宫内膜癌最常见的组织学亚型。低级别肿瘤比高级别肿瘤（FIGO 3 级）更常见，但高级别肿瘤更可能深深侵入子宫肌层并累及腹膜。虽然盆腔冲洗液不再包括在判断分期的标准中，但仍作为首次手术的样本被收集。一项研究表明，腹腔冲洗液阳性很少使子宫内膜癌分期提升，且分期提升不会影响患者预后[10]。然而，FIGO 进行的一项更大规模的研究显示，在发现细胞学阳性结果与 Ⅰ/Ⅱ 期子宫内膜癌女性生存期相关性降低之后，建议持续收集盆腔冲洗液以确定子宫内膜癌。这些患者中，辅助化疗与提高生存期相关[91]。疾病分期与预后相关，但疾病局限于子宫时通常预后极佳。

细胞学标准

- 伴局灶性腺泡或乳头状形态的多个紧密结合的簇
- 多形性单个细胞
- 与低度恶性子宫内膜样癌相比，大小差异更大
- 核增大、重叠且拥挤
- 中－高核质比
- 圆形至细长的细胞核，染色质多变
- 细至粗空泡状的细胞质
- 轻度至中度核膜不规则
- 核仁明显
- 鳞状化生细胞，成片、成簇（桑椹体）或单个散在
- 核分裂象和坏死碎片

注释

文献中仅有很少的子宫内膜样癌病例描述，多为细针穿刺，细胞形态学特征与子宫高级别子宫内膜样癌相似[92,93]。

当分级较高时，两种肿瘤均显示较少的子宫内膜样特征，并且容易与高级别浆液性癌（HGSC）和其他高级别肿瘤混淆（图 9.22）。子宫内膜样癌在

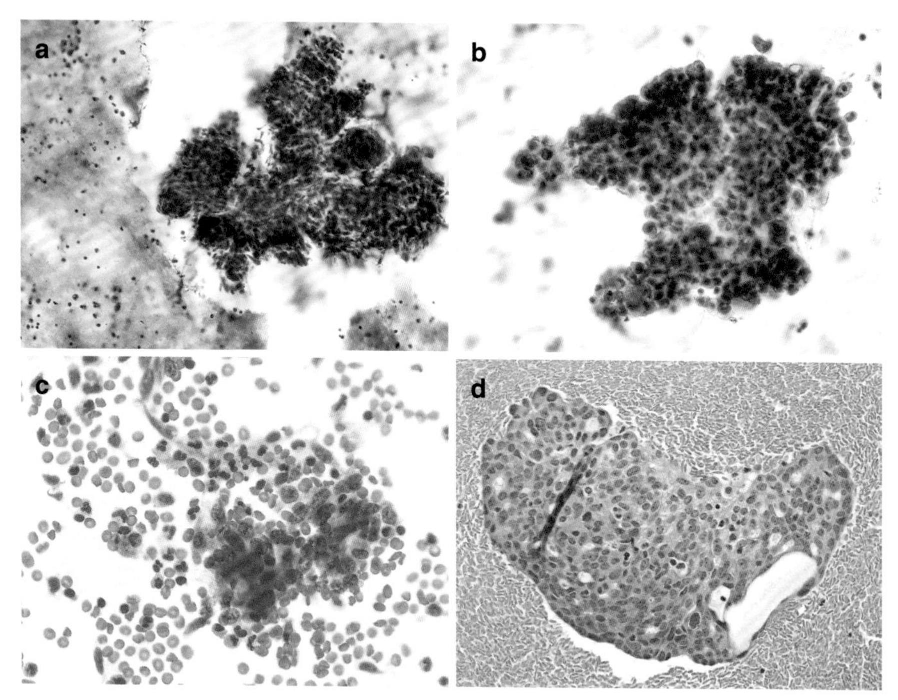

图 9.22　子宫内膜样癌（a）。大而黏附性好的上皮样细胞簇，核呈矮柱状，局灶乳头形成；CS，巴氏染色。子宫内膜样癌（b）。大而黏附性好的细胞簇，边缘细胞呈矮柱状，核重叠和拥挤；CS，巴氏染色。子宫内膜样癌（c）。大小不一的细胞核，核呈细长状，伴有粗块状染色质，核仁不清晰；CS，巴氏染色。子宫内膜样癌（d）。大簇上皮样细胞，核多形深染，显著的单个核仁和一个核分裂象。注意细胞质的鳞状表现；细胞块，HE 染色

细胞学上可能类似浆液性癌和透明细胞癌（CCC）[94]，且 p53、WT1 和 p16 可能呈阳性。它们可产生腹膜角质肉芽肿，因而与组织细胞、鳞状细胞和巨细胞有关。

透明细胞癌

卵巢透明细胞癌（OCCC）是两种上皮样卵巢癌亚型之一，与子宫内膜异位症密切相关。理论上起源于该病变的前体细胞[95]。卵巢透明细胞癌通常为单侧，与其他组织学亚型相比，更容易早期诊断。该病对化疗相对耐药，且所有分期的 5 年生存率约为 66%[96]。腹膜冲洗液阳性表明有转移性疾病，提示预后不良。

子宫内膜透明细胞癌（ECCC）不常见，主要发生于绝经后女性，通常

被诊断为Ⅰ期或Ⅱ期癌。很少见腹膜播散[47]。

细胞学标准

- 大球形细胞，由浓嗜酸性透明样核心围绕（树莓状）；单个细胞似乎在球形表面滑行
- 小而紧密的球体，可见从中央透明的核心突出的鞋钉细胞
- 细胞具有黏附性（与卵黄囊瘤相比）
- 偶见乳头状结构，细胞边界清楚
- 单形至多形性细胞群，伴轻度至中度细胞大小不一
- 细胞核增大，核膜均匀增厚，染色质呈小泡状
- 核仁明显，通常为单个
- 多边形细胞，具有丰富、苍白、颗粒状或“香槟泡”状的空泡状细胞质
- 细胞质透明，细胞膜增厚，使细胞质呈水样或透明状
- 有核分裂象
- 无砂粒体

注释

密集的嗜酸性的非细胞基质形成树莓状结构，是卵巢透明细胞癌的特征，发生在80%受累的腹腔积液中[97-99]。除了卵巢透明细胞癌中有树莓状小体，来自卵巢[100,101]、子宫内膜或肾脏的透明细胞癌（CCC）的细胞特征基本相同（图9.23）。除CD10、CAIX（乳头状和部分肾透明细胞癌阳性）和CK7（卵巢和子宫内膜透明细胞癌阳性）外，其他免疫组织化学染色同样相似。卵巢透明细胞癌HNF1和napsinA呈阳性，这似乎是区分透明细胞癌与其他卵巢恶性肿瘤相对特异和敏感的标志物。与高级别浆液性癌相反，卵巢透明细胞癌显示野生型p53表达，WT1和ER呈阴性。子宫内膜样癌ER呈阳性，napsinA和HNF1呈阴性[102,103]。透明细胞质中含有PAS阳性且经淀粉酶消化的糖原。

恶性卵巢布伦纳瘤

恶性卵巢布伦纳瘤（移行细胞癌）罕见，好发于50岁以上女性，发现时通常为Ⅰ期。它通常与良性和交界性卵巢布伦纳瘤、良性畸胎瘤、卵巢甲状腺肿、类癌或浆液性癌合并发生。它由尿路上皮和（或）鳞状上皮组成，偶见黏液化生（图9.24）[47]。

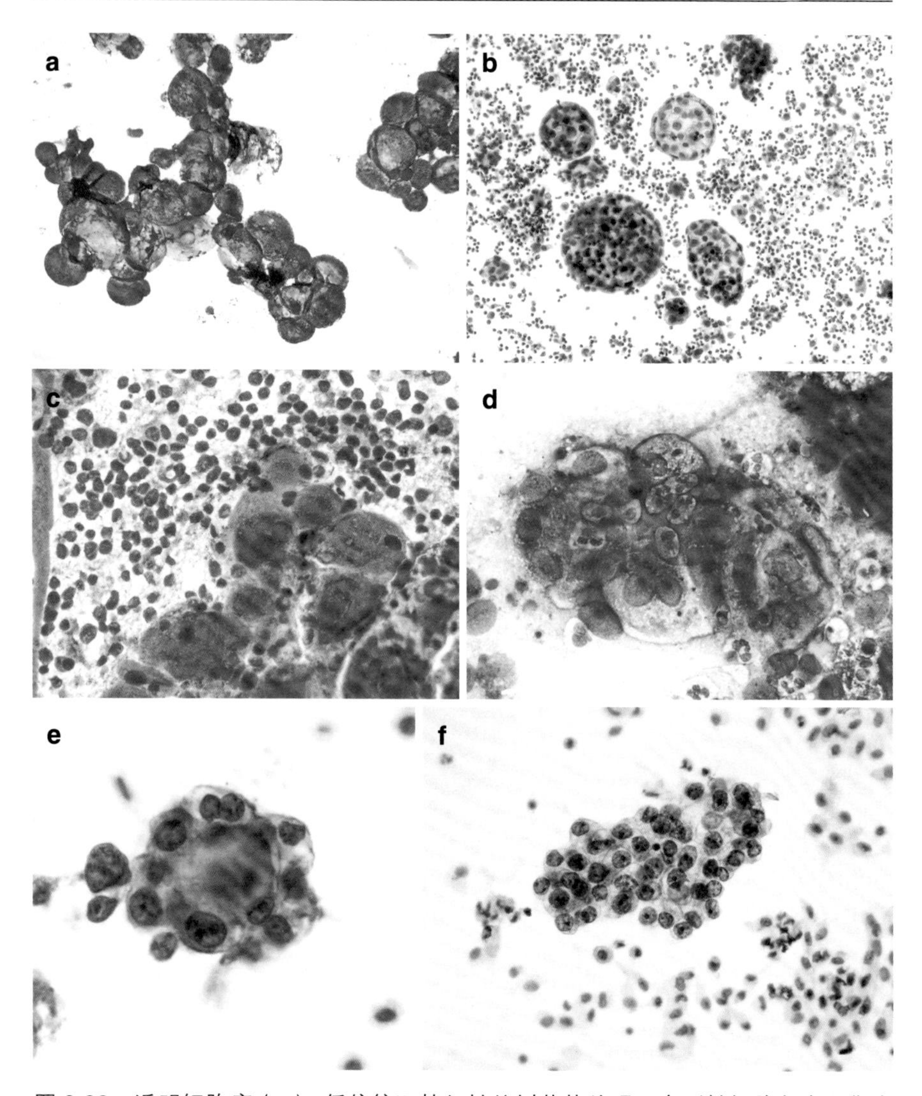

图 9.23　透明细胞癌（a）。低倍镜下特征性的树莓状外观，多形性细胞紧密聚集在透明核心周围；CS，改良吉姆萨染色。透明细胞癌（b）。紧密的小球体，可见中央玻璃样核心突起的鞋钉状细胞；CS，巴氏染色。透明细胞癌（c）。大细胞有丰富的、苍白的、颗粒状细胞质和多形性细胞核。透明的核心染成亮洋红色；CS，改良吉姆萨染色。透明细胞癌（d）。大小不一的多边形细胞，细胞质呈浅淡、颗粒状或“香槟泡”状；CS，改良吉姆萨染色。透明细胞癌（e）。紧密的小球体，可见中央透明核心突出的鞋钉状细胞；CS，改良吉姆萨染色。透明细胞癌（f）。一群多边形细胞，含有大量“香槟泡”状至透明的细胞质；CS，巴氏染色

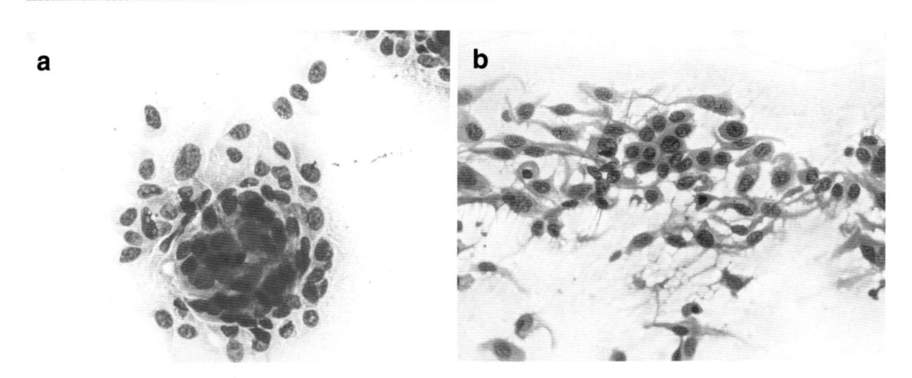

图 9.24 移行细胞癌（a）。旋涡状鳞状上皮细胞簇，具有明显增大、深染、不规则的细胞核和丰富致密如蜡样的细胞质；CS，改良吉姆萨染色。移行细胞癌（b）。鳞状和“蝌蚪状”上皮细胞，具有明显增大、深染、不规则的细胞核和丰富致密如蜡样的粉红色细胞质；细胞块，HE 染色

细胞学标准

- 细胞量多少不等，可能细胞量丰富
- 乳头状结构与鳞状和（或）移行细胞簇
- 多边形鳞状细胞，核小、不规则，胞质丰富致密如蜡样，形状不规则，有时形态怪异
- 圆形至卵圆形移行细胞，胞质中等
- 明显增大、深染、不规则的细胞核，双核
- 移行细胞中存在有核沟的细胞提示其起源
- 背景淋巴细胞

注释

恶性卵巢布伦纳瘤累及腹膜的描述很少见，却在高达 10% 的病例中有报告[104,105]。当非典型鳞状细胞伴随另一种恶性成分出现时应加以考虑。以鳞状细胞为主时容易被误认为鳞状细胞癌（在卵巢中罕见）。免疫组织化学染色与高级别浆液性癌相似：PAX8、WT1、CK7、ER 表达呈阳性，p53、p16 表达也呈阳性，CK20 呈阴性。uroplakin 和血栓调节蛋白为阴性，这些有用的标志物能鉴别恶性卵巢布伦纳瘤与膀胱源性的转移性尿路上皮癌，但一小部分会有 GATA3 阳性，与尿路上皮癌相似[106]。

报告范例

例 9.12

盆腔冲洗液。

- 标本评价满意
- 高级别浆液性癌（见注）
- 类别：恶性

注：标本细胞量丰富，含有增大、深染的恶性肿瘤细胞碎片，核仁明显、细胞质有空泡形成。细胞表现与患者同期手术标本观察到的形态相似。盆腔冲洗液标本中恶性细胞的存在与腹膜种植密切相关。

或者

注：标本细胞量丰富，含有增大、深染的恶性肿瘤细胞碎片，核仁明显、细胞质有空泡形成。免疫组织化学染色将在相应的细胞块上进行，恶性细胞 PAX8、ER、p16 和 p53 呈弥漫阳性。这些发现与患者报告中的高级别浆液性卵巢癌是一致的。

例 9.13

腹腔冲洗液。

- 标本评价满意
- 高级别黏液性肿瘤
- 类别：恶性

例 9.14

腹腔冲洗液。

- 标本的评估受到人工制片限制
- 提示透明细胞癌的特征（见注）
- 分类：疑似恶性肿瘤

注：相应的手术标本与该病例的比较受到限制。标本显示明显的细胞变性，妨碍解释说明。许多局灶性细胞质透明的非典型细胞群对 napsinA、HNF1、PAX8 和 CD10 呈阳性反应，但对钙网膜蛋白、WT1、CK7 和 ER 呈阴性反应，具有野生型 p53 的模式。这些发现提示卵巢来源的透明细胞癌，但不能完全排除子宫内膜或肾脏来源。

少见的妇科肿瘤

卵巢性索间质肿瘤

最常见的良性卵巢性索间质瘤是良性纤维瘤 – 卵泡膜细胞瘤，细胞脱落少见。卵巢颗粒细胞瘤是能够在积液中发现的卵巢性索间质肿瘤。卵巢支持 – 间质细胞瘤非常罕见，但已经有在积液中的描述[107,108]。

卵巢粒层细胞瘤

最常见的恶性卵巢性索间质肿瘤是卵巢粒层细胞瘤，而且最常出现于腹腔冲洗液。该病根据组织学特征分为成年型和幼年型。其中更常见的是卵巢成年型粒层细胞瘤，通常与高雌激素血症有关，导致子宫内膜增生或子宫内膜癌、阴道出血或同性假性性早熟。孕酮 / 雄激素过多导致男性化少见。这些肿瘤为单侧，体积大，多为实性伴囊腔。尽管 I 期肿瘤的预后良好，但往往在几十年后易出现晚期局部复发[47]。卵巢成年型粒层细胞瘤容易产生化疗耐药，但由于肿瘤惰性生长，故生存期较长。卵巢幼年型粒层细胞瘤主要发生于儿童和青少年，也是 I 期肿瘤，预后比卵巢成年型粒层细胞瘤更佳。其细胞学特征也明显不同（见注释）。

细胞学标准（卵巢成年型粒层细胞瘤）

- 通常细胞量丰富
- 细胞一致形成三维小球和乳头状，周围边界光滑
- 细胞松散形成大小不一的细胞群
- 单一、均匀、圆形至略卵圆形细胞核
- 高核质比
- 染色质细且呈粉末状，单个小而明显的核仁，有纵形核沟
- 局灶性空泡状核，轻度核异型性少见
- 细胞质稀少、模糊、半透明，细胞间无明显边界
- 罕见的腺泡样细胞排列在嗜酸性玻璃样小球周围（Call–Exner 小体）
- 背景中大量单个、散在的肿瘤细胞
- 细胞质空泡和（或）明显核仁少见
- 无核分裂象或坏死

注释

由于这些肿瘤大多表现为 I 期，无破裂，因此很少存在于腹腔积液中且很少被描述[109,110]。核沟的存在是一个重要线索，虽然这些也存在于卵巢布伦纳瘤和间皮细胞，但它们都具有清楚的细胞边界（图 9.25 和图 9.26）[111,112]。

卵巢粒层细胞瘤细胞的钙网膜蛋白呈阳性，但 uroplakin 呈阴性（此抗体在尿路上皮中呈阳性），并且角蛋白的表达不同。重要的是，卵巢成年型粒层细胞瘤具有截然不同的形态，即使患者的卵巢成年型粒层细胞瘤病史尚不清楚，熟悉这些特征也可以怀疑卵巢成年型粒层细胞瘤。抑制素和 CD99 已被证明是卵巢成年型粒层细胞瘤相对敏感和特异的标志物[110,113-118]。通过评价腹腔积液或胸腔积液可发现是否复发。

卵巢幼年型粒层细胞瘤的细胞质更加丰富，有细的胞质空泡，无纵行核沟。细胞簇松散黏附，由 2~4 个细胞组成小而边缘光滑的簇，或大而不规则的单层细胞团。细胞核增大，呈圆形伴轻至中度不均匀增生和偶见的奇异型细胞核。染色质细腻，分布均匀，核仁不清晰。核分裂和坏死在细针穿刺中更常见，但在液体中可能无法见到[113]。它们具有与卵巢成年型粒层细胞瘤相同的免疫组化特征。卵巢幼年型粒层细胞瘤比卵巢成年型粒层细胞瘤更可能被解释为恶性生殖细胞肿瘤[119]。

生殖细胞肿瘤

生殖细胞肿瘤很少累及盆腔，已有范例在报告中描述。其中，无性细胞瘤最常见于浆膜腔标本中[120]。这些不常见肿瘤的大多数细胞学特征已在卵

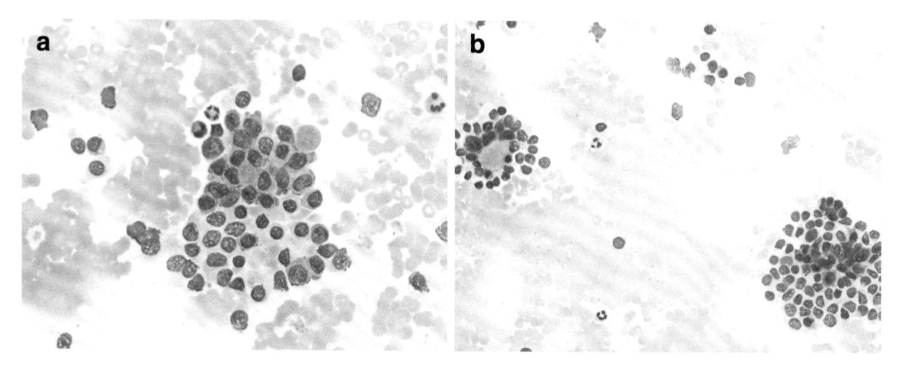

图 9.25　卵巢粒层细胞瘤（a）。松散有黏附性的细胞片，具有卵圆形、“咖啡豆”核，核大小变化不大。有 2 个粉红色小球（Call-Exner 小体）；直接涂片，改良吉姆萨染色。卵巢粒层细胞瘤（b）。有两片细胞，背景中伴分散的单个肿瘤细胞。细胞围绕视野左侧的粉红色核心体（Call-Exner 小体）排列；直接涂片，改良吉姆萨染色

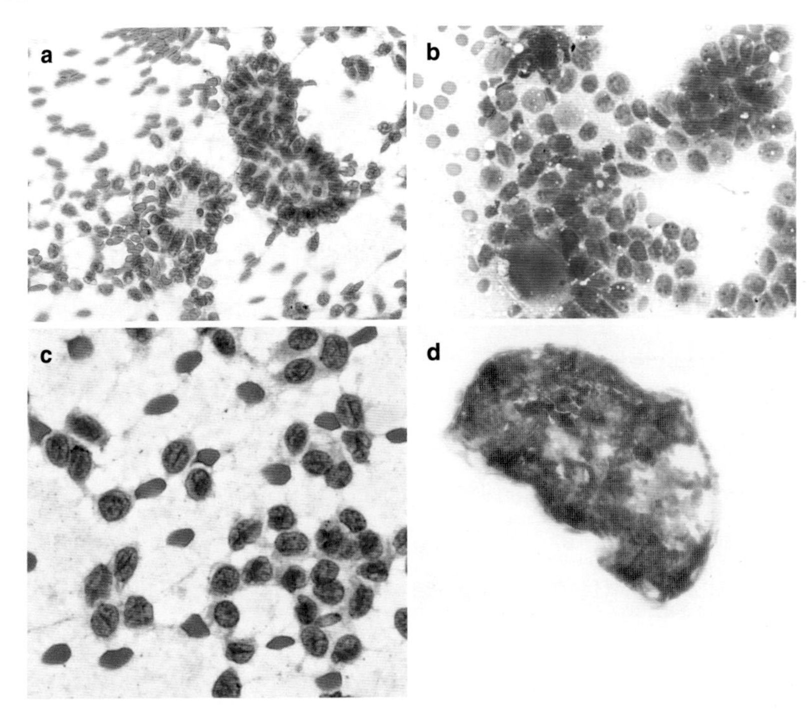

图 9.26 卵巢成年型粒层细胞瘤（a）。肿瘤细胞细长，有明显的核沟（“咖啡豆”核）；这些特征与甲状腺乳头状癌相似；细胞块，HE 染色。卵巢成年型粒层细胞瘤（b）。虽然少见，但肿瘤细胞可形成 Call–Exner 小体（细胞围绕着中央基质形成玫瑰花样）。细胞具有细长的核和温和的染色质；直接涂片，改良吉姆萨染色。卵巢成年型粒层细胞瘤（c）。高倍镜下，许多核沟明显。这些核沟连同细长的细胞核，呈“咖啡豆”样外观；细胞块，HE 染色。卵巢粒层细胞瘤（d）。卵巢粒层细胞瘤的形态学特征是独特的，免疫染色可以帮助确诊。该细胞块中的肿瘤细胞对抑制素呈弥漫性反应；细胞块，抑制素免疫染色

巢细针穿刺细胞学中描述[51,121]。对于更常见的成熟和未成熟畸胎瘤、无性细胞瘤，以及卵黄囊瘤（YST）在积液中的特殊特征见以下标准。

畸胎瘤：成熟和未成熟

畸胎瘤（良性和恶性）由代表所有 3 个胚层（外胚层、内胚层和中胚层）的上皮组成。该病在女性发生于纵隔和卵巢，在男性发生于睾丸。成熟（囊性）畸胎瘤是最常见的卵巢和生殖细胞肿瘤，它是良性的（图 9.27）。主要发生于生育期女性，可为双侧性。相应的未成熟畸胎瘤是一种恶性肿瘤，占卵巢癌的 2%，主要发生于儿童和青少年，被定义为有胚胎样神经外胚层组织与其他未成熟成分合并存在（图 9.28）。手术和化疗后预后良好[47]。

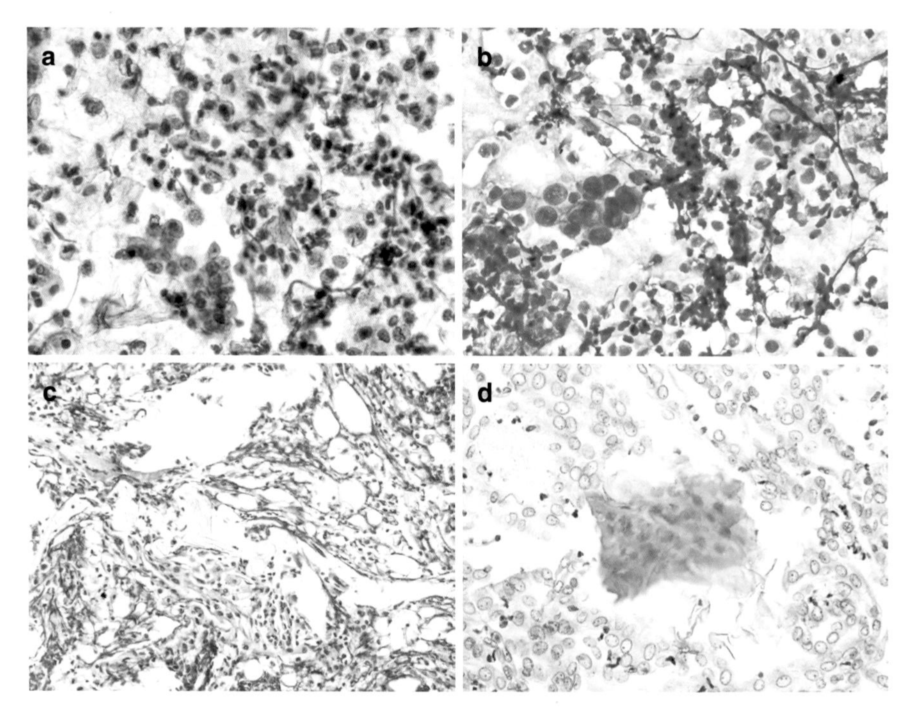

图 9.27　成熟畸胎瘤（a）。无核和有核的良性鳞状细胞与淋巴细胞混合；CS，巴氏染色。成熟畸胎瘤（b）。良性腺细胞与无核鳞状细胞碎片和淋巴细胞混合；CS，改良吉姆萨染色。成熟畸胎瘤（c）。折光性角蛋白碎片、鳞状细胞和组织细胞；细胞块，HE 染色。无核和有核的良性鳞状细胞（d）；细胞块，HE 染色

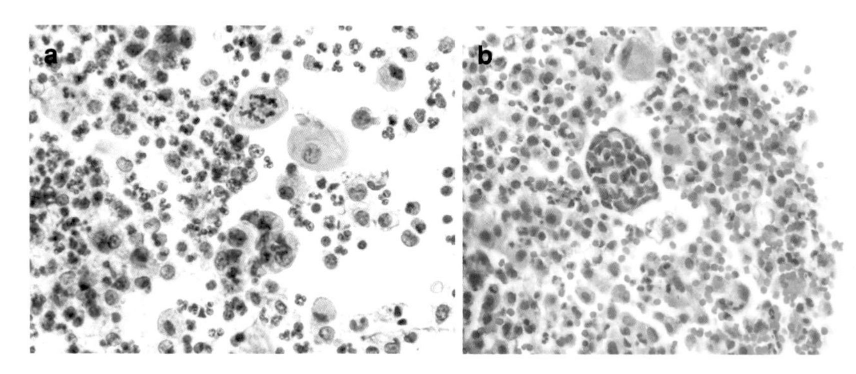

图 9.28　未成熟畸胎瘤（a）。在一团大的非典型细胞和一个鳞状细胞附近观察到一簇小圆蓝色细胞，背景含有炎性细胞，患者患有含卵黄囊瘤的未成熟畸胎瘤；CS，巴氏染色。未成熟畸胎瘤（b）。三维细胞簇中小而染色质增多的细胞。细胞核质比增高，圆形至卵圆形细胞核，染色质细腻、均匀散在。在未成熟畸胎瘤中有原始神经内分泌肿瘤；细胞块，HE 染色

细胞学标准（成熟畸胎瘤）

- 细胞团或细胞片中有多种良性的鳞状细胞、腺状细胞和（或）移行细胞的混合物
- 扁平、半透明无核和有核鳞状细胞，可能被组织细胞和中性粒细胞包绕（如果与毛发有关）
- 被组织细胞和少量中性粒细胞包绕的毛干（畸胎瘤特有）
- 鳞状化生细胞
- 具有良性特征的角化鳞状细胞
- 胆固醇裂隙，无定形物质
- 组织细胞、巨细胞，可能围绕角蛋白碎片
- 柱状细胞，可能有纤毛
- 脂肪细胞

细胞学标准（未成熟畸胎瘤）

- 可能存在成熟畸胎瘤的成分
- 多种紊乱、重叠、不成熟的细胞，伴核质比增高
- 紧密的小细胞簇
- 高核质比
- 圆形至卵圆形细胞核，染色质细腻、均匀分布
- 1~2 个明显的小核仁
- 三维管状结构中可见小且染色质增粗的细胞
- 菊形团 / 假菊形团形成
- 未成熟胶质细胞具有增粗的染色质、卵圆形细胞核和梭形细胞质

注释

发现成熟畸胎瘤成分的主要原因是术中肿瘤破裂，而文献中很少提及此情况。毛干和良性鳞状细胞伴有炎症，伴有或不伴有肿瘤破裂，是成熟畸胎瘤的特征[122]。也可能发生腹膜角蛋白肉芽肿，其与无核角蛋白碎片、“鬼影”鳞状细胞和肉芽肿性炎症相关[123]。未成熟畸胎瘤比成熟畸胎瘤更易累及腹膜，但其细胞学特征尚不十分清楚[124,125]。腹膜种植物主要由未成熟的神经成分组成。神经胶质细胞系衍生的神经营养因子 α -1（GFR α -1）呈强阳性，OCT4、PAX6 和 CD56 阳性与否则取决于其分级[47]。

无性细胞瘤

无性细胞瘤（图 9.29）是卵巢相当于睾丸的精原细胞瘤，也是最常见的恶性生殖细胞肿瘤之一。它发生在 30 岁以前，就诊时约 1/3 的病例已扩散至腹膜或其他器官[47]。

细胞学标准

- 松散的片状细胞群和单个细胞
- 大而一致、形态单一的多边形细胞

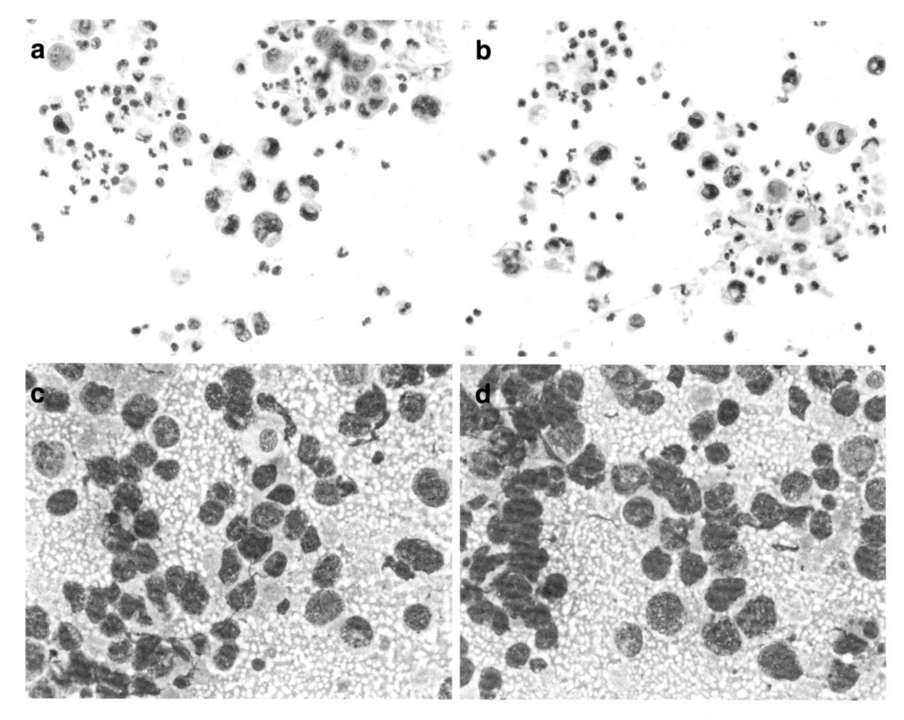

图 9.29　无性细胞瘤（a）。在混合炎症背景下可见大而多形性、松散结合的肿瘤细胞。细胞核深染，染色质粗，可见单个、圆形、大的核仁；CS，巴氏染色。无性细胞瘤（b）。肿瘤细胞大而松散，含有大、染色深的细胞核，核轮廓不规则，内部混杂的淋巴细胞经常见于组织切片中，液体标本的细胞学涂片中很少见到；CS，巴氏染色。无性细胞瘤（c）。在泡沫状或“虎斑状”背景中可见核明显的大肿瘤细胞与淋巴细胞混合。这种背景特征经常出现在印片制片的标本中，而在浆膜腔积液标本中通常不存在；直接涂片，改良吉姆萨染色。无性细胞瘤（d）。恶性细胞聚集在一起，但不会形成真正的组织碎片，大而明显的多形性细胞提示生殖细胞肿瘤；直接涂片，改良吉姆萨染色

- 特征性泡状核，具有单个大而光滑的中位核仁
- 细胞核居中，核膜明显不规则
- 粗块状染色质
- 细胞质呈脆弱而轮廓清晰的浅淡颗粒状或模糊空泡化
- 常见核分裂象和凋亡小体
- 积液的背景中“虎斑状”物质少见
- 可能有淋巴细胞、巨细胞和组织细胞（比 FNA 频率低）

注释

细针穿刺细胞学检查已充分描述了无性细胞瘤[121,126]，但很少有涉及积液的报告，其中与淋巴细胞、肉芽肿和合体滋养细胞巨细胞相关的报告更不常见[107,127]。恶性细胞中 OCT3/4、CD117（c-kit）和 PLAP 呈阳性，且通常表达 SALL4[128,129]。与胚胎性癌不同，无性细胞瘤为 CD30 阴性。

卵黄囊瘤

卵黄囊瘤（YST）又称内胚窦瘤，是一种恶性生殖细胞肿瘤，在小儿年龄组比较常见。患者出现腹痛、较大腹部肿块，通常血清甲胎蛋白（AFP）升高。在发现时，肿瘤通常已扩散至腹膜和腹膜后淋巴结[47]。

细胞学特征

- 细胞量比较丰富
- 松散结合的三维细胞簇，边界光滑，核重叠
- 细胞呈不规则、乳头状或腺簇状；紧密的小球可有光滑的边缘
- 乳头结构可弯曲或扭曲（蛇形），伴纤维血管轴心
- 明显的、边界清晰的细胞质液泡，大小不一
- 增大、偏位、深染的细胞核，伴 1~2 个大核仁，通常为多个，且见泡状、增粗的染色质
- 核膜清晰但胞质边界不清晰（合胞体样）
- 核质比增高
- 明显的核多形性；大小是红细胞的 5~8 倍，细胞单一
- 肿瘤细胞内和周围可见圆形嗜酸性透明小球；可能融合（AFP 和淀粉酶呈 PAS 阳性）

- 有核分裂象，凋亡小体
- Schiller–Duvall 小体在积液中少见
- 可能出现组织细胞

注释

卵黄囊瘤很少在腹腔积液中被描述[107,113,130,131]。肿瘤细胞常被误认为腺癌，但在年轻人中，应首先考虑卵黄囊瘤[132]。卵黄囊瘤的组织学模式大家比较熟悉，但通常细胞形态是单一的。透明小球的存在有意义但并无特异性。卵黄囊瘤中 glypican3（较敏感）、AFP、SALL4 呈阳性，而 CD117、OCT4 呈阴性，可以此与无性细胞瘤相鉴别。

报告范例

例 9.15

盆腔（左侧沟）冲洗液。

- 评价结果满意
- 良性鳞状细胞、毛干、炎症和角蛋白碎片符合成熟畸胎瘤的诊断
- 分类：意义不明确的非典型性

例 9.16

腹腔冲洗液。

- 评价结果满意
- 成熟和未成熟上皮成分提示未成熟畸胎瘤（见注）
- 分类：可疑恶性肿瘤

注：尽管有许多良性上皮细胞群，但有少许细胞簇显示不成熟、可能是神经的特征。细胞块无提示作用。未成熟成分的存在，特别是神经上皮，更加提示为未成熟畸胎瘤。与手术标本相关。

例 9.17

盆腔冲洗液。

- 评价结果满意
- 特征符合无性细胞瘤的诊断
- 类别：恶性

注：免疫化学表型和形态学特征与患者的无性细胞瘤既往史一致。细胞为 OCT4、SALL4、PLAP 和 CD117 阳性，支持该评价结果。

间叶性肿瘤

肉瘤很少累及浆膜腔，患者通常有已知的组织学证据才能确定是否受累。平滑肌肉瘤[133]（图 9.30）和子宫内膜间质肉瘤（图 9.31）[134,135]最常见于腹腔冲洗液，因为其在盆腔中发生率增加。

癌肉瘤［恶性米勒管混合瘤（MMMT）］是一种双相恶性肿瘤，通常起源于子宫，含有癌和肉瘤成分。癌成分更容易转移至腹膜，但肉瘤成分很少；少数情况下，这两种成分同时存在[136-138]。对这些情况和冲洗液中其他少见情况的讨论超出了本章范围。

淋巴瘤

虽然淋巴增生性疾病通常不进行腹腔冲洗，但淋巴增生性疾病常见于腹腔积液或胸腔积液标本（图 9.32）。尽管积液不是经常出现，但是淋巴瘤在少见的腹膜肿瘤性积液标本中排首位[73]。与腺癌或其他小圆蓝色细胞肿瘤相比，在儿童累及腹腔积液的白血病或淋巴瘤更容易出现[139,140]。非霍奇金淋巴瘤比霍奇金淋巴瘤更常见[141]。原发性淋巴瘤很少形成腹腔积液，通常会累及胸膜[142]。浆母细胞骨髓瘤在腹腔积液中也有描述[143]。如果担心淋巴瘤累及腹腔冲洗标本，应按照第 7 章中提到的诊断方法进行检查。当细胞缺乏黏附性、小且单一、含有少量细胞质时，应怀疑为淋巴瘤 / 白血病。染色质通常呈细颗粒状，核仁光滑、小而圆，高级别肿瘤除外。

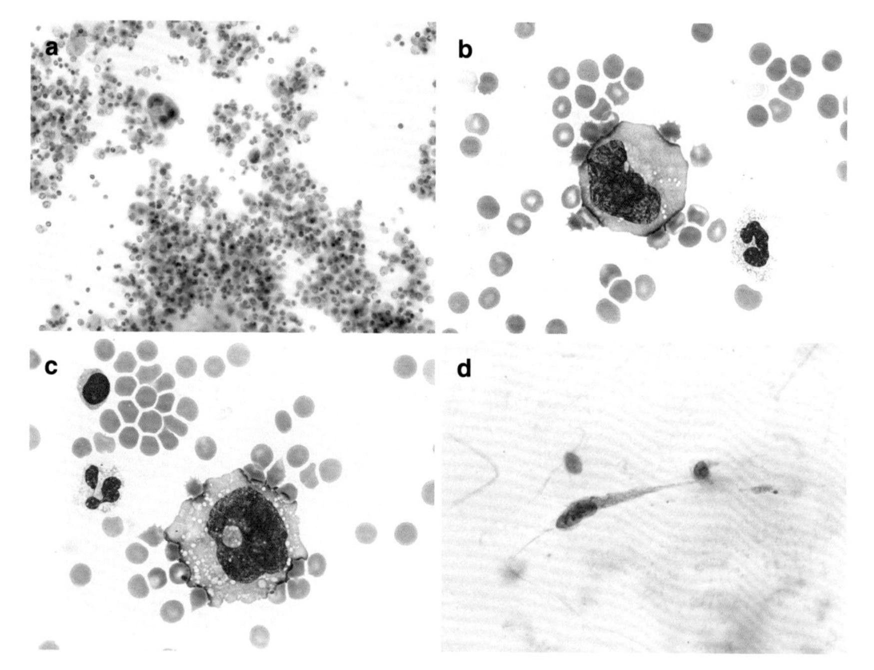

图 9.30　平滑肌肉瘤（a）。视野左上角可见单个大的非典型多核细胞。肉瘤累及的浆膜腔积液标本常仅见少许恶性细胞，在液体中细胞趋于圆形；CS，巴氏染色。平滑肌肉瘤（b）。单个大细胞含有大细胞核，核形不规则，染色质粗糙。在组织切片中的梭形肉瘤细胞在积液标本中可能呈上皮样形态；CS，改良吉姆萨染色。平滑肌肉瘤（c）。单一、明显的恶性细胞有大的细胞核和核内假包涵体。虽然需要许多鉴别诊断，但这种特征是侵袭性肉瘤的典型特征；CS，改良吉姆萨染色。平滑肌肉瘤（d）。与前面的病例不同，这种平滑肌肉瘤细胞保持其梭形形态。细胞核深染，染色质和核形不规则；直接涂片，巴氏染色

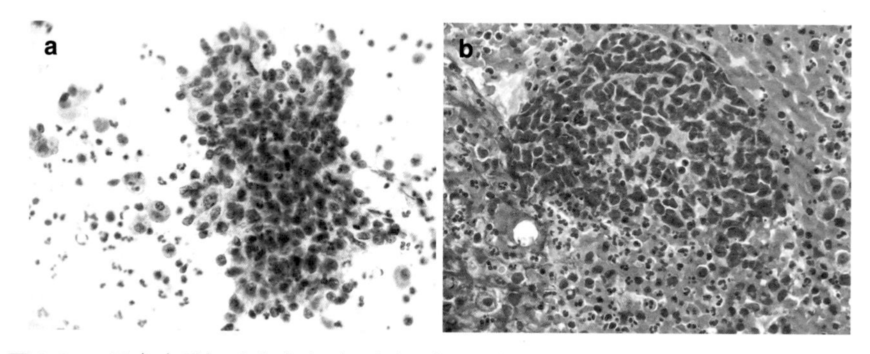

图 9.31　子宫内膜间质肉瘤（a），高级别。肉瘤细胞形成黏着性碎片，具有卵圆形细胞核和合胞体细胞质。该碎片容易误诊为腺癌；CS，巴氏染色。子宫内膜间质肉瘤（b）。该碎片含有许多深染、拥挤的细胞，胞质少。一些细胞核为上皮样，而其他细胞核更细长，这可能提示为间质而非上皮来源；细胞块，HE 染色

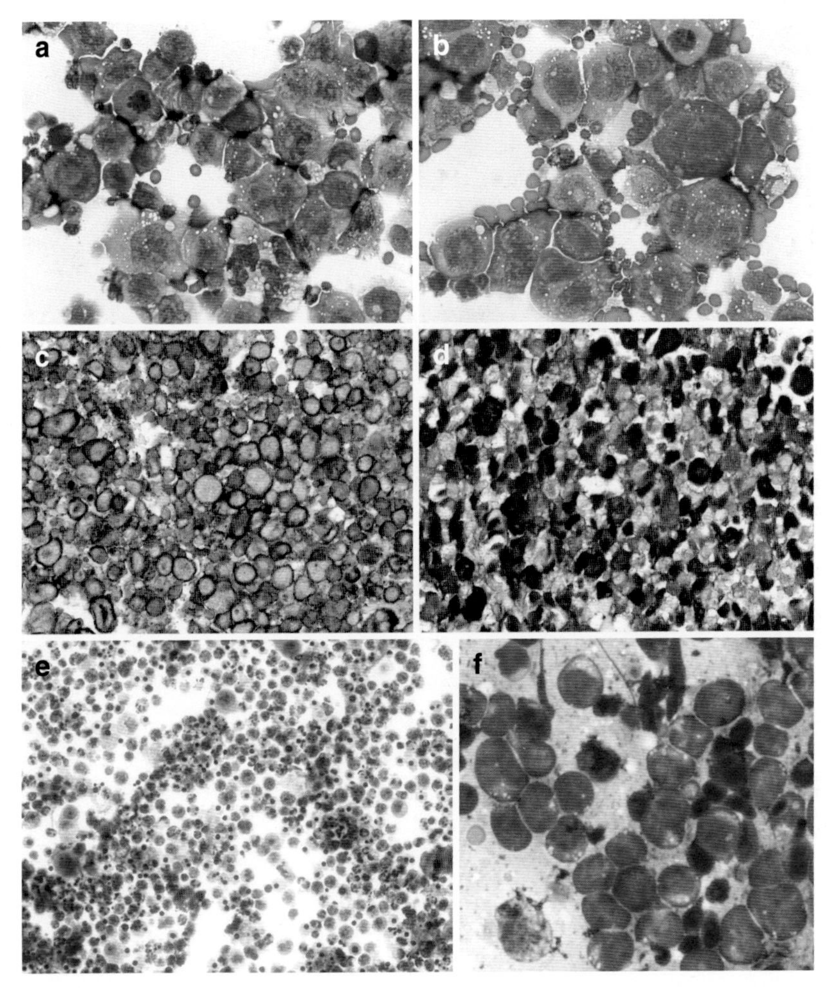

图 9.32 间变性大细胞淋巴瘤（a）。单个大的恶性细胞堆积在一起形成松散的细胞群。细胞具有大而多形性细胞核和蓝色空泡化细胞质。淋巴腺小体通常在积液标本中不明显；CS，改良吉姆萨染色。间变性大细胞淋巴瘤（b）。淋巴瘤细胞核高度卷曲，多核和多个不规则的核仁；CS，改良吉姆萨染色。间变性大细胞淋巴瘤（c）。淋巴瘤细胞 CD30 呈弥漫阳性，细胞膜着色；细胞块，CD30 免疫染色。间变性大细胞淋巴瘤（d）。多数间变性大细胞淋巴瘤亚群表达 ALK，这些细胞的细胞核和细胞质染色阳性，ALK 阴性间变性大细胞淋巴瘤预后更差；细胞块，ALK 免疫染色。伯基特淋巴瘤（e）。背景包含具有染色质粗、中等大小、分散、形态单一的细胞群，虽然该结果疑似淋巴瘤，但需使用辅助检查确认；CS，巴氏染色。伯基特淋巴瘤（f）。淋巴样细胞具有蓝色细胞质和微小的胞质空泡。细胞核较大，核形不规则；CS，改良吉姆萨染色

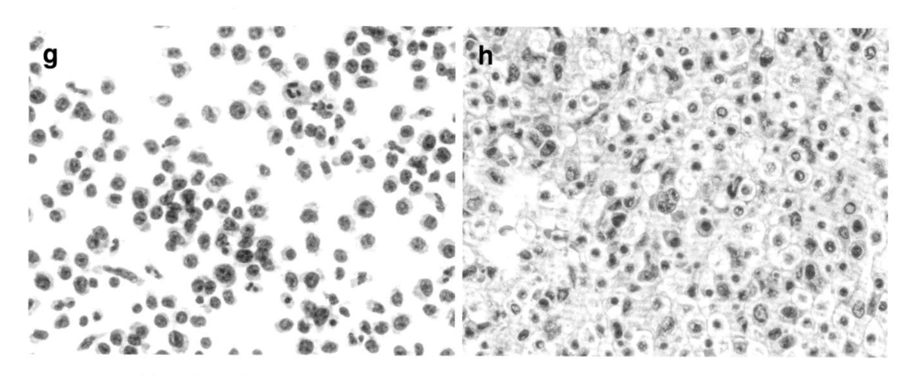

图 9.32 （续）浆细胞肿瘤（g）。大量浆细胞在正常积液标本中是不常见的，大量出现时应引起对浆细胞肿瘤的怀疑，细胞核偏位，染色质沿细胞膜聚集；CS，巴氏染色。浆细胞肿瘤（h）。HE 染色的细胞块上可以清楚地看到核周裂片，一些细胞显示双核；细胞块，HE 染色

转移性癌

最常见的转移至腹膜的肿瘤是腺癌：女性为卵巢上皮性肿瘤，男性为胃肠道或胰胆管肿瘤。尽管前列腺癌（男性）和乳腺癌（女性）是美国最常见的肿瘤[144]，但二者在腹腔冲洗液中均不常见（图 9.33）。无论肿瘤来源于哪里，腹腔积液细胞学检查在确认腹膜转移癌上都具有高度敏感性[80]。胰腺癌和胃癌并不少见，由于影响患者的预后和治疗，其在腹腔积液中的识别很重要。转移性癌在第 7 章中有更详细的讨论。

宫颈鳞状细胞癌和宫颈腺癌

多数宫颈癌来自高危型 HPV 亚型的感染。包括宫颈鳞状细胞癌（SCC）（图 9.34）和宫颈腺癌（ECA）（图 9.35），这两种病变很少累及腹膜腔，因此在鉴别诊断中很少考虑。据报道，宫颈腺癌比鳞状细胞癌更容易累及腹膜腔，表现为高级别或低级别黏液性肿瘤。

细胞学标准（鳞状细胞癌）

- 通常细胞量丰富
- 缺乏腺样排列结构、边界不规则的组织碎片以及背景中单个散在的细胞
- 细胞具有稠厚的胞质和中位核，与腺癌常见的偏位核相反

- 核增生不均匀和核膜不规则
- 基底样形态包括细胞核增大、深染和核质比增高的细胞
- 角化细胞有嗜橙色胞质
- 角化细胞可能具有丰富的、不规则形状的胞质和固缩的胞核，导致反常的低核质比
- 不规则形状的角蛋白碎片，无明显的细胞核

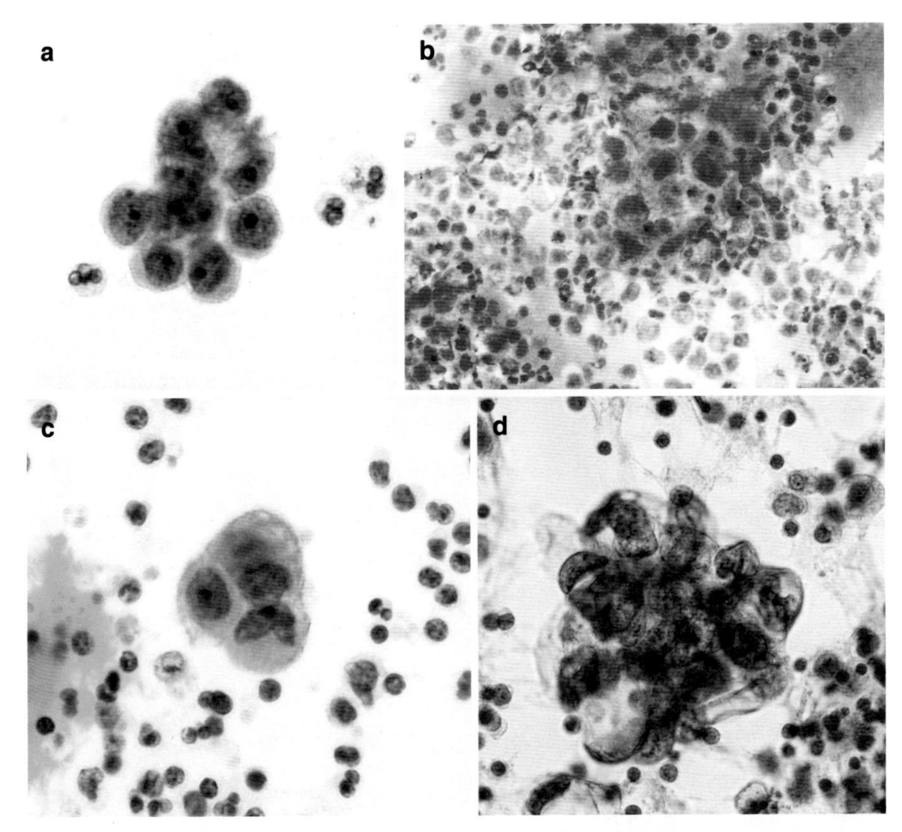

图 9.33　前列腺腺癌（a）。前列腺腺癌很少产生积液，但表现为泡沫状细胞质，核圆形，核仁明显单个。患者通常有前列腺腺癌病史；CS，巴氏染色。胰腺腺癌（b）。颗粒状碎片的背景中可见多形性恶性细胞，可能是坏死。细胞核增大，核膜不规则，染色质粗。这些特征与胰腺来源相符，但无特异性；CS，改良吉姆萨染色。胰腺腺癌（c）。3 个恶性细胞的细胞核增大，核膜不规则，核仁明显。大小可以与背景中小淋巴细胞进行比较；CS，巴氏染色。乳腺癌（d）。三维恶性细胞簇核增生不均匀、染色质增多和核膜不规则。部分细胞胞质空泡化。患者有乳腺导管癌病史，活检证实为腹膜转移；CS，巴氏染色

注释

鳞状细胞癌表现出在其他部位的特征性变化谱，反映了肿瘤分级。鳞状分化可见于非宫颈腺癌如子宫内膜样癌、成熟和未成熟畸胎瘤、卵巢布伦纳瘤、癌肉瘤和其他部位（如肺部）的转移性鳞状细胞癌。转移性或局部浸润性盆腔宫颈癌患者通常有已知病史。鳞状细胞癌，以及起源于腺癌的鳞状分化细胞，鳞状标志物将呈阳性表达：p40 和 p63 细胞核着色，被用于证明鳞状细胞分化。HPV 研究也有助于证实宫颈来源。

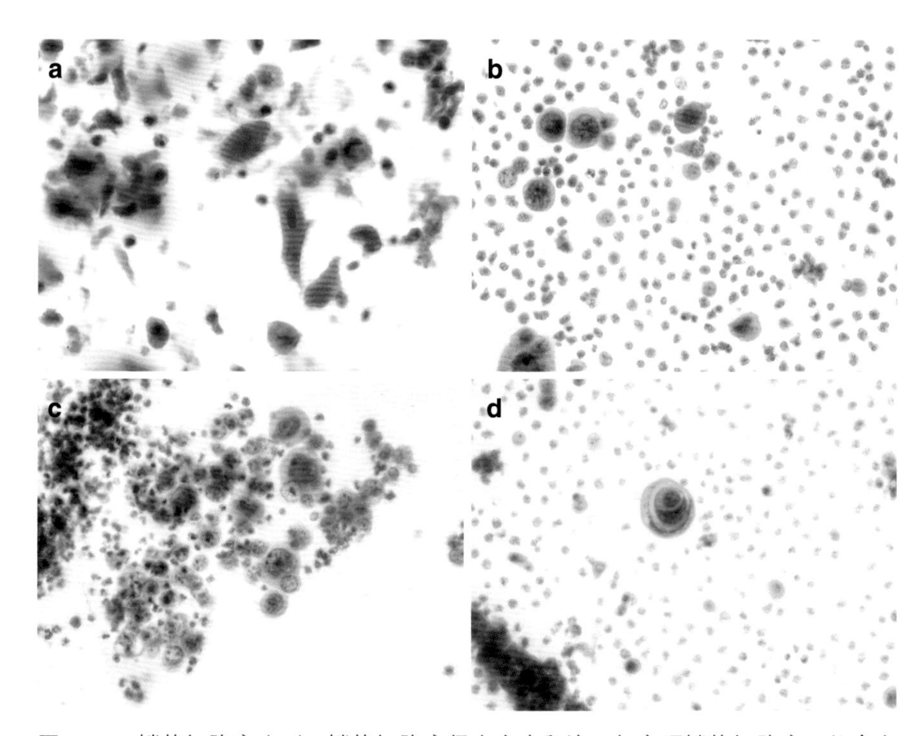

图 9.34　鳞状细胞癌（a）。鳞状细胞癌很少产生积液，但宫颈鳞状细胞癌可能会产生积液，部分恶性细胞角化过度，不规则、有细胞质突起；CS，巴氏染色。鳞状细胞癌（b）。见数个圆形恶性细胞，中央可见核固缩，胞质致密。背景中见急性炎症细胞和变性细胞，伴鳞状细胞癌常见的坏死；CS，巴氏染色。鳞状细胞癌（c）。虽然这些细胞不含角化鳞状细胞癌粉红色细胞质，但致密和蜡样细胞质仍提示鳞状细胞癌，在无确定病史的患者中，可能需要免疫染色来证明鳞状细胞分化；CS，巴氏染色。鳞状细胞癌（d）。一种不常见的三维细胞模式，其中恶性肿瘤细胞被其他恶性肿瘤细胞吞噬（包裹或覆盖），为肿瘤常见特征。恶性细胞通常是巨大的，具有大、固缩、深色的细胞核；CS，巴氏染色。

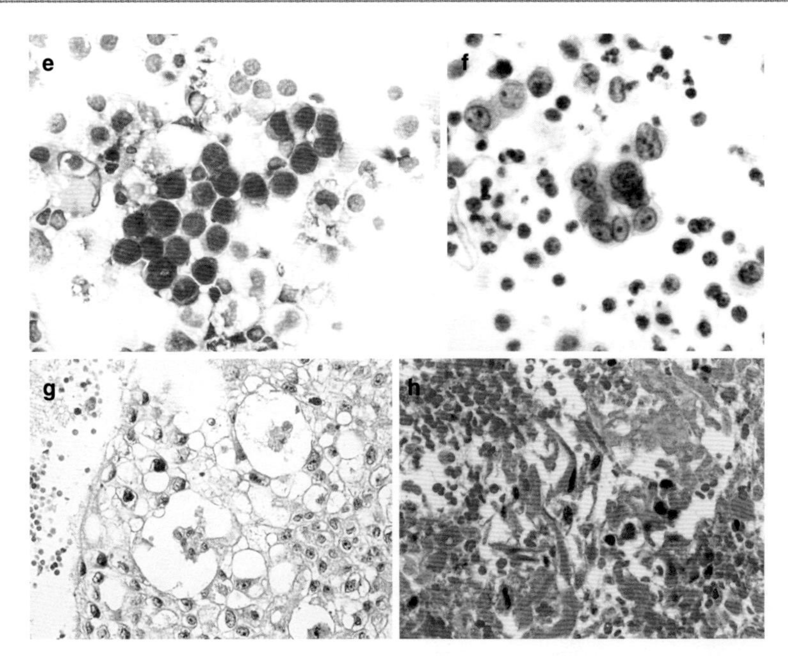

图 9.34 （续）鳞状细胞癌，宫颈来源（e）。低分化恶性细胞，核质比高，染色质深、粗。形态学特征无特异性，也可能代表其他低分化恶性肿瘤；CS，改良吉姆萨染色。鳞状细胞癌，宫颈来源（f）。这些恶性细胞增大，细胞核大，核膜不规则，染色质粗。该患者患有宫颈低分化鳞状细胞癌；CS，巴氏染色鳞状细胞癌，宫颈来源（g）。同一患者的非角化鳞状细胞癌伴细胞核增大、核仁明显；细胞块，HE 染色。鳞状细胞癌（h）。细胞块中含有梭形角化鳞状细胞癌细胞，具有不规则的粉红色胞质突起和煤黑色固缩细胞核；细胞块，HE 染色

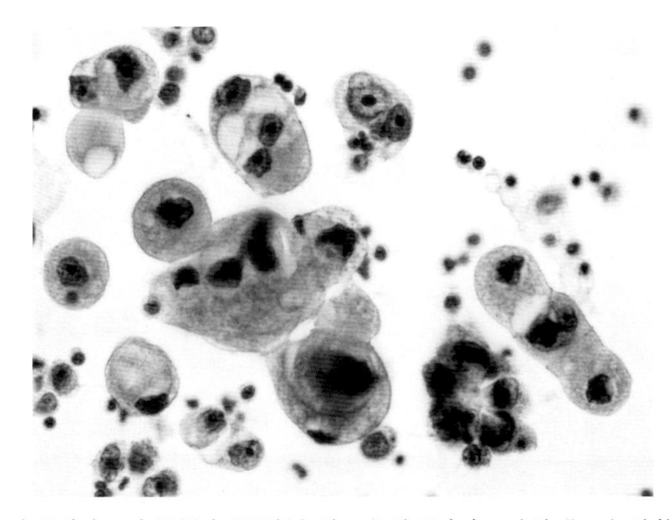

图 9.35 宫颈腺癌。大量增大的恶性细胞，细胞质丰富、空泡化，细胞核增大，核仁明显，这些特征与腺癌一致，但对部位的起源无特异性；CS，巴氏染色

腹腔积液中的免疫组织化学检测

免疫组织化学检测对于肿瘤的鉴别至关重要，特别是积液中的细胞是球形有空泡的细胞。与所有的免疫组织化学检测一样，应根据患者的临床病史和细胞形态制定初始系列抗体，以确定最可能的原发部位。表 9.4 概括了有用或独特的形态学特征，表 9.5 展示了本章讨论的一些肿瘤的典型免疫组织化学染色模式。

上皮性肿瘤通常首先由上皮标志物（如 MOC-31、Ber4 或 claudin4）确定，缺乏间皮标志物染色（钙网膜蛋白或 D2-40）。PAX8 和 WT1 可用于证实卵巢来源。WT1 检测浆液性癌优于 PAX8，但 WT1 在良性和恶性间皮细胞中也有表达。使用 WT1/ 角蛋白混合物与 claudin4 做初始染色也有报道[145]。浆液性肿瘤通常对间皮标志物 D2-40 和钙网膜蛋白呈阴性。PAX8 可用于识别除黏液性肿瘤以外的上皮性卵巢肿瘤，包括透明细胞癌和混合细胞类型[146]。浆液性肿瘤中阳性标志物（如 PAX8）的一个主要缺点是在良性细胞中也呈阳性，如输卵管内膜异位症和子宫内膜异位症，以及交界性肿瘤。

表 9.4 区分浆液性良性 / 交界性卵巢肿瘤和恶性肿瘤的形态学特征[41,62]

特征	浆液性交界性肿瘤	低级别浆液性癌	微乳头型浆液性癌	高级别浆液性癌
积液中的细胞量	低	低到高	低到高	高
单个非典型细胞	少见	偶见	少见	多见
细胞簇轮廓	光滑、黏附、均一	鞋钉状、扇贝形、均一	鞋钉状到周围栅栏形	不规则，磨损状
细胞簇分支	中到大，不常见轴心	大，均匀，多级分支	纤维血管轴心，最小短分支（“把手”）	大小多变，不均一，多级分支
砂粒体	偶见	多见	多见	少见
细胞核增大（>2X）	不存在	存在	存在	存在
核多形性；核大小 > 4X	不存在	不存在	少见	存在
核质比（N/C）	中至高	低	中至高	高
核染色质	细、均匀	细至多变	细、均匀	粗糙、聚集
细胞核	圆形至卵圆形	轻度不规则	圆形至卵圆形，轻度不规则	多形性

续表

特征	浆液性交界性肿瘤	低级别浆液性癌	微乳头型浆液性癌	高级别浆液性癌
核仁	模糊，单个	小，单个	小，多个	巨大核仁，多个
细胞质空泡	少见	偶见，小	偶见，小	常见；“肥皂泡”
有丝分裂	罕见	不常见	不常见	多见

表 9.5 腹腔冲洗液不确定细胞对应的免疫组织化学染色

实体	阳性标志物	阴性标志物	备注
子宫内膜异位症	ER、PR、BerEp4、MOC-31、claudin4、PAX8	钙网膜蛋白、D2-40、WT1	
输卵管内膜异位症	ER、PR、BerEp4、MOC-31、claudin4、PAX8，WT1	钙网膜蛋白、D2-40	WT1 在输卵管内膜异位症中呈阳性，可与子宫内膜异位症相区别
浆液性囊腺瘤	ER、PR、BerEp4、MOC-31、PAX8、WT1	钙网膜蛋白、D2-40	
交界性浆液性肿瘤	ER、PR、BerEp4、MOC-31、PAX8、WT1	野生型 p53、钙网膜蛋白、D2-40	弥漫性、p16 强表达提示高级别浆液性癌
低级别浆液性癌（LGSC）	ER、PR、BerEp4、MOC-31、PAX8、WT1	野生型 p53 钙网膜蛋白、D2-40、WT1	弥漫性 p16 表达提示高级别浆液性癌
高级别浆液性癌（HGSC）	ER、PR、BerEp4、MOC-31、PAX8、WT1、p53（突变型）、p16（弥漫性）	钙网膜蛋白、D2-40	
颗粒细胞瘤	钙网膜蛋白、抑制素、CD99、SF1	SALL4	
无性细胞瘤	SALL4、OCT3/4、CD117（c-kit）、PLAP	CD30	
卵黄囊瘤	glypican3、AFP、SALL4	CD117、OCT3/4	

续表

实体	阳性标志物	阴性标志物	备注
子宫内膜样癌	ER、PR、BerEp4、PAX8	WT1、野生型 p53*	3 级可能显示突变型 p53 模式
透明细胞癌（CCC）	HNF1β、napsin A	WT1、ER、PR	突变型 p53 和（或）弥漫性 p16 提示高级别浆液性癌；透明细胞癌可能有突变型 p53
低级别黏液性肿瘤	可变的	可变的	取决于起源部位；大多数起源于胃肠道，表达 CK20、CDX2 和 SATB2，PAX8 阴性
交界性黏液性肿瘤 / 卵巢黏液性癌	CK7、ER（+/−）、PR（+/−）、PAX8（+/−）、CK20（−/+）、CDX2（−/+）	SATB2	CK20 通常为阴性或局灶性；CDX2 在约 1/3 的黏液癌中为阳性，但如果是卵巢，则多为局灶性或弱性。半数以上的原发性卵巢黏液性肿瘤 ER、PR、PAX8 阴性
间皮瘤和间皮增生	钙网膜蛋白、D2-40、HBME1、WT1	BerEp4、MOC-31、claudin 4	可能为 PAX8 阳性；BAP-1 的核缺失可区分间皮瘤和良性间皮增生
间皮瘤和间皮增生	钙网膜蛋白、D2-40、HBME1、WT1	BerEp4、MOC-31、claudin4	可能为 PAX8 阳性；BAP-1 的核缺失可区分间皮瘤和良性间皮增生
平滑肌肉瘤	Desmin、h-caldesmon	CD10	
子宫内膜间质肉瘤	CD10	Desmin、h-caldesmon	

注：* 野生型 p53 模式显示不同强度的弥漫性但不均匀的核染色，在正常组织和大多数肿瘤中均出现。异常 p53 模式为零核（目标细胞中无核染色）或强烈的和弥漫性核染色（任何一种异常模式都被认为是阳性的）。

因此，免疫反应并不表明存在恶性甚至肿瘤。

胃肠道癌可能为 CDX2、SATB2 和（或）CK20 阳性（图 9.36）。与上消化道癌相比，在下消化道癌中这些标志物更常表达，但 CDX2 的特异性最低，通常在上消化道癌、胰胆管癌，以及 1/3 的卵巢黏液性癌中表达。大约一半的胰胆管癌会失去 DPC4 的表达，这有助于将其与上消化道原发性癌区分开来[147]。

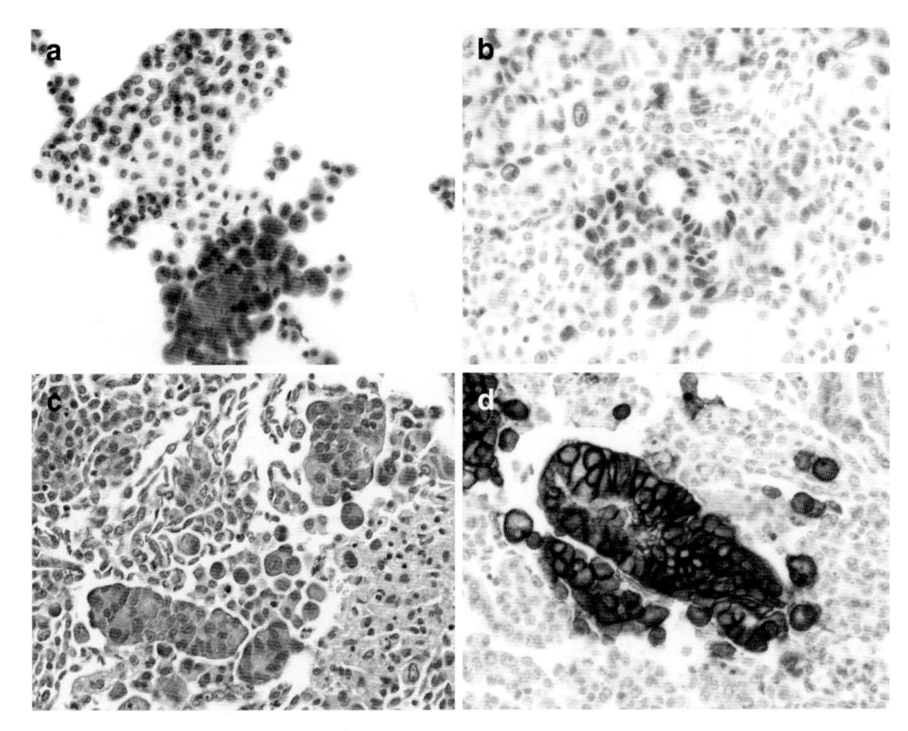

图 9.36 结直肠腺癌（a）。视野底部的恶性细胞可以与视野顶部片状存在的良性间皮细胞形成对比。恶性细胞体积较大，细胞核增大，核质比高，染色质粗糙，细胞核形状不规则；TP，巴氏染色。结直肠腺癌（b）。该片段的细胞形态学特征提示结直肠来源即具有细长细胞核的柱状细胞，与结直肠癌标志物 SATB2 反应；SATB2 免疫染色。结直肠腺癌（c）。恶性细胞可呈碎片状或单个散在分布，在分化程度较低的肿瘤中，可不呈柱状。这些细胞核呈圆形，大小和形状各异，核仁明显；细胞块，HE 染色。结直肠腺癌（d）。腺癌的上皮标志物通常呈阳性，如 MOC-31（细胞膜染色）、BerEp4（细胞膜染色）和 claudin4（细胞膜染色）。反应性和恶性间皮细胞通常不表达这些标志物；细胞块，MOC-31 免疫染色

总结

腹腔积液中发现的恶性细胞形态以及任何辅助检查结果应与患者已知的组织学或同时切除的肿瘤一致。不一致时应提示可能是继发性肿瘤，应进一步检查。

（于 婧 孙子涵 郭会芹 赵 焕 译）

参考文献

[1] Amin MB, Edge S, Greene F, et al., editors. AJCC cancer staging handbook: from the AJCC cancer staging manual. 8th ed. New York: Springer; 2017.
[2] Armstrong DK, Alvarez RD, Bakkum-Gamez JN, et al. Ovarian cancer- including fallopian tube cancer and primary peritoneal cancer (Version 1.2019; dated March 8, 2019). National Comprehensive Cancer Network. ttps://www.nccn.org/professionals/physician_gls/pdf/ ovarian.pdf.
[3] Davidson W, Madan R, O'Neil M, Tawfk OW, Fan F. Utility of peritoneal washing cytology in staging and prognosis of ovarian and fallopian tube neoplasms: a 10-year retrospective analysis. Ann Diagn Pathol. 2016;22:54-57.
[4] Zuna RE, Behrens A. Peritoneal washing cytology in gynecologic cancers: long-term follow up of 355 patients. J Natl Cancer Inst. 1996;88(14):980-987.
[5] Bakkum-Gamez JN, Richardson DL, Seamon LG, Aletti GD, Powless CA, Keeney GL, O'Malley DM, Cliby WA. Infuence of intraoperative capsule rupture on outcomes in stage I epithelial ovarian cancer. Obstet Gynecol. 2009;113(1):11-17.
[6] Montavon Sartorius C, Mirza U, Schotzau A, et al. Impact of the new FIGO 2013 classifcation on prognosis of stage I epithelial ovarian cancers. Cancer Manag Res. 2018;10:4709-4718.
[7] Abu-Rustum NR, Yashar CM, Bean S, et al. Uterine Neoplasms (Version 3.2019; dated February 11, 2019). National Comprehensive Cancer Network. https://www.nccn.org/professionals/physician_gls/pdf/uterine.pdf.
[8] Creasman WT, Morrow CP, Bundy BN, Homesley HD, Graham JE, Heller PB. Surgical pathologic spread patterns of endometrial cancer: a Gynecologic Oncology Group study. Cancer. 1987;60:2035-2041.
[9] Tebeu PM, Popowski Y, Verkooijen HM, et al. Positive peritoneal cytology in early-stage endometrial cancer does not infuence prognosis. Br J Cancer. 2004;91:720-724.
[10] Fadare O, Mariappan MR, Hileeto D, Wang S, McAlpine JN, Rimm DL. Upstaging based solely on positive peritoneal washing does not affect outcome in endometrial cancer. Mod Pathol. 2005;18:673-680.
[11] Dede M, Yenen MC, Goktolga U, et al. Is adjuvant therapy necessary for peritoneal cytology positive surgical-pathologic stage I endometrial cancer? Preliminary results. Eur J Gynaecol Oncol. 2004;25:591-593.
[12] Ayhan A, Taskiran C, Celik C, Aksu T, Yuce K. Surgical stage III endometrial cancer: analysis of treatment outcomes, prognostic factors and failure patterns. Eur J Gynaecol Oncol. 2002;23:553-556.
[13] Obermair A, Geramou M, Tripcony L, Nicklin JL, Perrin L, Crandon AJ. Peritoneal cytology: impact on disease-free survival in clinical stage I endometrioid adenocarcinoma of the uterus. Cancer Lett. 2001;164:105-110.
[14] Havrilesky LJ, Cragun JM, Calingaert B, et al. The prognostic signifcance of positive peritoneal cytology and adnexal/serosal metastasis in stage IIIA endometrial cancer. Gynecol Oncol. 2007;104:401-405.
[15] Takeshima N, Katase K, Hirai Y, Yamawaki T, Yamauchi K, Hasumi K. Prognostic value of peritoneal cytology in patients with carcinoma of the uterine cervix. Gynecol Oncol. 1997;64:136-140.
[16] Ditto A, Martinelli F, Carcangiu M, Lorusso D, Raspagliesi F. Peritoneal cytology as prognostic factor in cervical cancer. Diagn Cytopathol. 2015;43:705-709.
[17] Roberts WS, Bryson SC, Cavanagh D, Roberts VC, Lyman GH. Peritoneal cytology and

invasive carcinoma of the cervix. Gynecol Oncol. 1986;24:331-336.
[18] Landon G, Stewart J, Deavers M, Lu K, Sneige N. Peritoneal washing cytology in patients with BRCA1 or BRCA2 mutations undergoing risk-reducing salpingo-oophorectomies: a 10-year experience and reappraisal of its clinical utility. Gynecol Oncol. 2012;125:683-686.
[19] Blok F, Roes EM, van Leenders GJ, van Beekhuizen HJ. The lack of clinical value of peritoneal washing cytology in high risk patients undergoing risk-reducing salpingo-oophorectomy: a retrospective study and review. BMC Cancer. 2016;16:18.
[20] Ohwada M, Suzuki M, Suzuki T, et al. Problems with peritoneal cytology in second-look laparotomy performed in patients with epithelial ovarian cancer. Cancer. 2001;93(6):376-380.
[21] Nakagawa S, Nashimoto A, Yabusaki H. Role of staging laparoscopy with peritoneal lavage cytology in the treatment of locally advanced gastric cancer. Gastric Cancer. 2007;10(10):29-34.
[22] Assaly M, Bongiovanni M, Kumar N, et al. Cytology of benign multicystic peritoneal mesothelioma in peritoneal washings. Cytopathology. 2008;19:224-228.
[23] Wojcik EM, Naylor B. “Collagen balls” in peritoneal washings: prevalence, morphology, origin and signifcance. Acta Cytol. 1992;36(4):466-470.
[24] Prentice L, Stewart A, Mohiuddin S, Johnson NP. What is endosalpingiosis? Fertil Steril. 2012;98(4):942-947.
[25] Heinig J, Gottschalk I, Cirkel U, Diallo R. Endosalpingiosis- an underestimated cause of chronic pelvic pain or an accidental fnding? A retrospective study of 16 cases. Eur J Obstet Gynecol Reprod Biol. 2002;103(1):75-78.
[26] Zuna RE, Mitchell ML, Mulick KA, Weijchert WM. Cytohistologic correlation of peritoneal washing cytology in gynecologic disease. Acta Cytol. 1989;33(3):327-336.
[27] Sneige N, Dawlett MA, Kologinczak TL, Guo M. Endosalpingiosis in peritoneal washings in women with benign gynecologic conditions: thirty-eight cases confrmed with paired box-8 immunohistochemical staining and correlation with surgical biopsy fndings. Cancer Cytopathol. 2013;121(10):582-590.
[28] Seguin RE, Ingram K. Cervicovaginal psammoma bodies in endosalpingiosis. A case report. J Reprod Med. 2000;45(6):526-528.
[29] Vila M, Thompson K, Erdem G. Mobile ciliary microorganisms in peritoneal fuid. Diagn Cytopathol. 2011;39(8):606-607.
[30] van Baal JO, van de Vijver KK, Nieuwland R, et al. The histophysiology and pathophysiology of the peritoneum. Tissue Cell. 2017;49(1):95-105.
[31] Salzer WL. Peritoneal dialysis-related peritonitis: challenges and solutions. Int J Nephrol Renovasc Dis. 2018;11:173-186.
[32] Gupta RK, Johnston PS, Naran S, Lallu S, Fauck R. Cytological fndings in a sample of peritoneal aspirate from a case of bile peritonitis. Diagn Cytopathol. 2005;32(1):35-37.
[33] Stowell SB, Wiley CM, Perez-Reyes N, Powers CN. Cytologic diagnosis of peritoneal fuids: applicability to the laparoscopic diagnosis of endometriosis. Acta Cytol. 1997;41(3):817-822.
[34] Cantley RL, Yoxtheimer L, Molnar S. The role of peritoneal washings in the diagnosis of endometriosis. Diagn Cytopathol. 2018;46(5):447-451.
[35] Shield P. Peritoneal washing cytology. Cytopathology. 2004;15:131-141.
[36] Barkan GA, Naylor B, Gattuso P, Küllü S, Galan K, Wojcik EM. Morphologic features of endometriosis in various types of cytologic specimens. Diagn Cytopathol. 2013;41(11):936-942.
[37] Fanning J, Markuly SN, Hindman TL, Galle PC, McRae MA, Visnesky PM, Hilgers

RD. False positive malignant peritoneal cytology and psammoma bodies in benign gynecologic disease. J Reprod Med. 1996;41(7):504-508.
[38] DeMay RM. The art & science of cytopathology. 2nd ed: American Society of Clinical. Hong Kong: Pathology Press; 2012.
[39] Alli PM, Ali SZ. Micropapillary serous carcinoma of the ovary: cytomorphologic characteristics in peritoneal/pelvic washings. Cancer. 2002;96(3):135-139.
[40] Parwani AV, Chan TY, Ali SZ. Signifcance of psammoma bodies in serous cavity fuid: a cytopathologic analysis. Cancer. 2004;102(2):87-91.
[41] Sadeghi S, Ylagan LR. Pelvic washing cytology in serous borderline tumors of the ovary using ThinPrep: are there cytologic clues to detecting tumor cells? Diagn Cytopathol. 2004;30(5):313-319.
[42] Gilks CB, Bell DA, Scully RE. Serous psammocarcinoma of the ovary and peritoneum. Int J Gynecol Pathol. 1990;9(2):110-121.
[43] Riboni F, Giana M, Piantanida P, Vigone A, Surico N, Boldorini R. Peritoneal psammocarcinoma diagnosed by a Papanicolaou smear: a case report. Acta Cytol. 2010;54(3):311-313.
[44] Carr NJ, Cecil TD, Mohamed F, et al. Peritoneal Surface Oncology Group International. A consensus for classifcation and pathologic reporting of pseudomyxoma peritonei and associated appendiceal neoplasia: the results of the Peritoneal Surface Oncology Group International (PSOGI) modifed Delphi process. Am J Surg Pathol. 2016;40(1):14-26.
[45] Quinn G, Hales S, Hamid B, Meara N. Comparison of mucoid-mimic artefact with true mucin in peritoneal cytology samples. Cytopathology. 2015;26:194-196.
[46] Owens SD, Gossett R, McElhaney MR, Christopher MM, Shelly SM. Three cases of canine bile peritonitis with mucinous material in abdominal fuid as the prominent cytologic fnding. Vet Clin Pathol. 2003;32(3):114-120.
[47] Clement PB, Young RH. Atlas of gynecologic surgical pathology. 3rd ed. London: Saunders Elsevier; 2014.
[48] Malpica A, Sant'Ambrogio S, Deavers MT, Silva EG. Well-differentiated papillary mesothelioma of the female peritoneum: a clinicopathologic study of 26 cases. Am J Surg Pathol. 2012;36(1):117-127.
[49] Ikeda K, Suzuki T, Tate G, Mitsuya T. Cytomorphologic features of well-differentiated papillary mesothelioma in peritoneal effusion: a case report. Diagn Cytopathol. 2008;36(7):512-515.
[50] Wheeler YY, Burroughs F, Li QK. Fine-needle aspiration of a well-differentiated papillary mesothelioma in the inguinal hernia sac: a case report and review of literature. Diagn Cytopathol. 2009;37(10):748-754.
[51] Wojcik EM, Selvaggi SM. Fine-needle aspiration cytology of cystic ovarian lesions. Diagn Cytopathol. 1994;11(1):9-14.
[52] Özkara SK. Signifcance of peritoneal washing cytopathology in ovarian carcinomas and tumors of low malignant potential: a quality control study with literature review. Acta Cytol. 2011;55(1):57-68.
[53] Ventura KC, Yang GC, Levine PH. Atypical papillary proliferation in gynecologic patients: a study of 32 pelvic washes. Diagn Cytopathol. 2005;32(2):76-81.
[54] De Cecio R, Cantile M, Collina F, et al. Borderline Brenner tumor of the ovary: a case report with immunohistochemical and molecular study. J Ovarian Res. 2014;7:101-105.
[55] Cheng L, Wolf NG, Rose PG, Rodriguez M, Abdul-Karim FW. Peritoneal washing cytology of ovarian tumors of low malignant potential: correlation with surface ovarian involvement and peritoneal implants. Acta Cytol. 1998;42(5):1091-1094.
[56] Sneige N, Thomison JB, Malpica A, Gong Y, Ensor J, Silva EG. Peritoneal washing

cytologic analysis of ovarian serous tumors of low malignant potential to detect peritoneal implants and predict clinical outcome. Cancer Cytopathol. 2012;120(4):238-244.

[57] Lu D, Davila RM, Pinto KR, Lu DW. ThinPrep evaluation of fuid samples aspirated from cystic ovarian masses. Diagn Cytopathol. 2004;30(5):320-324.

[58] Moh M, Krings G, Ates D, Aysai A, Kim GE, Rabban JT. SATB2 expression distinguishes ovarian metastases for colorectal and appendiceal origin from primary ovarian tumors of mucinous or endometrioid type. Am J Surg Pathol. 2016;40(3):419-432.

[59] Vang R, Gown AM, Barry TS, Wheeler DT, Ronnett BM. Ovarian atypical proliferative (borderline) mucinous tumors: gastrointestinal and seromucinous (endocervical like) types ware immunophenotypically distinctive. Int J Gynecol Pathol. 006;25(1):83-89.

[60] Bell KA, Kurman RJ. A clinicopathologic analysis of atypical proliferative (borderline) tumors and well-differentiated endometrioid adenocarcinomas of the ovary. Am J Surg Pathol. 2000;24(11):1465-1479.

[61] Jetley S, Khetrapal S, Ahmad A, Jairajpuri ZS. Atypical proliferative endometrioid tumor of ovary: report of a rare case. J Postgrad Med. 2016;62(2):129-132.

[62] Katabuchi H, Tashiro H, Cho KR, Kurman RJ, Hedrick EL. Micropapillary serous carcinoma of the ovary: an immunohistochemical and mutational analysis of p53. Int J Gynecol Pathol. 1998;17:54-60.

[63] Kaldawy A, Segev Y, Lavie O, Auslender R, Sopik V, Narod SA. Low-grade serous ovarian cancer: a review. Gynecol Oncol. 2016;143:433-438.

[64] Razack R, Van der Merwe H, Schubert P. Fine needle aspiration cytology of a nodal low grade serous neoplasm: a case report of low-grade serous carcinoma arising from a serous borderline tumour with cyto-histological correlation. Cytopathology. 2017;28(4):333-336.

[65] Cetinkaya K, Atalay F. Peritoneal cytology in endometrial cancer. Tumori. 2015;101(6):697-700.

[66] Schulte JJ, Lastra RR. Abdominopelvic washings in gynecologic pathology: a comprehensive review. Diagn Cytopathol. 2016;44(12):1039-1057.

[67] Obermair A, Geramou M, Gucer F, et al. Does hysteroscopy facilitate tumor cell dissemination? Incidence of peritoneal cytology from patients with early stage endometrial carcinoma following dilatation and curettage (D & C) versus hysteroscopy and D & C. Cancer. 2000;88:139-143.

[68] Cicinelli E, Tinelli R, Colafglio G, et al. Risk of long-term pelvic recurrences after fuid minihysteroscopy in women with endometrial carcinoma: a controlled randomized study. Menopause. 2012;17(3):511-515.

[69] Shinohara S, Sakamoto I, Numata M, Ikegami A, Teramoto K. Risk of spilling cancer cells during total laparoscopic hysterectomy in low-risk endometrial cancer. Gynecol Minim Invasive Ther. 2017;6(3):113-115.

[70] Sonoda Y, Zerbe M, Smith A, Lin O, Barakat RR, Hoskins WJ. High incidence of positive peritoneal cytology in low-risk endometrial cancer treated by laparoscopically assisted vaginal hysterectomy. Gynecol Oncol. 2001;80:378-382.

[71] Rivasi F, Palicelli A. Peritoneal keratin granulomas: cytohistological correlation in a case of endometrial adenocarcinoma with squamous differentiation. Cytopathology. 2012;23(5):342-344.

[72] Badyal RK, Khairwa A, Rajwanshi A, et al. Signifcance of epithelial cell clusters in pseudomyxoma peritonei. Cytopathology. 2016;27(6):418-426.

[73] Gupta S, Sodhani P, Jain S. Cytomorphological profle of neoplastic effusions: an audit of 10 years with emphasis on uncommonly encountered malignancies. J Cancer Res Ther. 2012;8(4):602-609.

[74] Runyon BA. Malignancy-related ascites. UpToDate, published 11 June 2019. https://

www. uptodate.com.
[75] La Torre M, Rossi Del Monte S, Ferrir M, Cosenza G, Mercantini P, Ziparo V. Peritoneal washing cytology in gastric cancer. How, when and who will get a beneft? A review. Minerva Gastroenterol Dietol. 2011;57(1):43-51.
[76] Virgillo E, Giarnieri E, Giovagnoli MR, et al. Gastric cancer cells in peritoneal lavage fuid: a systematic review comparing cytological with molecular detection for diagnosis of peritoneal metastases and prediction of peritoneal recurrences. Anticancer Res. 2018;38(3):1255-1262.
[77] Pulluri B, Kathait A, Tsai JL, et al. The signifcance of ascites in patients with pancreatic cancer: a case-control study. J Clin Oncol. 2015;33(Suppl 3):445.
[78] Makary MA, Warshaw AL, Centeno BA, et al. Implications of peritoneal cytology for pancreatic cancer management. Arch Surg. 1998;133(4):361-365.
[79] Merchant NB, Conlon KC, Saigo P, Dougherty E, Brennan MF. Positive peritoneal cytology predicts unresectability of pancreatic adenocarcinoma. J Am Coll Surg. 1999;188(4):421-426.
[80] Runyon BA, Hoefs JC, Morgan TR. Ascitic fuid analysis in malignancy-related ascites. Hepatology. 1988;8(5):1104-1109.
[81] Huang CC, Attele A, Michael CW. Cytomorphologic features of metastatic urothelial carcinoma in serous effusions. Diagn Cytopathol. 2013;41(7):569-574.
[82] Bodurka DC, Deavers MT, Tian C, et al. Reclassifcation of serous ovarian carcinoma by a 2-tier system: a Gynecologic Oncology Group Study. Cancer. 2012;118:3087-3094.
[83] Nik NN, Vang R, Shih Ie M, Kurman RJ. Origin and pathogenesis of pelvic (ovarian, tubal, and primary peritoneal) serous carcinoma. Annu Rev Pathol. 2014;9:27-45.
[84] Lheureux S, Gourley C, Vergote I, Oza AM. Epithelial ovarian cancer. Lancet. 2019;393:1240-1253.
[85] Kurman RJ, Shih IM. The dualistic model of ovarian carcinogenesis: revisited, revised, and expanded. Am J Pathol. 2016;186:733-747.
[86] Xiang M, English DP, Kidd EA. National patterns of care and cancer-specifc outcomes of adjuvant treatment in patients with serous and clear cell endometrial carcinoma. Gynecol Oncol. 2019;152:599-604.
[87] Kashimura M, Matsukuma K, Kamura T, Matsuyama T, Tsukamoto N. Cytologic fndings in peritoneal fuids from patients with ovarian serous adenocarcinoma. Diagn Cytopathol. 1986;2(1):13-16.
[88] Ramalingam P. Morphologic, immunophenotypic, and molecular features of epithelial ovarian cancer. Oncology. 2016;30(2):166-176.
[89] Ronnett BM, Zahn CM, Kurman RJ, Kass ME, Sugarbaker PH, Shmookler BM. Disseminated peritoneal adenomucinosis and peritoneal mucinous carcinomatosis. A clinicopathologic analysis of 109 cases with emphasis on distinguishing pathologic features, site of origin, prognosis, and relationship to "pseudomyxoma peritonei". Am J Surg Pathol. 1995;19:1390-1408.
[90] Ronnett BM, Yan H, Kurman RJ, Shmookler BM, Wu L, Sugarbaker PH. Patients with pseudomyxoma peritonei associated with disseminated peritoneal adenomucinosis have a signifcantly more favorable prognosis than patients with peritoneal mucinous carcinomatosis. Cancer. 2001;92:85-91.
[91] Seagle BL, Alexander AL, Lantsman T, Shahabi S. Prognosis and treatment of positive peritoneal cytology in early endometrial cancer: matched cohort analyses from the National Cancer Database. Am J Obstet Gynecol. 2018;218:e321-e329.
[92] Matsui N, Kajiwara H, Morishita A, et al. Cytologic study of grade 3 endometrioid adenocarcinoma of endometrial origin: cytoarchitecture and features of cell clusters

assessed with endometrial brushing cytology- focusing on a comparison with endometrioid adenocarcinoma grade 1,2. Tokai J Exp Clin Med. 2015;40(3):29-35.

[93] Johnson DN, Barroeta JE, Antic T, Lastra RR. Cytomorphologic features of metastatic endometrioid carcinoma by fne needle aspiration. Diagn Cytopathol. 2018;46(2):105-110.

[94] Fulciniti F, Losito NS, Botti G, et al. Fine-needle cytology of metastatic endometrioid neoplasms: experience with eight cases. Diagn Cytopathol. 2009;37(5):347-352.

[95] Fadare O, Parkash V. Pathology of endometrioid and clear cell carcinoma of the ovary. Surg Pathol Clin. 2019;12:529-564.

[96] Torre LA, Trabert B, DeSantis CE, et al. Ovarian cancer statistics, 2018. CA Cancer J Clin. 2018;68:284-296.

[97] Ito H, Hirasawa T, Yasuda M, Osamura RY, Tsutsumi Y. Excessive formation of basement membrane substance in clear-cell carcinoma of the ovary: diagnostic value of the "raspberry body" in ascites cytology. Diagn Cytopathol. 1997;16:500-504.

[98] Khunamornpong S, Thorner PS, Suprasert P, Siriaunkgul S. Clear-cell adenocarcinoma of the female genital tract: presence of hyaline stroma and tigroid background in various types of cytologic specimens. Diagn Cytopathol. 2005;32(6):336-340.

[99] Damiani D, Suciu V, Genestie C, Vielh P. Cytomorphology of ovarian clear cell carcinomas in peritoneal effusions. Cytopathology. 2016;27:427-432.

[100] Kuwashima Y, Uehara T, Kurosumi M, et al. Cytological distinction between clear cell carcinoma and yolk sac tumor of the ovary. Eur J Gynaecol Oncol. 1996;17(5):345-350.

[101] Sangoi AR, Soslow RA, Teng NN, Longacre TA. Ovarian clear cell carcinoma with papillary features: a potential mimic of serous tumor of low malignant potential. Am J Surg Pathol. 2008;32(2):269-274.

[102] Kato N, Sasou S, Motoyama T. Expression of hepatocyte nuclear factor-1beta (HNF-1beta) in clear cell tumors and endometriosis of the ovary. Mod Pathol. 2006;19:83-89.

[103] Yamashita Y, Nagasaka T, Naiki-Ito A, et al. Napsin A is a specifc marker for ovarian clear cell adenocarcinoma. Mod Pathol. 2015;28:111-117.

[104] Driss M, Mrad K, Dhouib R, Doghri R, Abbes I, Ben Romdhane K. Ascitic fuid cytology in malignant Brenner tumor: a case report. Acta Cytol. 2010;54:598-600.

[105] Ahr A, Arnold G, Göhring UJ, Costa S, Scharl A, Gauwerky JF. Cytology of ascitic fuid in a patient with metastasizing malignant Brenner tumor of the ovary. A case report. Acta Cytol. 1997;41(4 Suppl):1299-1304.

[106] Esheba GE, Longacre TA, Atkins KA, et al. Expression of urothelial differentiation markers GATA3 and placental S100 (S100P) in female genital tract transitional cell proliferations. Am J Surg Pathol. 2009;33:347-453.

[107] Valente PT, Schantz HD, Edmonds PR, Hanjani P. Peritoneal cytology of uncommon ovarian tumors. Diagn Cytopathol. 1992;8:98-106.

[108] Guo M, Lim JC, Wojcik EM. Pelvic washing cytology of ovarian Sertoli-Leydig-cell tumor with retiform pattern: a case report. Diagn Cytopathol. 2003;29:28-30.

[109] Gupta N, Rajwanshi A, Dey P, Suri V. Adult granulosa cell tumor presenting as metastases to the pleura and peritoneal cavity. Diagn Cytopathol. 2012;40:912-915.

[110] Atilgan AO, Tepeoglu M, Ozen O, Bilezikc IB. Peritoneal washing cytology in an adult granulosa cell tumor: a case report and review of literature. J Cytol. 2013;30:74-77.

[111] Omari M, Kondo T, Yuminamochi T, et al. Cytologic features of ovarian granulosa cell tumors in pleural and ascitic fuids. Diagn Cytopathol. 2015;43(7):581-584.

[112] Harbhajanka A, Bitterman P, Reddy VB, Park JW, Gattuso P. Cytomorphology and clinicopathologic correlation of the recurrent and metastatic adult granulosa cell tumor of the ovary: a retrospective review. Diagn Cytopathol. 2016;44(12):1058-1063.

[113] Murugan P, Siddaraju N, Sridhar E, Soundararaghavan J, Habeebullah S. Unusual ovarian

malignancies in ascitic fuid: a report of 2 cases. Acta Cytol. 2010;54:611-617.
[114] Gordon MD, Corless C, Renshaw AA, Beckstead J. CD99, keratin, and vimentin staining of sex cord-stromal tumors, normal ovary, and testis. Mod Pathol. 1998;11:769-773.
[115] Movahedi-Lankarani S, Kurman RJ. Calretinin, a more sensitive but less specifc marker than alpha-inhibin for ovarian sex cord-stromal neoplasms: an immunohistochemical study of 215 cases. Am J Surg Pathol. 2002;26:1477-1483.
[116] Otis CN, Powell JL, Barbuto D, Carcangiu ML. Intermediate flamentous proteins in adult granulosa cell tumors. An immunohistochemical study of 25 cases. Am J Surg Pathol. 1992;16:962-968.
[117] Ali S, Gattuso P, Howard A, Mosunjac MB, Siddiqui MT. Adult granulosa cell tumor of the ovary: fne-needle-aspiration cytology of 10 cases and review of literature. Diagn Cytopathol. 2008;36:297-302.
[118] Kavuri S, Kulkarni R, Reid-Nicholson M. Granulosa cell tumor of the ovary: cytologic fndings. Acta Cytol. 2010;54:551-559.
[119] Sunil CS, Prayaga A, Uppin MS, Uppin SG. Juvenile granulosa cell tumour: a pitfall in cytologic diagnosis. Cytopathology. 2015;26(4):261-262.
[120] Ajao M, Vachon T, Snyder P. Ovarian dysgerminoma: a case report and literature review. Mil Med. 2013;178:e954-e955.
[121] Gupta R, Mathur SR, Arora VK, Sharma SG. Cytologic features of extragonadal germ cell tumors: a study of 88 cases with aspiration cytology. Cancer Cytopathol. 2008;144(6):504-511.
[122] Miyake Y, Hirokawa M, Kanahara T, Fujiwara K, Koike H, Manabe T. Diagnostic value of hair shafts and squamous cells in peritoneal washing cytology. Acta Cytol. 2000;44(3):357-360.
[123] Sevestre H, Ikoli JF, Al Thakf W. Histopathology and cytology of supposedly benign tumors of the ovary. J Gynecol Obstet Biol Reprod (Paris). 2013;42(8):715-721.
[124] Selvaggi SM, Guidos BJ. Immature teratoma of the ovary on fuid cytology. Diagn Cytopathol. 2001;25:411-414.
[125] Ikeda K, Tate G, Suzuki T, Mitsuya T. Cytomorphologic features of immature ovarian teratoma in peritoneal effusion: a case report. Diagn Cytopathol. 2005;33:39-42.
[126] Collins KA, Geisinger KR, Wakely PE Jr, Olympio G, Silverman JF. Extragonadal germ cell tumours: a fne needle aspiration biopsy study. Diagn Cytopathol. 1995;12:223-229.
[127] Kashimura M, Tsukamoto N, Matsuyama T, Kashimura Y, Sugimori H, Taki I. Cytologic fndings of ascites from patients with ovarian dysgerminoma. Acta Cytol. 1983;27(1):59-62.
[128] Naz S, Hashmi AA, Ali R, et al. Role of peritoneal washing cytology in ovarian malignancies: correlation with histopathological parameters. World J Surg Oncol. 2015;13:315.
[129] Cao D, Guo S, Allan RW, Molberg KH, Peng Y. SALL4 is a novel sensitive and specifc marker of ovarian primitive germ cell tumors and is particularly useful in distinguishing yolk sac tumor from clear cell carcinoma. Am J Surg Pathol. 2009;33:894-904.
[130] Petrakakou E, Grapsa D, Stergiou ME, et al. Ascitic fuid cytology of yolk sac tumor of the ovary: a case report. Acta Cytol. 2008;53(6):701-703.
[131] Roncalli M, Gribaudi G, Simoncelli D, Servide E. Cytology of yolk sac tumor of the ovary in ascitic fuid: report of a case. Acta Cytol. 1988;32:113-116.
[132] Cho K, Myong N, Jang J. Effusion cytology of endodermal sinus tumor of colon: report of a case. Acta Cytol. 1991;35:207-209.
[133] Ng WK, Lui PC, Ma L. Peritoneal washing cytology fndings of disseminated myxoid leiomyosarcoma of uterus: report of a case with emphasis on possible differential

diagnosis. Diagn Cytopathol. 2002;27:47-52.
[134] Lim BJ, Choi SY, Kang DY, Suh KS. Peritoneal washing cytology of disseminated low grade endometrial stromal sarcoma: a case report. Acta Cytol. 2009;53:587-590.
[135] Policarpio-Nicolas ML, Cathro HP, Kerr SE, Stelow EB. Cytomorphologic features of lowgrade endometrial stromal sarcoma. Am J Clin Pathol. 2007;128:265-271.
[136] Kanbour AI, Buchsbaum HJ, Hall A, Kanbour AI. Peritoneal cytology in malignant mixed müllerian tumors of the uterus. Gynecol Oncol. 1989;33(1):91-95.
[137] Silverman JF, Gardner J, Larkin EW, Finley JL, Norris HT. Ascitic fuid cytology in a case of metastatic malignant mixed mesodermal tumor of the ovary. Acta Cytol. 1986;30(2):173-176.
[138] Kato N, Motoyama T. Ascitic fuid cytology of a malignant mixed Müllerian tumor of the peritoneum: a report of two cases with special reference to p53 status. Diagn Cytopathol. 2009;37(4):281-285.
[139] Hallman JR, Geisinger KR. Cytology of fuids from pleural, peritoneal and pericardial cavities in children. A comprehensive survey. Acta Cytol. 1994;38(2):209-217.
[140] Wong JW, Pitlik D, Abdul-Karim FW. Cytology of pleural, peritoneal and pericardial fuids in children. A 40-year summary. Acta Cytol. 1997;41(2):467-473.
[141] Das DK. Serous effusions in malignant lymphomas: a review. Diagn Cytopathol. 2006;34(5):335-347.
[142] Jones D, Weinberg DS, Pinkus GS, Renshaw AA. Cytologic diagnosis of primary serous lymphoma. Am J Clin Pathol. 1996;106(3):359-364.
[143] Mettler TN, Holman CJ, McKenna RW, Pambuccian SE. Plasmablastic myeloma in ascitic fuid. Diagn Cytopathol. 2011;40(9):806-809.
[144] Cancer facts and fgures 2019: leading sites of new cancer cases and deaths-2019 estimates. American Cancer Society, https://www.cancer.org/content/dam/cancer-org/research/cancer facts-and-statistics/annual-cancer-facts-and-fgures/2019/leading-sites-of-new-cancer-casesand-deaths-2019-estimates.pdf.
[145] Sundling K, Cibas E. Ancillary studies in pleural, pericardial, and peritoneal effusion cytology. Cancer Cytoapthol. 2018;126:590-598.
[146] Zhao L, Guo M, Sneige N, Gong Y. Value of PAX8 and WT1 immunostaining in confrming the ovarian origin of metastatic carcinoma in serous effusion specimens. Am J Clin Pathol. 2012;137:304-309.
[147] Prat J. FIGO Committee on Gynecologic Oncology. FIGO's staging classifcation for cancer of the ovary, fallopian tube, and peritoneum: abridged republication. Int J Gynecol Cancer. 2015;26(2):487-489.

第 10 章　细胞学制片技术

Donna K. Russell, Deepali Jain

背景

恰当的样本制片是进行诊断的前提。标准的染色方法包括：酒精固定涂片的巴氏染色，空气干燥涂片改良吉姆萨染色，以及福尔马林固定、石蜡包埋样本的 HE 染色。绝大多数细胞学制片方法均可用于辅助检测。在一项关于目前非妇科细胞学实践的国际调查中（通过个人沟通）[1]，多数受访者（54.30%; 303/558）表示细胞块是用于辅助检测的首选制片方法，另外直接涂片（DS）、细胞离心制片（CF）和印片（TP）也是最常用的。大多数受访者（73.84%; 271/367）赞同巴氏染色和改良吉姆萨染色均应作为所有浆膜腔积液细胞学检测的标准染色方法。

采集和储存

浆膜腔积液细胞学样本采集后应立即送到细胞学实验室。如果实验室关闭或者转送延迟，样本必须放在 4 ℃冰箱储存。抽取的全部积液都应送到实验室进行检测。冷藏标本是非常必要的，这样可以将标本保存数天[2]。

如果远程转运样本，需要加入防腐剂以确保样本的质量。ThinPrep 样本用 CytoLyt 保存，SurePath 样本用 CytoRich 保存。以这种方式接收的样本将不适合进行改良吉姆萨染色；并且因为酒精固定，可能还会干扰某些免疫组织化学染色。

细胞学实验室要对收到的液体进行大体检查并记录。细胞制备方法可根据样本的物理特性和患者的临床病史进行选择。例如高度黏稠的标本可能需要涂片技术或溶粘剂，而将红细胞和体积更大的上皮细胞分离的方法将会使血性样本更易于诊断。细胞量丰富的样本适合涂片法，而细胞稀疏的样本需要多个离心步骤和特殊的细胞浓缩方法。

制片方法

制备细胞学样本的同时，可进行免疫化学研究（包括免疫组织化学和免疫细胞化学）、微生物评估和组织化学特殊染色的样本制备。有多种方法可用于浆膜腔积液样本制备。

细胞学报告中应注明样本的物理性状，例如体积、颜色、清澈度、透光度及黏稠度[3]。如果细胞样本量小，外观清澈，且只含有很少的细胞，那么制备方法应包括细胞离心或液基制片。也可以选择琼脂/明胶、血浆–凝血酶、胶袋、Cellient 或 Shandon Cytoblock 细胞块等方法制备细胞块，这些方法适合细胞量少的样本。

如果样本混浊且离心后细胞凝集成块，制片方法可以包括直接涂片和（或）液基制片。可以用于这些样本的细胞块制备方法包括传统沉淀法、血浆凝血酶、明胶、胶袋和 Cytoblock 细胞块。如果样本是血性的，在用了溶解红细胞的固定剂并离心后，可直接涂片或液基制片。一种常用的溶解剂是冰醋酸，可以买到商品化的试剂。对于非常血性的样本，可能需要用溶解红细胞的固定剂多清洗几遍[4]。

细胞学实验室收到的样本应该按照实验室操作手册进行制备。实验室操作手册应该包含浆膜腔积液的制备方案。浆膜腔积液的制备有多种方法，包括直接涂片和细胞离心制片，ThinPrep 或 SurePath 液基制片。可进行巴氏染色和（或）改良吉姆萨染色。浆膜腔积液样本可制备细胞块。细胞块用福尔马林包埋，进行组织病理切片及 HE 染色。

细胞块可用于组织化学染色［如黏液卡红、Kreyberg、六氨银（GMS）、抗酸染色（AFB）、过碘酸希夫（PAS）染色］和确定转移灶来源的免疫化学染色。

直接涂片法

对浆膜腔积液样本进行大体描述和电子录入后即可离心。样本被赋予一个唯一的样本编号。每个样本都是独特的，根据液体量的不同采用不同的制片方法。将样本倒入锥形管并加盖。每个样本最多用 2 个 50 ml 的锥形管进行离心。倒入的样本量需精确以平衡离心机。

将锥形管放入离心机中并以 2500 转 / 分的转速旋转 5 分钟。然后从离心机中取出离心管并倒出上清液。准备两张标注着患者姓氏、登记号和液体类型的载玻片。用移液管取出锥形管中残留的沉淀物，加几滴在一张贴有标签的载玻片上并用第二张载玻片进行涂抹。将一张载玻片立即置于 95% 酒精固定液中用于巴氏染色，另一张风干用于改良吉姆萨染色（图 10.1 和图 10.2）。

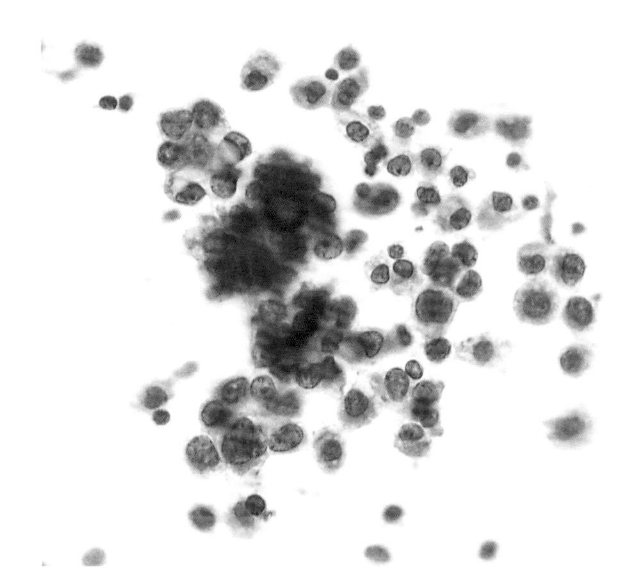

图 10.1　转移性卵巢腺癌（腹腔积液，直接涂片，巴氏染色，高倍）

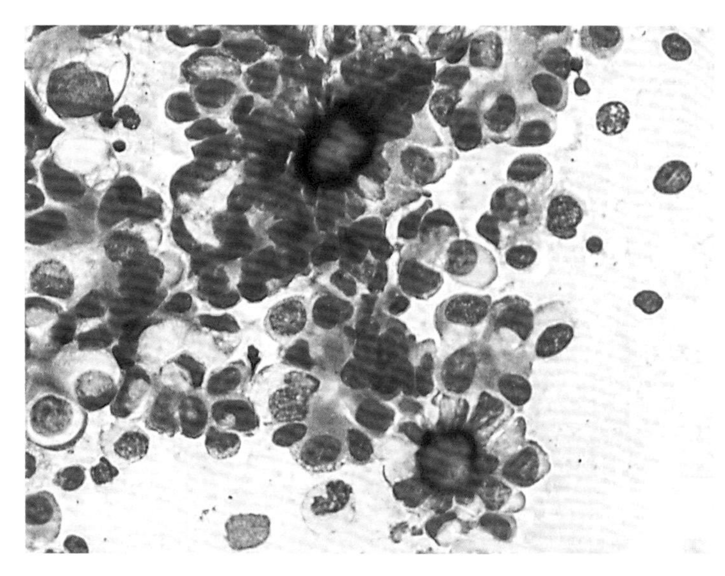

图 10.2　转移性卵巢腺癌（腹腔积液，直接涂片，改良吉姆萨染色，高倍）

细胞离心法

Cytospin 细胞离心机（赛默飞世尔科技公司）的使用介绍。

对浆膜腔积液样本进行大体描述和电子录入后即可离心（CF）。每个样本最多用两个 50 ml 的锥形管进行离心。将样本倒入锥形管并加盖。倒入的样本量需精确以平衡离心机。将锥形管放入离心机中并以 2500 转 / 分的转速旋转 5 分钟。然后从离心机中取出离心管并倒出上清液。用移液管使沉淀物重新悬浮。

用 Cytospin 离心漏斗离心可以把细胞置于垂直的载玻片上，同时多余的液体被周围的吸水纸吸收。将玻片（标签在顶部）放入 Cytospin 玻片夹中，上面放吸水纸，再在上面放塑料漏斗室。往回摆动金属丝并扣住以将 Cytospin 玻片夹关闭。漏斗孔与玻片必须完全贴合。将玻片夹完全对称地放置以保持平衡，然后把样本加入漏斗腔内。清亮的样本加 5~8 滴，而混浊的样本加 1~2 滴。把样本室加盖并合上离心机门（图 10.3）。样本在低加速度下以 800 转 / 分的转速旋转 5 分钟。

当选择“开始”时程序将启动而完成时机器会鸣响。完成后将离心机的盖子拿开，打开玻片夹，取出吸水纸和玻片。一张载玻片放入 95% 酒精中，另一张放置在一旁风干。风干的玻片进行改良吉姆萨染色而湿固定（95% 酒精）玻片进行巴氏染色（图 10.4 和图 10.5）。详细信息请参阅制造商的操作手册[5]。

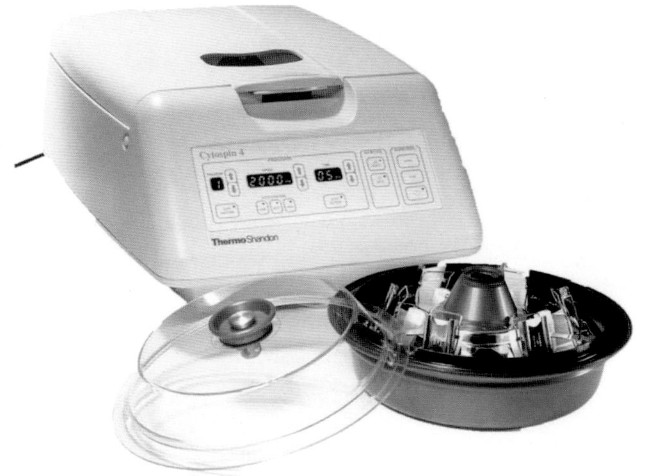

图 10.3 Cytospin 细胞离心机

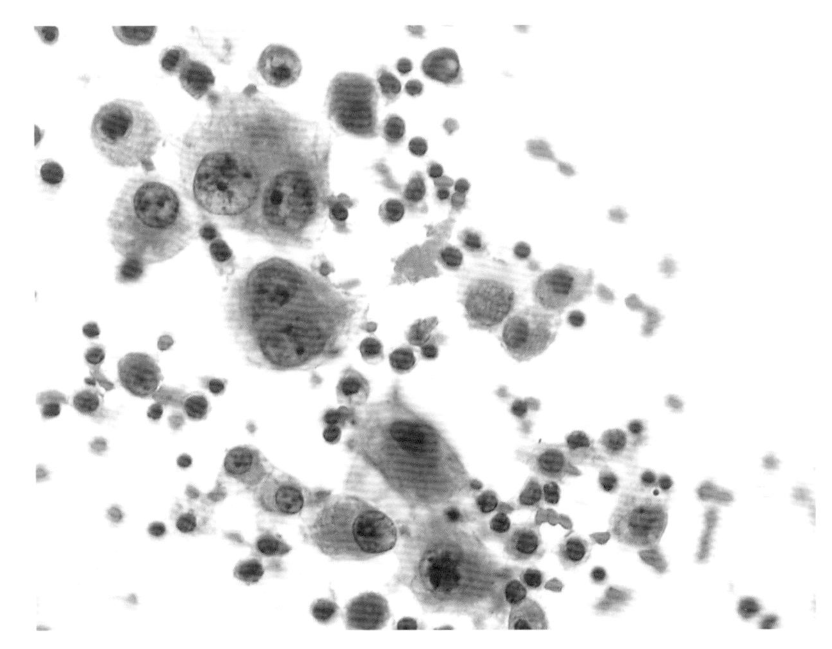

图 10.4　转移性腺癌（腹腔积液，CS，巴氏染色，高倍）

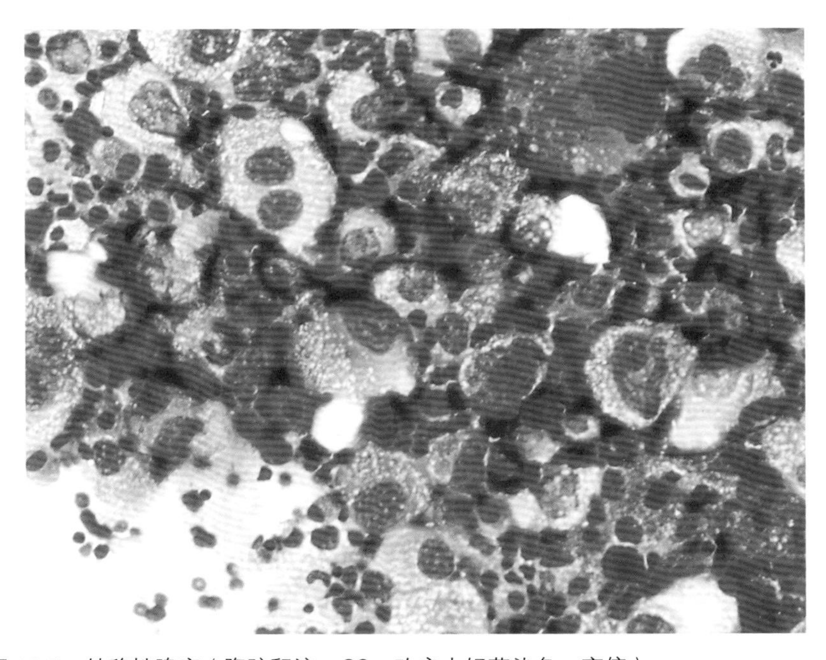

图 10.5　转移性腺癌（腹腔积液，CS，改良吉姆萨染色，高倍）

ThinPrep

ThinPrep（豪洛捷公司）液基制片介绍。

对浆膜腔积液样本进行大体描述和电子录入后即可离心。每个样本最多用两个 50 ml 的锥形管进行离心。把样本倒入锥形管中并加盖。倒入的样本量需精确以平衡离心机。将锥形管放入离心机中并以 2500 转 / 分的转速旋转 5 分钟。如果样本是血性的，可在初次离心后加入 30 ml CytoLyt 溶液，然后再将样本以 2500 转 / 分的转速旋转 5 分钟。从离心机中取出离心管并倒出上清液。用移液管使沉淀物重新悬浮，取 3~5 滴加入 PreservCyt 样本瓶（非妇科）中（图 10.6）。

样本瓶贴上有样本编号和患者姓名的标签。去掉样本瓶的盖子，把它放在 ThinPrep 2000 制片仪（图 10.7）上进行样本加工，制备完成的液基片可以直接用于巴氏染色（图 10.8）。ThinPrep 5000 制片仪（图 10.9）经 FDA 批准可用于非妇科样本制备，给非妇科浆膜腔积液样本制备提供了一种全自动制片的选择。这是一种连续的免手工制片仪，每批最多可处理 20 个样本，可以允许细胞制片技师有 45 分钟的自由离开时间。详细信息请参阅制造商的操作手册[6,7]。

SlidePrep

BD Totalys 全自动样本前处理仪和 BD Totalys SlidePrep 液基薄层细胞制片仪（碧迪公司）介绍。

BD Totalys SldePrep 液基薄层细胞制片仪也适用于非妇科标本的制备和染色。与 BD Totalys 全自动样本前处理仪配合使用，可完成制备到染色的全自动流程（图 10.10）。BD Totalys 全自动样本前处理仪是一款集样品转移、离心、抽吸和沉降为一体的全自动细胞学制片系统，能最大限度地减少手动操作时间。实验室集成系统（LIS）提供样本识别，能为诊断系统做好准备。BD Totalys 全自动样本前处理仪的特色是有一个可选的分装系统，可将样本转移到第二检测瓶中用于辅助检测。随后样本管被加载到 BD Totalys SlidePrep 液基薄层细胞制片仪上（图 10.11）。

该系统通过自动扫描每一张玻片并匹配相应样本来提供完整的监管链。

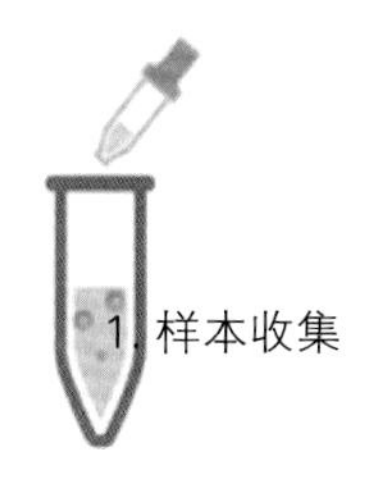

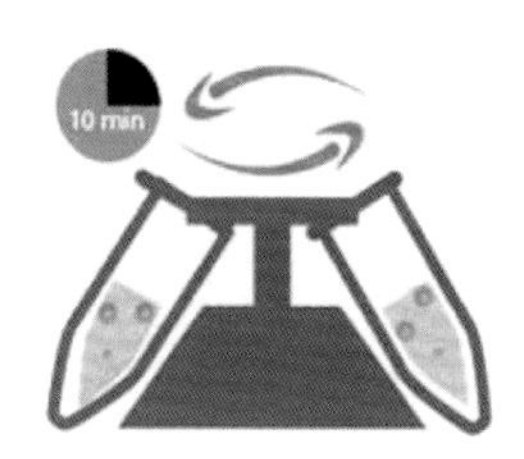

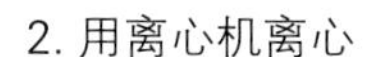

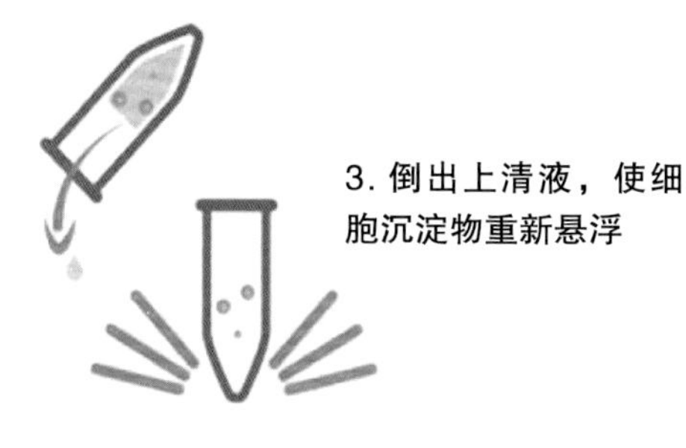

4. 加入适量的样本到
PreservCyt 样本瓶中

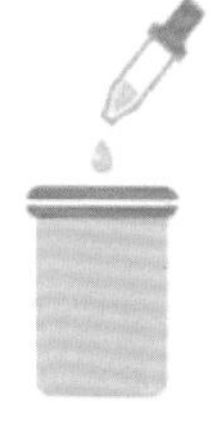

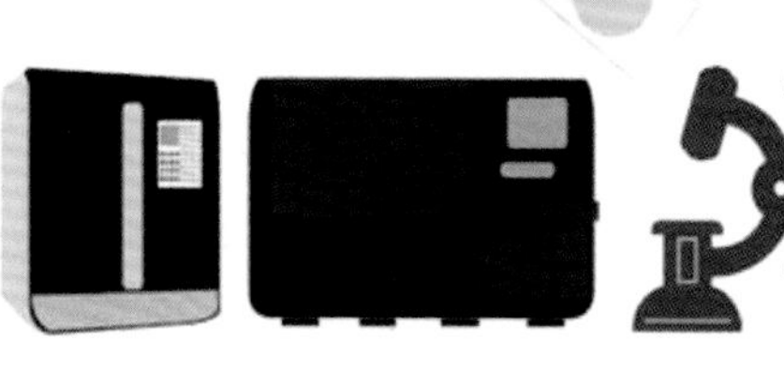

5. 运转 ThinPrep
2000 制片仪 2 号程
序或 ThinPrep 5000
制片仪的非妇科程序

图 10.6　ThinPrep 非妇科样本制片流程

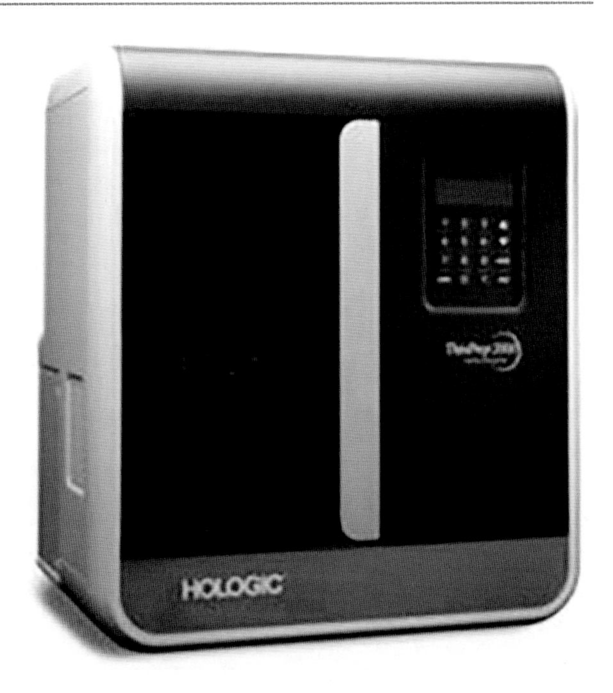

图 10.7　豪洛捷 ThinPrep 2000 制片仪

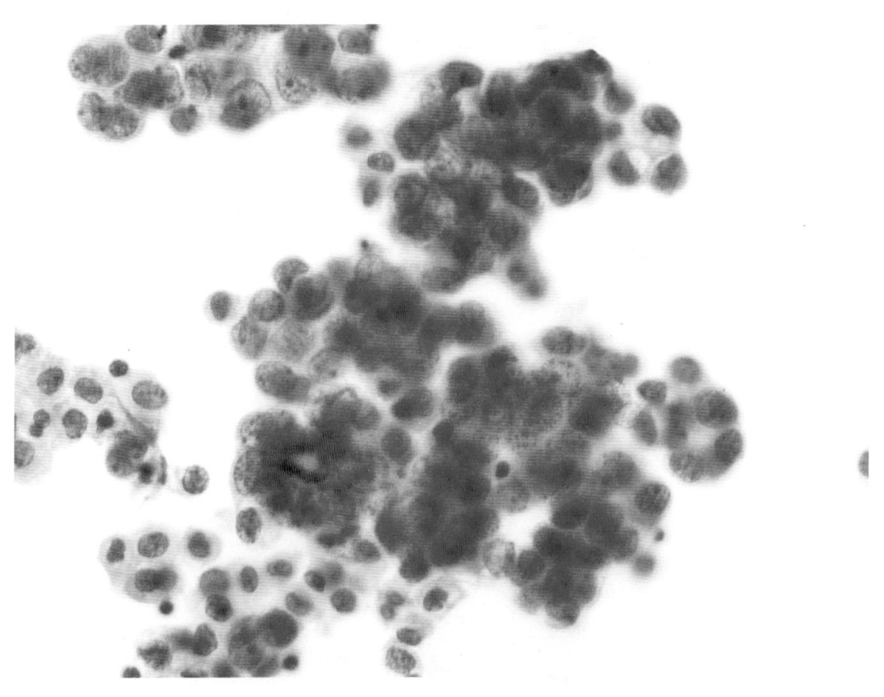

图 10.8　转移性腺癌（腹腔积液，TP，巴氏染色，高倍）

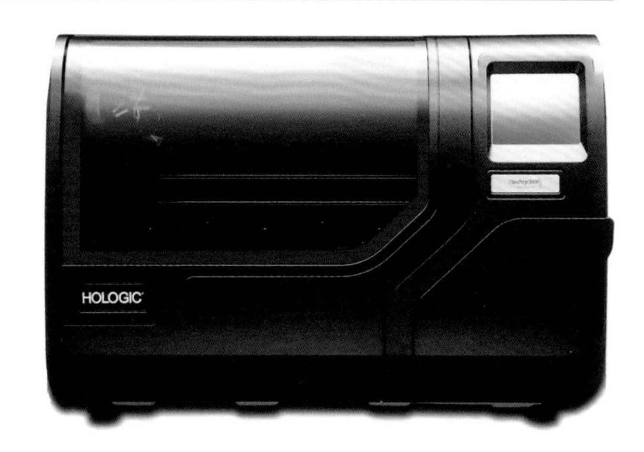

图 10.9　豪洛捷 ThinPrep 5000 制片仪

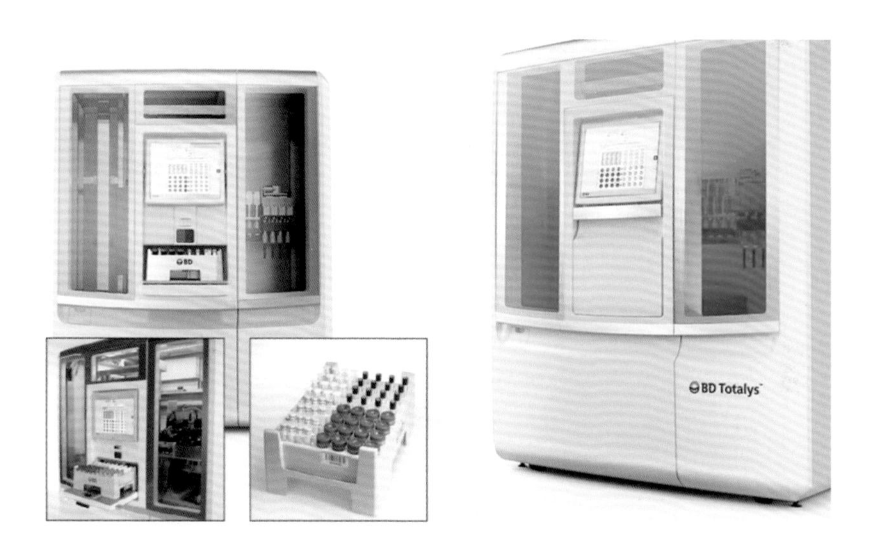

图 10.10　BD Totalys 全自动样本前处理仪

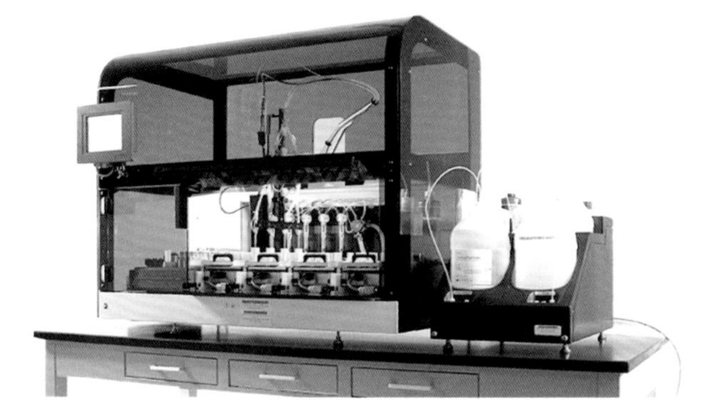

图 10.11　BD Totalys SlidePrep 液基薄层细胞制片仪

该系统具有灵活性：妇科和非妇科样本可在同一系统上运行。一个带有触摸屏的图形界面可引导用户完成每个步骤，并提供随机加载以减少手动步骤。每个样品均用新鲜的染液独立染色，减少污染风险，同时通过玻片条码自动扫描来确保样品匹配和监管，最终提供一致的结果（图 10.12）。68 分钟即可完成一批次 48 片的全自动制作，为细胞学制片技师节省时间以便完成实

1. 将样本放入一个
50 ml 的锥形管中
2. 样品自动转移、离心、
抽吸和沉降

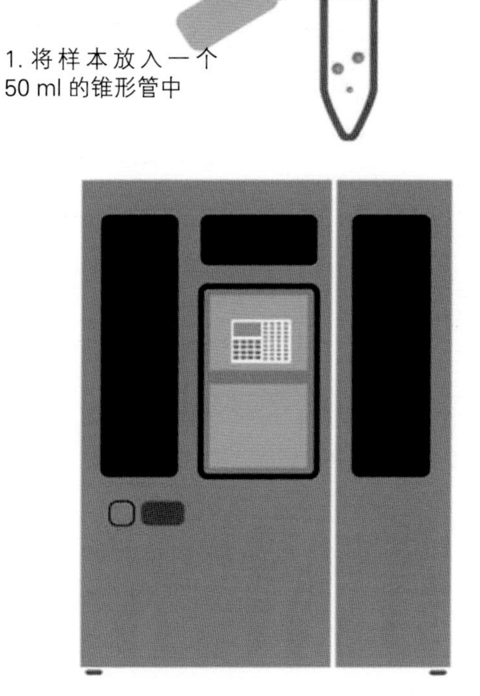

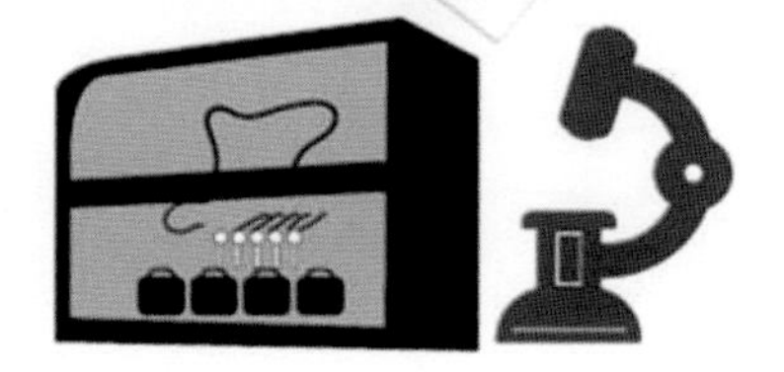

图 10.12 BD Totalys 非妇科样本制片流程

验室另外的工作 。一张巴氏染色的液基片制备完成（图 10.13）。详细信息请参阅制造商的操作手册[8,9]。

分子检测技术

由于靶向治疗的预后和预测性生物标志物的发展，分子病理学经历了巨大变化。可通过微创技术获得最大化的信息，细胞学样本已被证明为分子检测的极好来源[10]。细胞病理学专业人员有机会在个性化医疗中发挥关键作用。快速现场评估（ROSE）微创的细针穿刺（FNA）样本可快速诊断并为辅助检测预留标本。根据 CAP 2015 年的非妇科调查，一半以上参与调查的实验室进行了针芯活检（NCB）印片的 ROSE 以保证收集到高质量的组织样本[11]。

细针穿刺和浆膜腔积液细胞学等新鲜样本对分子检测来说是非常理想的样本。一些研究机构把细胞学样本完全整合到其分子检测流水线中，并认

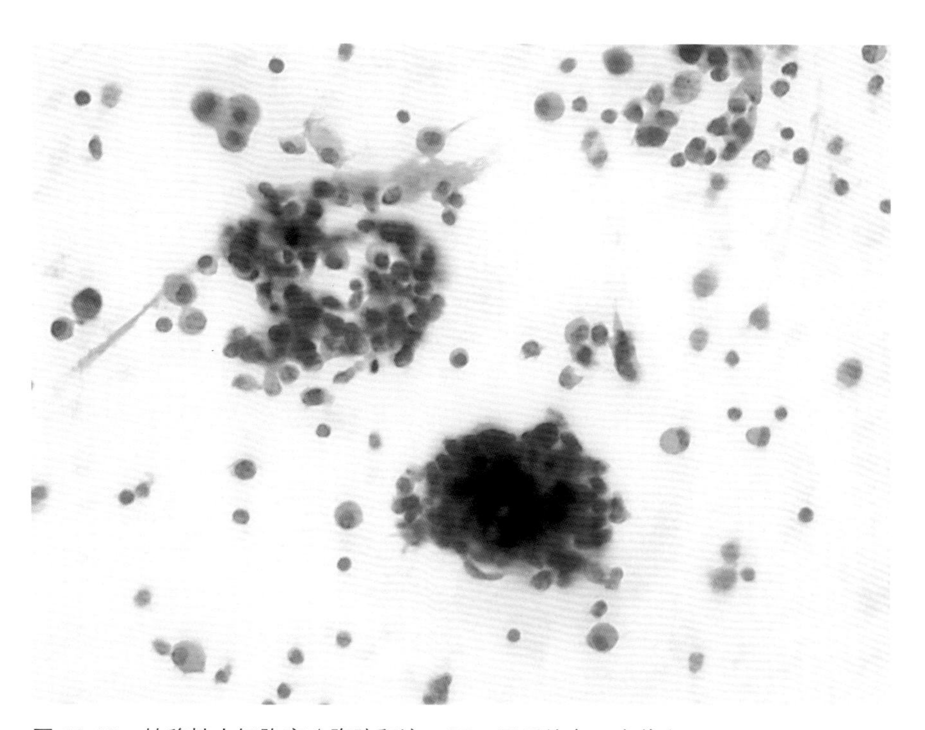

图 10.13　转移性小细胞癌（腹腔积液，SP，巴氏染色，高倍）

为在分子检测中细胞学样本等于或优于小组织活检样本[12,13]。据报道，绝大多数细胞学样本的突变检测都是成功的。这些病例来自不同的国家，由于常规临床操作程序的不同，肿瘤样本的收集、制片和处理都存在很大差异。

细针穿刺和针芯活检样本均可用于分子检测。对用于选择靶向治疗患者的预后和预测性生物标志物的评估必须确保标准化，一般来说通过微创操作获得的有限的生物样本（细胞学样本和 NCB）可以准确地获得分子标志物[14]。细胞学样本制片和固定的多元性使得其比 NCB 和外科手术活检样本多了些优势。细胞学样本在收集后立即固定和处理，能使核酸保存得完好。从细胞悬液的新鲜细胞中可获取高质量的 DNA；当然，从福尔马林固定的细胞块、存档的已染色涂片、未染色的细胞离心片、液基样本、FTA 卡和冷冻保存的细胞中同样也可能提取出高质量的 DNA。

大多数辅助检测已用福尔马林固定的组织块验证且生物标志物 / 临床试验已用福尔马林固定的组织块进行了构建。因此，福尔马林固定的细胞块已被用于并且推荐用于目前的绝大多数分子检测。其他的细胞学样本同样可以接受，但通常在实施前需要额外的验证过程，主要是因为细胞固定方法的差异。

细胞块制作

细胞块（CB）有许多优点，在细胞学诊断中发挥着重要作用。目前，由于细胞块在辅助检查尤其是在分子诊断中的作用，它的实用性得到了认可[15-19]。快速现场评估（ROSE）提高了细胞块标本中的可用于诊断的细胞数量。在现场标本的处理过程中，附加的专用细胞块的取材可以提高细胞块的质量。

细胞块可以由浆膜腔积液中的脱落细胞聚集而成。DS/CF（直接涂片 / 离心）和细胞块之间的诊断灵敏度的差别没有统计学意义，但由于细胞块可用于免疫化学检测和分子检测等辅助检查，因此提高了诊断的准确率。在处理标本之前，通过搅拌将细胞重悬，以确保各类细胞在整个标本中均匀分布。细胞块中的结构与外科病理标本中的结构相似（图 10.14）。细胞块的切片可以分成多个部分用于辅助检查。免疫化学检测和分子检测均可用细胞块

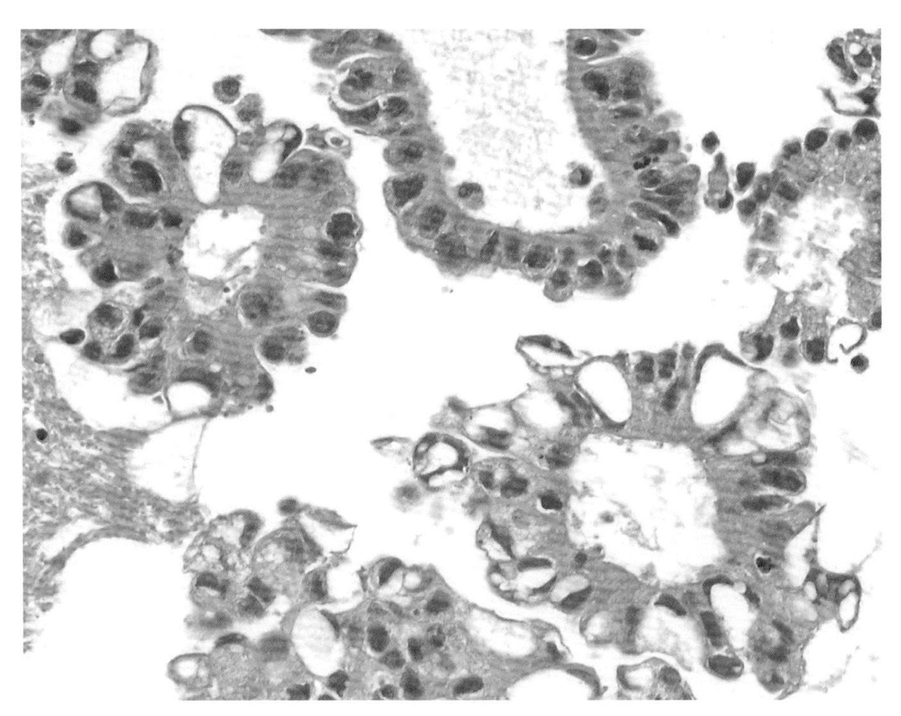

图 10.14　转移性腺癌（腹腔积液，细胞块，HE 染色，高倍）

标本进行。

各个国家实验室的细胞块制备方法各不相同。细胞块没有统一标准的采集介质。福尔马林、生理盐水、Roswell Park 纪念研究所介质（RPMI）和酒精是实验室中细胞块制备的常用介质。生理盐水溶液可以为微生物或真菌培养、流式细胞术和液基细胞学检查提供灵活的处理环境，但如果长时间放置在该介质中，细胞的完整性可能会受到影响。生理盐水是等渗的，但不一定等同于生理环境。福尔马林被许多实验室用于细胞块制作，并被验证可以用于免疫化学和分子检测。RPMI 是淋巴增生性疾病的首选介质。它是一种促进细胞生长的细胞培养基，可用于流式细胞仪。RPMI 也可用于细胞块的制作，其优点是不含固定剂，因此不需要对福尔马林验证过的辅助检查进行额外的验证。对于分子检测而言，酒精是相对较好的介质[15]。一些抗体（如 TTF-1 和 p63）在使用 Cellient 细胞块方法制备的细胞块中免疫化学染色较差，这主要是因为用了试剂商提供的福尔马林进行固定。

离心沉淀

将浆膜腔积液标本摇匀以分散细胞，然后将其倒入两个标记有患者信息的 50 ml 锥形离心管中。将离心管放入离心机中，以 2400 转 / 分的转速离心 5 分钟，可获得浓缩的细胞团。

倒掉上清液。如果细胞团没有黏性，可以加入福尔马林，然后再以 2400 转 / 分的转速离心 5 分钟。还可以将离心管静置 30~60 分钟使细胞团变牢固。用金属小刀松开坚固的细胞团的边缘，将其取下，使其脱离离心管。将细胞团放在用中性缓冲福尔马林湿润的包埋纸上。将包埋纸折叠，并放在标有患者标识的包埋盒中（图 10.15）。

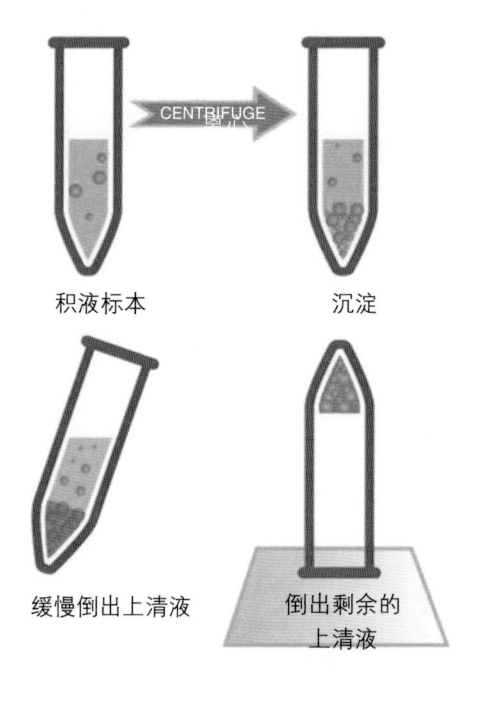

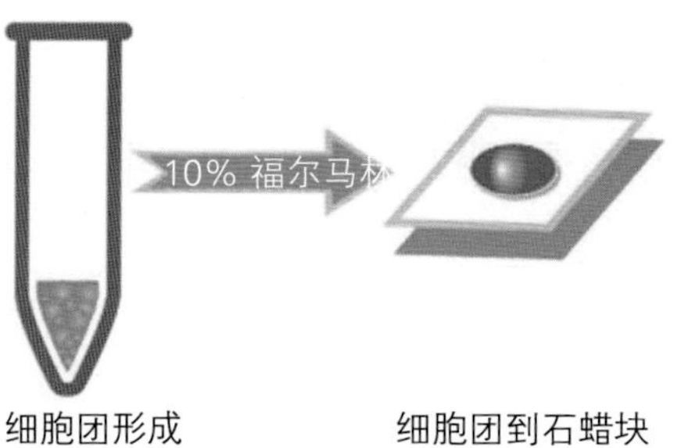

图 10.15　离心沉淀细胞块技术

当所有步骤都完成后，将组织包埋盒放入有福尔马林的容器中，在福尔马林中再放置一段时间。放置时间记录在申请单上。在特定的辅助免疫化学检测方案中，福尔马林的固定时间至少为 6 小时[21,22]。质量控制表由两名实验室技术人员签署，并记录患者身份和登记号，以及其他任何说明，如免疫细胞化学方案。然后在组织病理学实验室进行标本常规处理，并用 HE 染色（图 10.16）。如果标本离心后细胞团非常小，则应考虑使用 HistoGel 法、琼脂法、火棉胶袋法或 Cellient 自动化细胞块制备方法。

血浆凝血酶或凝血酶凝固法

渗出液通常含有足够的纤维蛋白来产生黏附性凝块，但在渗出液中，添加佐剂可促进团块的形成。血浆和凝血酶是最常用的佐剂，添加到离心的细胞团中，可以产生牢固的凝块。一般来说，纤维蛋白凝块会将所有细胞固定在悬浮液中，但单个较小的细胞黏附性较差。

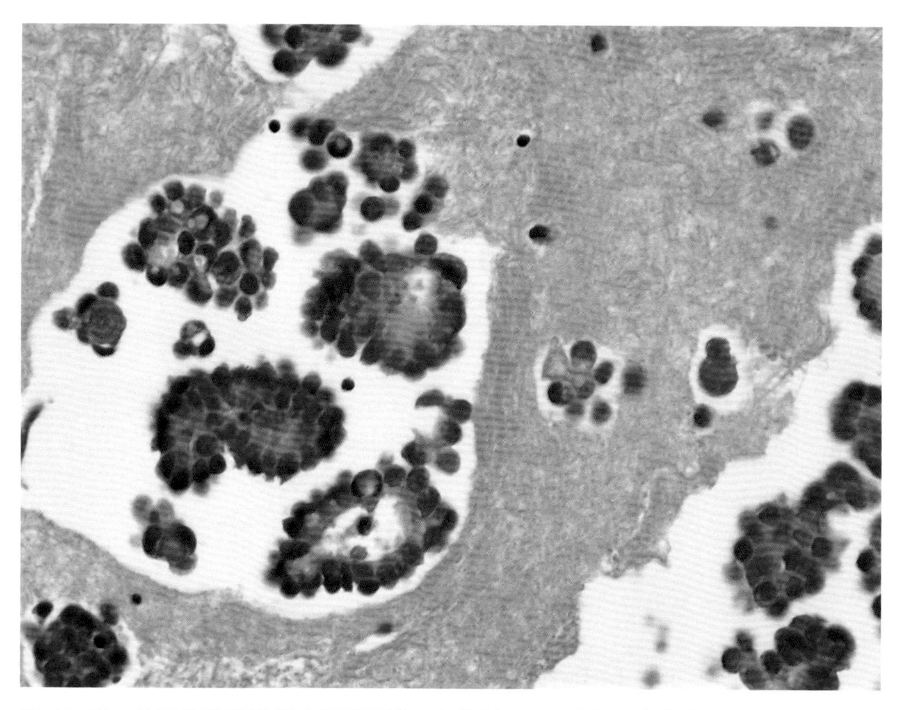

图 10.16　转移性卵巢腺癌（腹腔积液，细胞块，HE 染色，高倍）

搅拌液体重悬后，离心 10~20 ml 样本。倒掉上清液。向细胞团中加入几滴血浆，然后加入凝血酶。混合即可形成细胞凝块，随后将其放入福尔马林中，按照组织活检处理（图 10.17）。

这是一种简单且成本低的方法，可在室温下进行。这种方法的局限性是血凝块内细胞浓度不均。在凝块形成过程中持续搅拌将使凝块纤维蛋白网中的细胞分散得更均匀。另一个局限性是，使用患者过期的血浆和市售凝血酶可能会受到外来的细胞游离 DNA 污染。随着 NGS 等高灵敏度分子检测平台的出现，即使是极少量的外来 DNA 污染也会影响分子检测的结果。与单纯的沉淀法、HistoGel 法或白蛋白法相比，血浆凝血酶（PT）法制备的细胞块具有良好的形态和更多的细胞数，适用于免疫化学和大多数分子检测。

HistoGel 法

Richard–Allan Scientific HistoGel 标本处理凝胶（赛默飞世尔科技公司）。

与 PT 法相比，HistoGel（HG）法是一种劳动强度更大的方法，需要加热和保持 HG 的液体形态。HG 是一种添加到细胞团中以促进融合的改良琼脂。它适用于在初始离心时看不到沉淀物的情况下，因为凝胶可以渗透细胞并将其捕获在固体基质中。

将细胞悬液离心后，倒掉上清液，将液化的 HistoGel 添加到细胞团中。随后，团块在冰上凝结，形成 HG- 细胞复合物（图 10.18）。这种方法的局限性是细胞密度低，团块内的细胞不易被观察到，处理过程有一定技术上的挑战性。例如，HG 溶液的温度必须高于其凝胶温度。一些文献报道了对 HG 法的改进，以优化 HG 的体积和熔化条件。这些改进已经应用于针吸标本，它们也可以应用于浆膜腔积液的标本，以改进捕获细胞的方法。对于免疫化学检测和分子检测，HG 很好地保留了细胞的形态结构。

琼脂法

琼脂在 50 ℃以下凝固的这种特性可用于形成固体细胞团块。与自动化方法相比，它的成本更低。处理步骤与 HG 法相似，琼脂也需要适当的热处

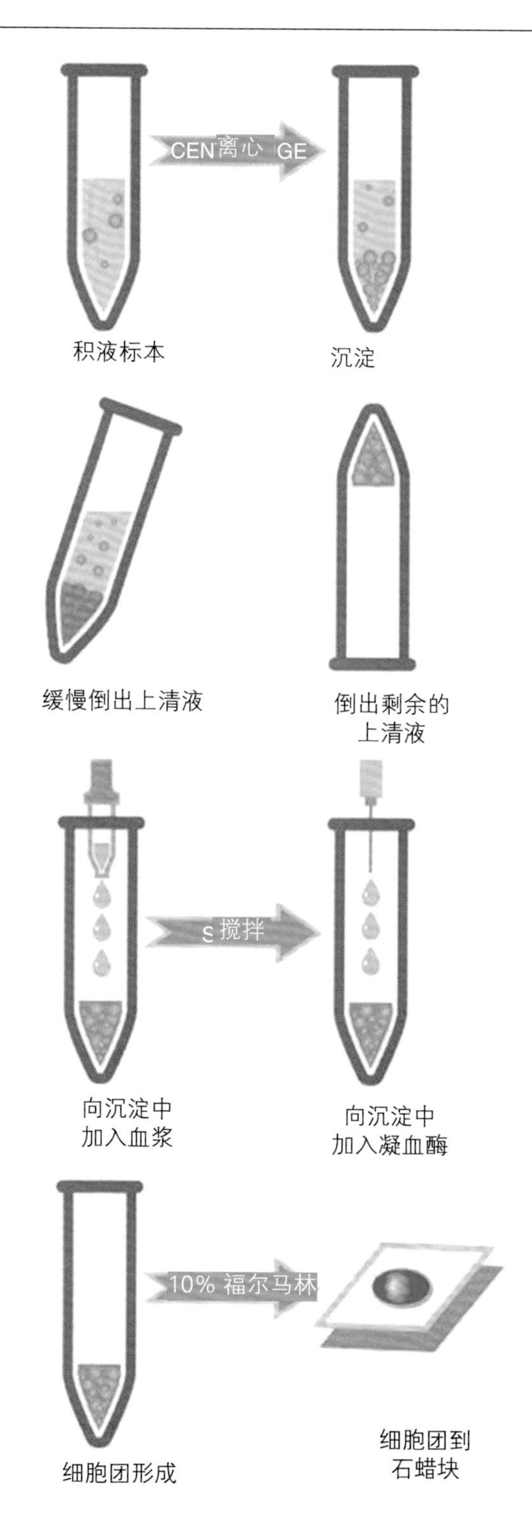

图 10.17　血浆凝血酶细胞块技术

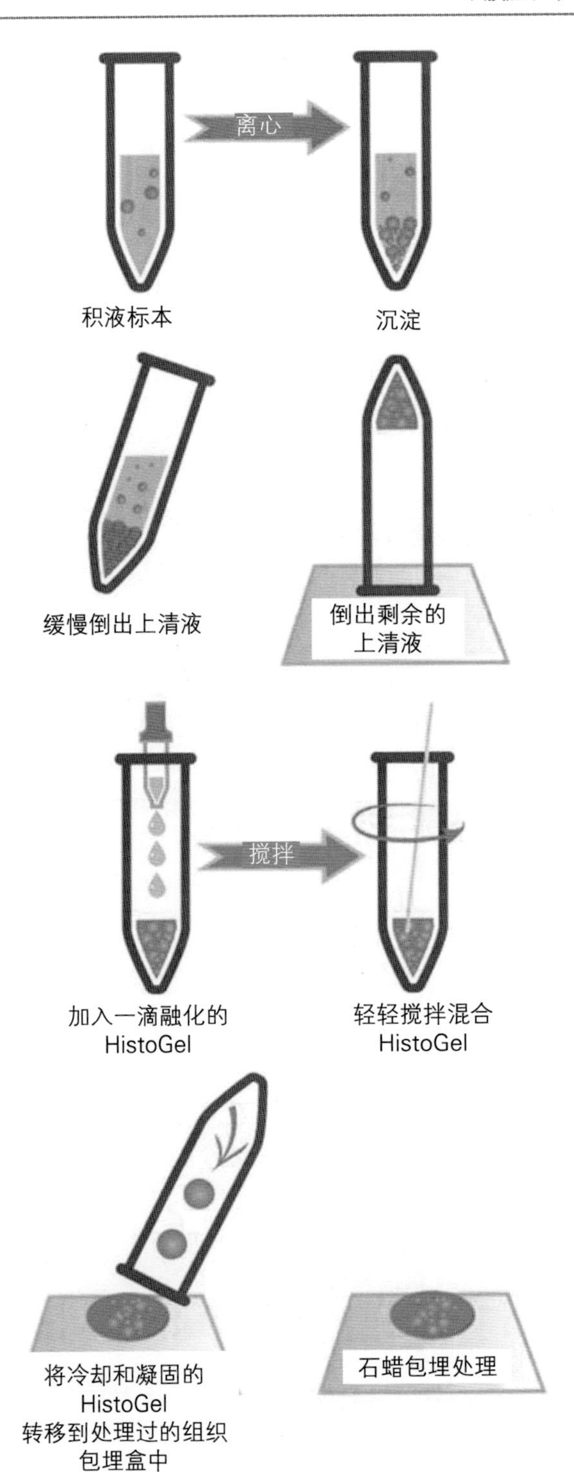

图 10.18 HistoGel 法及琼脂法细胞块技术

理，以确保在细胞再悬过程中琼脂保持液体状态。另外，多余的热量会导致热诱导的细胞形态改变。与 HG 法类似，琼脂细胞块是免疫化学和分子检测的优质方案（图 10.18）。

火棉胶袋法

火棉胶是一种商用液体聚合物，具有糖浆状黏稠度。它是一种硝化纤维素溶液，用在离心前覆盖锥形离心管，以捕获细胞团。在一个离心管中装入火棉胶溶液，然后倒出，在试管壁上留下一层薄薄的溶液。等到干燥后，它就会在管内形成一个膜袋。将浆膜腔积液倒入内衬火棉胶的管中，离心后形成细胞团。将含有细胞团的膜袋轻轻地从管中取出。将细胞团块端与液体端松解，并切断多余的袋子和液体，留下细胞团在火棉胶袋中，按照组织活检进行包埋（图 10.19）。

火棉胶袋法适用于细胞含量较低的标本。它的细胞产率比 HG 和 PT 方法更高[23,24]。其局限性包括需要含乙醚的易燃溶剂，其储存条件要求高。火棉胶袋的准备工作必须在层流罩下进行，以保护员工免受易燃有毒气体的侵害。准备袋子需要消耗很长时间，从试管中取出需要技巧。试管可以提前准备好，并可在冰箱中保存长达 1 个月。

凝集技术

细胞块可以通过将针吸标本或离心液体标本直接涂在载玻片上或包埋纸上来获得。将用 FNA 针吸的标本以紧密画圈的方式涂抹在载玻片或包埋纸上，形成组织和血液混合物的锥形凝块。这样可以使标本干燥或凝结（图 10.20）。然后，用一根细针将标本从载玻片上刮下来，或用含有福尔马林的注射器将标本注入标有患者身份的福尔马林容器中（图 10.21）。对液体也可以采用类似的方法，即在离心后将标本从离心管中吸出。将样品置于离心管中，以 2400 转 / 分的转速离心 5 分钟。从离心机中取出试管，倒掉上清液。然后取出细胞团并放入组织包埋盒中。可以在组织学实验室进行标本常规处理，并进行 HE 染色和辅助免疫化学染色（图 10.22）。

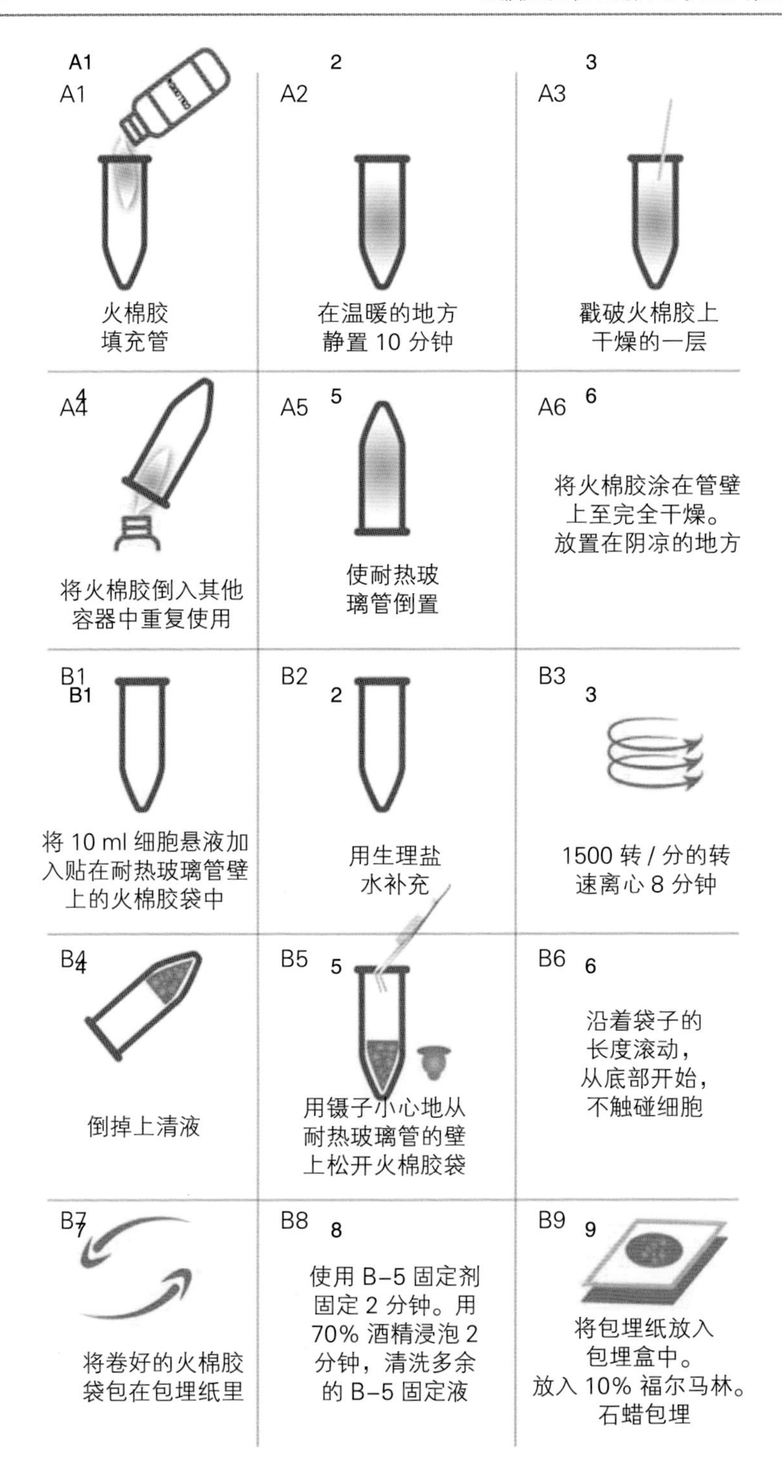

图 10.19　火棉胶袋细胞块技术

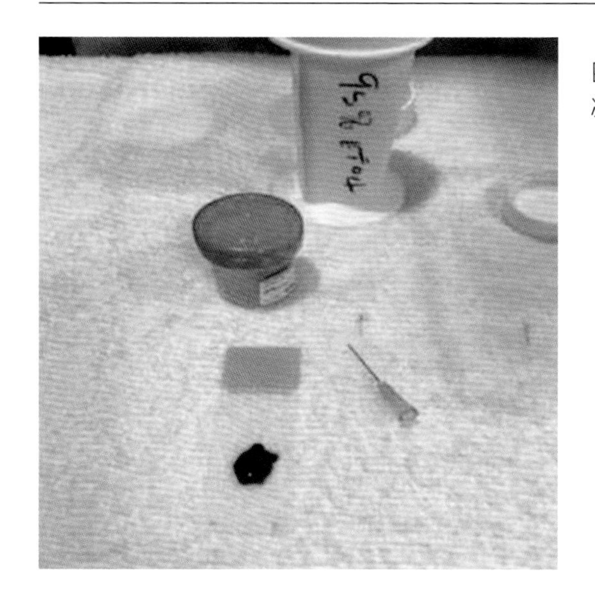

图 10.20　凝集细胞块技术，凝块标本的图像

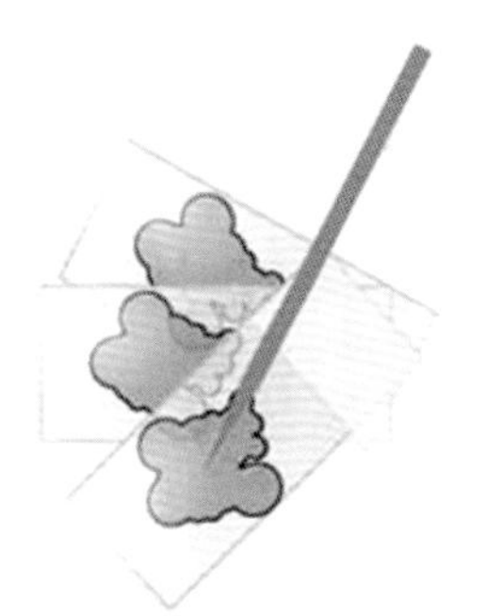

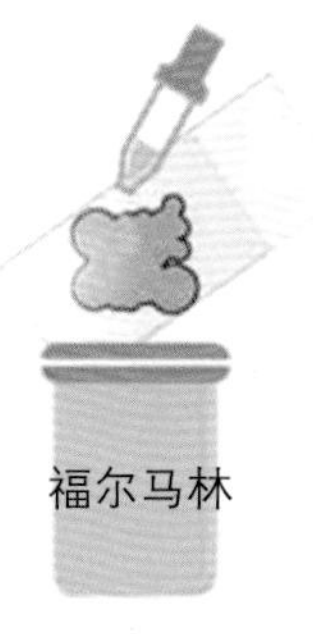

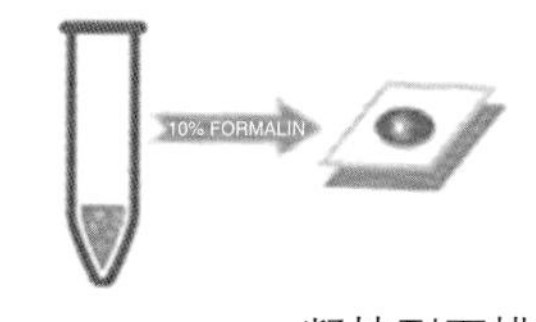

图 10.21　凝集细胞块技术

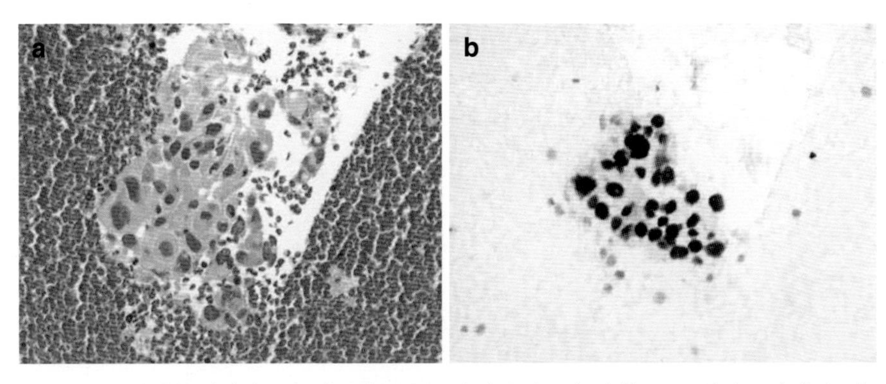

图 10.22 转移性肺腺癌。标准染色（a）(胸腔积液，细胞块，HE 染色，高倍)。免疫染色（b）(胸腔积液，细胞块，TTF-1 阳性，高倍)

Shandon Cytoblock 细胞块

Shandon Cytoblock 细胞块制备系统（赛默飞世尔科技公司）介绍。

该系统用于制备石蜡包埋细胞悬液、细胞聚集物和组织碎片[25]。Cytoblock 技术简化了试剂盒中石蜡块的制备过程，并可用于处理来自细针穿刺、空芯针活检、浆膜腔积液和其他细胞学标本的残留沉淀物的细胞块。Cytoblock 试剂盒（图 10.23）由 50 个带衬纸和插板的 Cytoblock 盒组成，还包括试剂 1（透明）和试剂 2（有色）。患者信息被记录在 Cytoblock 盒上。在开始 Cytoblock 细胞块制备之前，应在细胞离心机中固定标本（图 10.24）。离心浓缩固定的细胞，倒出多余的液体。如果标本总量少于 2 滴，则加 4 滴试剂 1。

离心移液管中的标本。将 Cytoblock 盒装到 Shandon Cytoclip 中。滴 3 滴试剂 1 在孔的中心。在准备好的 Cytoblock 上放置一个一次性细胞漏斗，并附上金属夹。

将组装好的 Cytoclip 放入 Cytospin 密封头部。将混合细胞悬液置于每个 Cytofunnel 中。Cytospin 设置为 1500 转 / 分的转速离心 5 分钟。当 Cytospin 停止时，移除漏斗组件，然后移除夹子和漏斗。细胞团应在孔中，不应黏附在漏斗上。滴 1 滴试剂 1 于细胞团顶部的孔中。关闭包埋盒并放入固定液中进行处理。固定剂应为无缓冲福尔马林。包埋盒放入组织包埋机中按标准进行处理。嵌入试剂盒时，打开包埋盒，折叠包埋纸，从包埋盒中取出插板。

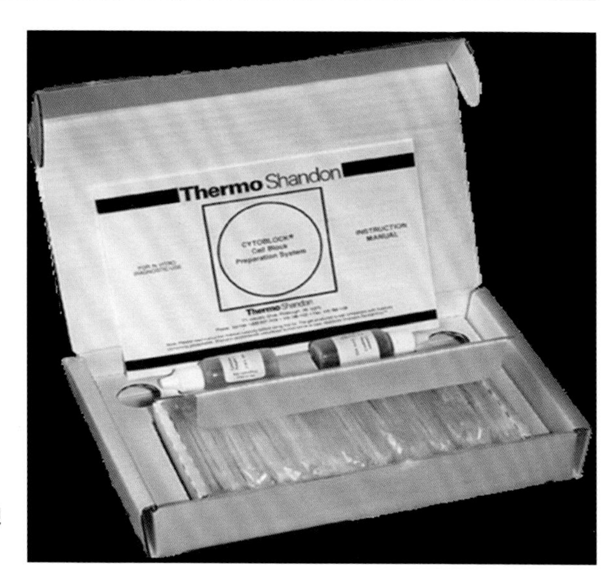

图 10.23　Cytoblock 细胞块试剂盒

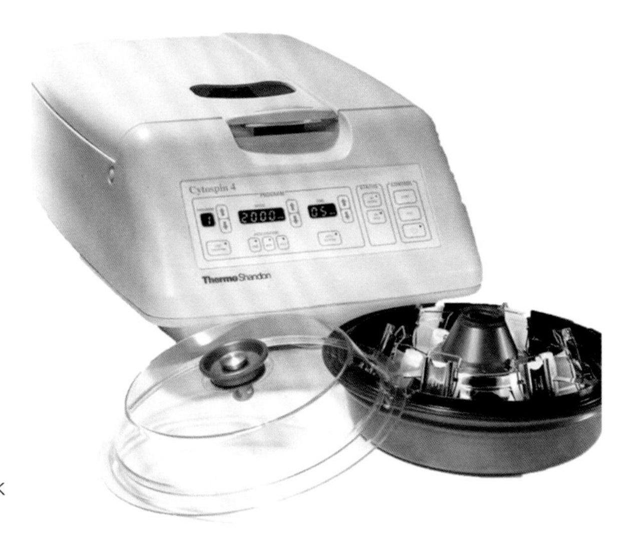

图 10.24　用于 Cytoblock 细胞块制备的细胞离心机

细胞团应易于取出，并放回包埋盒中。关上包埋盒，平面朝上放置，以便添加石蜡。Cytoblock 石蜡块和其他石蜡块的处理方法相似。包埋石蜡块和切片时须小心，因为标本很薄，石蜡块很容易被切完。

Cellient 细胞块

Cellient 自动化细胞块制备技术（豪洛捷公司）介绍。

这种技术通常用于由小组织碎片组成的标本，并直接用液基制备瓶制备时。这是一种全自动的细胞块制备技术。标本放在 60 ml 试管中，以 2400 转 / 分的转速离心 5 分钟。离心结束后，倒掉上清液。只需将 3 滴细胞沉淀物添加到 PreservCyt 瓶中进行固定。将该小瓶放入 Cellient 自动化细胞块制备仪器中进行处理（图 10.25）。每个细胞块的平均处理时间为 45 分钟。然后在组织实验室对标本进行常规处理，并进行 HE 染色（图 10.26）。具体细节，请参考厂家的操作手册[26]。还可以进行免疫组织化学染色（图 10.27）。

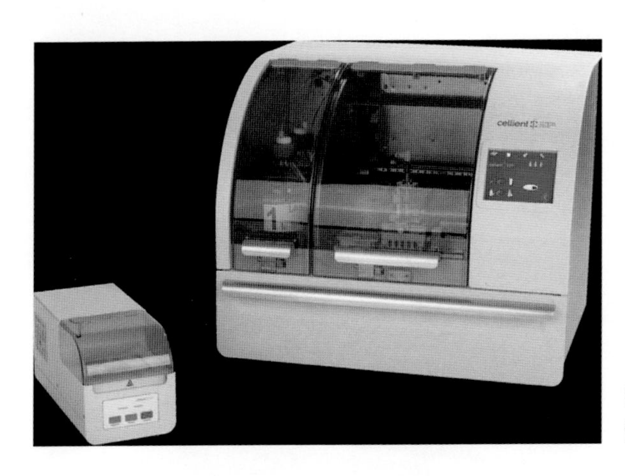

图 10.25　Cellient 自动化细胞块制备仪器

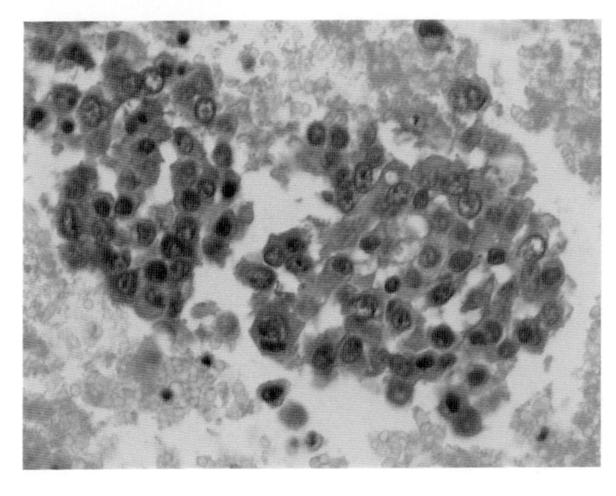

图 10.26　转移性乳腺癌（胸腔积液，细胞块，HE 染色，高倍）

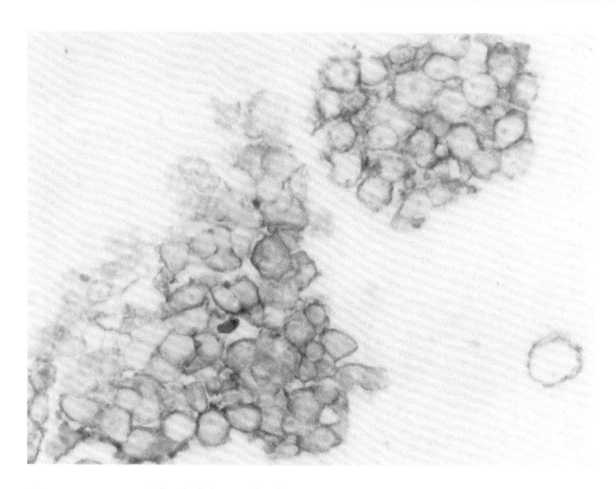

图 10.27　转移性乳腺癌，HER2。一例乳腺癌 HER2 免疫染色阳性病例，显示出强烈的膜着色（胸腔积液，细胞块，HER2 染色，高倍）

使用该技术进行免疫化学染色前须重新验证，因为它涉及福尔马林固定之前的酒精固定[27]。

细胞块的处理流程在各实验室中并没有达到标准化的统一。细胞块制剂由多种不同的固定试剂和操作技术制备而成，难以进行有效的比较。然而，由于他们对各种辅助检查的通用性，细胞块对病例诊断很有价值。表 10.1 详细讨论了各种细胞块制备方法的优缺点，并提供了一些优秀的参考文献用于讨论更多的细节[28,29]。

表 10.1　不同细胞块制备方法的优缺点

细胞块技术	凝集和刮片	细胞块酒精固定	细胞块福尔马林固定	血浆凝血酶法	火棉胶袋法	Cellient自动化技术	HistoGel 或琼脂法	Shandon Cytoblock细胞块
优点	价格低廉，无须额外的设备	价格低廉，方法简单快速，适用于任何类型的细针穿刺和浆膜腔积液	价格低廉，方法简单、快速，适用于任何类型的细针穿刺和浆膜腔积液	方法简单，成本低廉，背景干净有利于辅助检测，适用于任何类型的细针穿刺和浆膜腔积液	细胞产量高，适用于细胞含量少的标本	适用于小样本 / 少量样本，细胞结构清晰，全自动处理，结果一致，无交叉污染	在 HistoGel 或琼脂中细胞数量适中，细胞保存良好	细胞悬浮的细胞产量高，适用于小样本 / 少量样本，消除了组织包裹和少量样本的损失
缺点	不适用于小样本，挤压伪影常见，细胞多样	细胞数量可变，由于用酒精固定，可使用免疫化学检测的标本的数量受限	细胞数量可变，免疫化学和分子检测的最佳选择	血浆和凝血酶交叉污染，细胞浓度不均	制备方法耗时较长，用于储存的乙醚烟雾是有毒的	制备方法耗时较长——每个细胞块的制备时间为 45 分钟，费用昂贵，切割薄块时需要进行组织学培训，由于酒精固定，可使用免疫化学的检测的标本数量受限	HistoGel 或琼脂需要转换为液态，这个过程比较烦琐	制备方法耗时，需要用于制备细胞块的试剂盒

（苏学英　杜　芸　译）

参考文献：

[1] Kurtycz DFI, Crothers BA, Schmitt F, Chandra A. International system for reporting serous fluid cytopathology: initial project survey. Acta Cytol. 2019;63(Suppl1):13. https://doi.org/10.1159/000500433.

[2] Bibbo M, Draganova-Tacheva R, Naylor B. Pleural, peritoneal and pericardial effusions. In: Bibbo M, Wilbur DC, editors. Comprehensive Cytopathology. 4th ed. Philadelphia: Elsevier Saunders; 2015. p. 404.

[3] Shidham VB, Epple J. Collection and processing of effusion fluids for cytopathologic evaluation. In: Cytopathologic diagnosis of serous fluids. Philadelphia: Elsevier; 2007. p. 207-235.

[4] Weidmann JE, Keebler CM, Facik MS. Cytopreparatory techniques. In: Bibbo M, Wilbur DC, editors. Comprehensive Cytopathology. 4th ed. Philadelphia: Elsevier Saunders; 2015. p. 851-852.

[5] Thermo Scientific. Cytospin preparation system: instructions for use, 2015. www.thermo-scientic.com/pathology.

[6] Hologic, Inc. ThinPrep 2000 processor: instructions for use, 2017. https://www.hologic.com/sites/default/files/package-insert/MAN-02624-001_005_002.pdf.

[7] Hologic, Inc. ThinPrep 5000 processor: operator's manual, 2017. https://www.hologic.com/sites/default/files/package-insert/MAN-02624-001_005_002.pdf.

[8] Becton Dickinson and Company (BD). BD Totalys Multiprocessor, 2016.https://www.bd.com/en-us/offerings/capabilities/cervical-cancer-screening/cytology-instruments/totalys-system/totalys-multiprocessor.

[9] Becton Dickinson and Company (BD). BD Totalys SlidePrep, 2016. https://www.bd.com/en-us/offerings/capabilities/cervical-cancer-creening/cytology-instruments/totalys-system/totalys-slideprep.

[10] Aissner DL, Sams SB. The role of cytology specimens in molecular testing of solid tumors: techniques, limitations and opportunities. Diagn Cytopathol. 2012;40(6):511-524.

[11] Padmanabhan V , Barkan G, Tabatabai L, Souers R, Nayar R, Crothers BA. Touch imprint (TI) cytology of needle core biopsies (NCB) in pathology laboratories: a practice survey of participants in the College of American Pathologists (CAP) Non Gynecologic Cytopathology (NGC) Education Program. Diagn Cytopathol. 2019;47(3):149-155.

[12] Rekhtman N, Roy-Chowdhuri S. Cytology specimens: a goldmine for molecular testing. Arch Pathol Lab Med. 2016;140(11):1189-1190.

[13] Shi Y , Aus JS, Thongprasert S, et al. A prospective, molecular epidemiology study of EGFR mutations in Asian patients with advanced non-small cell lung cancer of adenocarcinoma his-tology (PIONEER). J Thorac Oncol. 2014;9(2):154-162.

[14] da Cunha Santos G. Standardizing preanalytical variables for molecular cytopathology. Cancer Cytopathol. 2013;121(7):341-343.

[15] Troncone G, Roy-Chowdhuri S. Key issues in molecular cytopathology. Arch Pathol Lab Med. 2018;142(3):289-290.

[16] da Cunha Santos G, Saieg MA. Preanalytical specimen triage: smears, cell blocks, cytospin preparations, transplant media and cytobanking. Cancer Cytopathol. 2017;125(S6):455-464.D. K. Russell and D. Jain265

[17] Michael CW, Davidson B. Pre-analytical issues in effusion cytology. Pleura Peritoneum. 2016;1(1):45-56.

[18] Salim AA, Luthra R, Singh R, et al. Pre-analytical factors involved in the clinical analysis of a comprehensive next-generation sequencing panel. Lab Investig. 2016;96(1):504A.

[19] da Cunha Santos G, Saieg MA, Troncone G, Zeppa P . Cytological preparations for molecular analysis: a review of technical procedures, advantages and limitations for referring samples for testing. Cytopathology. 2018;29(2):125-132.

[20] Montgomery E, Gao C, DeLuca J, Bower J, Attwood K, Ylagan L. V alidation of 31 of the most commonly used immunohistochemical antibodies in cytology prepared using the Cellient automated cell block system. Diagn Cytopathol. 2014;42(12):1024-1033.

[21] Hammond ME, Hayes DF, Dowsett M, et al. American Society of Clinical Oncology/ College of American Pathologists guideline recommendations for immunohistochemical testing of estrogen and progesterone receptors in breast cancer. Arch Pathol Lab Med. 2010;134(6):907-922.

[22] Wolff AC, Hammond ME, Hicks DG, et al. Recommendations for human epidermal growth factor receptor 2 testing in breast cancer: American Society of Clinical Oncology/ College of American Pathologists clinical practice guideline update. Arch Pathol Lab Med. 2014;138(2):241-256.

[23] Balassanian R, Wool GD, Ono JC, et al. A superior method for cell block preparation for fine-needle aspiration biopsies. Cancer Cytopathol. 2016;124(7):508-518.

[24] Wilgenbusch H, et al. It is all in the bag: collodion bag versus HistoGel cell block method. J Am Soc Cytopathol. 2020;9:20-25.

[25] Thermo Scientific. 2015. Thermo Scientific Shandon Cytoblock Cell Block Preparation System Instructions for Use. https://tools.thermofisher.com/content/sfs/manuals/231803%20Cytoblok%20IFU.pdf.

[26] Hologic, Inc. 2015. Cellient Automated Cell Block System: Operator's Manual. https://www.hologic.com/sites/default/files/package-insert/MAN-02078-001_003_02.pdf.

[27] Fitzgibbons PL, Bradley LA, Fatheree LA, et al. Principles of analytic validation of immunohistochemical assays: guideline from the College of American Pathologists Pathology and Laboratory Quality Center. Arch Pathol Lab Med. 2014;138(11):1432-1443.

[28] Nambirajan A, Jain D. Cell blocks in cytopathology: an update. Cytopathology. 2018;29(6):505-524.

[29] Jain D, Mathur SR, Iyer VK. Cell blocks in cytopathology: a review of preparative methods, utility in diagnosis and role in ancillary studies. Cytopathology. 2014;25(6):356-371.

第 11 章　质量管理

Barbara Centeno, Paul Cross, Marilin Rosa, and Rosario Granados

前言

浆膜腔积液细胞病理学的质量管理与实验室其他临床样本有相同的要求。但除了妇科细胞学之外，关于细胞病理学样本质量管理具体操作的报道数据很少[1-6]。包括浆膜腔积液细胞学在内的非妇科细胞病理学样本的报告规范已经出版，这些规范符合 CAP 实验室认证标准[1]。由英国临床细胞学学会[4]、英国皇家病理学家学院等国际组织为脱落细胞学和细针穿刺细胞学[7]制定的非妇科脱落细胞病理学质量管理准则，包括制片、固定和染色等。本章中的质量管理规范是专家们基于日常工作实践并结合文献回顾制定，重点在于认识和预防差错发生，监测提升实验室检测质量。笔者们推荐在统一标准的质量管理前提下进行实验室间相互比对和统计分析，以便为今后的实验室质量管理提供更多的理论依据[8]。

背景

质量管理（QM）包括一切有助于保证质量的活动。其中质量保证（QA）工作是主动建立为了预防错误发生的监测系统，而质量控制（QC）工作是监测每份报告（细胞学报告）或结果（影响患者诊疗）避免错误的发生。质量改进（QI）工作是一个持续分析数据的过程，它将质量保证、质量控制与纠正措施和后续监控结合起来，以确保达到预期效果。

对细胞学实验室进行认证是质量管理的一个组成部分。基于日常实践的外部实验室能力评估是提高细胞学实验室质量和增加患者安全性的主要手段。在一些国家，实验室认证可能是政府监管临床工作的强制性行为[9]。病理学的室间质量保证是国际认证过程中的重要一步[10]。许多国家/地区都设立室间质量保证项目，最常见的包括 CAP、英国国家室间质量评估服务（UK NEQAS）、欧洲质量保证（EQA）和北欧免疫组织化学质量控制（Nordic QC）等。当然，最近更新的是国际非妇科细胞学室间质量保证[5]。

有众多机构、组织为提高临床实验室的质量提供了标准和建议。其中为病理学实验室提供国际认证标准的组织有两个，一个是 CAP[11]，CAP 是根据 1988 年美国临床实验室改进修正案（CLIA）[12]成立的，另一个是建立和促进实验室过程国际标准化的国际标准化组织（ISO）[13]。ISO 15189 标准[14]解决了医学实验室对质量和能力的需求问题，并主要用于非美国国家[9]。大多数美国细胞病理学实验室通过公认的检查机构，如 CAP、美国医院评审联合委员会（TJC）[15]等，来获得美国医疗保险和医疗补助服务中心（CMS）的认证。尽管这些认证标准因国家或地区而异，但它们都以严格的方式控制实验室实践的各个阶段——分析前、分析中和分析后，并要求使用最佳的实验标准来证明质量和能力。

实验室的每个工作人员必须致力于通过日常实验的持续改进来达到质量要求。所有质量改进计划的目标是提高质量并减少错误以提高患者的安全性。质量改进没有也不应该有标准化程序；质量改进程序包括为检测、监测、纠正和防止实验室特定错误。对实验室在质量监管流程下得出的检测数据与公认质量管理条件下形成的共识、指南结果进行比对是比较公认的质量改进手段。并且实验室应有外部标准来比较它们的性能。妇科细胞学质量监测的共识指南已被广泛实施和采用[8]，但尚无非妇科细胞学的质量监测共识指南。我们建议建立有效的类似于妇科细胞学检测那样的指南作为浆膜腔积液细胞学检测方案。

众所周知，实验室中的大多数错误（超过 50%）发生在分析前阶段，包括患者识别错误、申请表上的临床信息错误（或缺乏），样本正确完整的采集、运输、患者带有明确且唯一的样本标签错误[2,16]等。而这些错误都在实验室的直接控制之外。分析前阶段的责任在于病理医生必须与采样人员充分沟通来规范样本采集和管理[9]。

分析中阶段包括样品的处理、染色、报告和解释等过程。在此阶段，应加强对技术方面比如样本处理的内部质量控制检查。细胞学专家可以通过同行评审、担任内部顾问及培训和监督技术人员在质量改进中发挥关键作用。在欧洲等地的不同国家，对待从事非妇科细胞学工作的细胞学技术员和生物医学科学家，在培训、质量和能力评估上存在很大差异，因此工作初期的能力评估并提供持续培训以提高其能力至关重要[5]。同时应用于浆膜腔积液的辅助技术也应接受质量评估。自动化处理、染色和报告、使用可以追踪样本的实验室信息系统（LIS）平台等，通过强制标准化和提供过程、结果的统计分析，来帮助提高质量，并减少技术不稳定性和人为错误。尽管大多数外科病理学和细胞学质量改进计划都侧重于监测样本的正确解释，但该领域平均仅占病理学分析错误的 1%~5%[17,18]。可以使用不同的方法来检测诊断错误，例如重新筛查、报告后审查、内部和外部咨询，以及细胞学 - 组织学相互对照。对检测到的错误进行追溯性原因分析是提高质量[19]的重要方法。

分析后阶段确认细胞学报告的结果，对细胞病理学的质量管理至关重要。人们越来越意识到将全球细胞学报告与通用术语语言习惯相协调的重要性。Powsner 等人表明外科医生误解了高达 30% 的外科病理学报告[20]，并且可以推测类似的误解也发生在细胞学报告中。Chandra 等人将 32% 的错误归因于分析后阶段[16]。为了提高细胞病理学实验室的质量[14]，ISO 15189 标准为诠释报告后阶段提供了方案。缺乏标准化的命名方法仍然是最普遍需要解决的问题之一。为了满足 ISO 标准，样品检测结果应该是明确、简洁和可重复的。为此在细胞学中，应广泛使用一般诊断类别和描述性命名法[1]。报告辅助测试（如分子技术）也在不断完善标准化结果[21]。

质量保证要素

浆膜腔积液细胞学特定的质量保证实践操作或监测还没有公认方案。一个有效的浆膜腔样本质量保证程序应该覆盖监控细胞病理学的分析前、分析中和分析后全流程。可将浆膜腔积液样本与其他非妇科细胞学样本一起进行数据统计和总结，也可以单独记录与这些样本相关的问题。在美国和许多其他国家，报告周期和患者满意度是作为质量改进的一部分指标来衡量，但不会在本段中讨论。质量保证 / 质量控制监测可以是持续性（日常监管指南或基础性监测流程）或间歇性的（临时意识到的问题或检测组织、环境或人员发生变化时的质量监控）。间歇性质量保证监测程序可以随着时间的推移而更新。原则上，如果一个问题已解决，后续监测显示状态稳定，可以无须继续监测。质量保证 / 质量控制监控人员应同时监控技术、组织处理以及将细胞学家个人的诊断结果与同行和总体累积实验室结果进行比较[22]，随时间流程绘制数据的图表和表格最有利于纵向评估。在个人的统计数据或诊所之间进行比较时，所有参与者最好使用数字代码或其他替代品匿名。虽然大多数参与者想知道他们在与他人比对中的表现如何，但并不希望被轻易地认为是异常值。表 11.1 概述了持续监控 / 评审的建议，这些建议在一些已发表的指南中已被强调[7]。

表 11.1　浆膜腔脱落细胞学病理质量监测示例

分析前	分析中	分析后
确认患者和样本	实验室错误标记的涂片细胞蜡块、切片比例	最终报告的完整性
样本数量（体积）	染色质量	遵守实验室报告标准和标准化的术语
样本保存	充分的样本制备（空气干燥、充分固定和保存）	临床报告接收记录
临床信息填写完整度	再次审核比例	紧急或意外诊断（危急值）告知
样本采集到实验室接收的间隔时间	诊断的分类比例	样本检测周期监控
	细胞 – 组织学对照	
	同行评审后的错误比例	
	辅助诊断适当	
	辅助诊断使用	
	纠正报告比例	

分析前阶段监测

分析前样本质量可以通过拒收样本进行监控。足够的样本量是使 NFM 结果具有真正代表性的重要保证。浆膜腔积液样本接收时最好新鲜，并且全部样本都应交给实验室。实验室应建立样本验收标准，未达到实验室标准条件的样本（基于实验室建立的程序和文件）应该被拒绝，并向送检者反馈。提交样本存在的不足之处应反映实验室样本提交的基本要求与标准。实验室信息系统可以通过列出样本拒收标准来提升收集到的样本质量。对于大多数浆膜腔积液样本，如果样本被冷藏或固定后延迟处理，很少会干扰分析，因此样本可以保存到所有流程中发现的错误得到纠正为止。在美国医院的实验室中，病理学家通常可以访问患者的病历。然而，当相关实验室和病理学家无法访问医疗记录时，从临床团队获得相关病史是必不可少的，并且可以成为有效的质量监测方法。计算机生成的数据统计可以识别出错误率最高的区域、报告人员及医生，以便给实验室提供改进的建议。如果在没有计算机程序统计的情况下，为了达到同样目的，实验室必须人工收集数据。

分析阶段监测

这一阶段包括实验室在接收样本后进行分析的所有步骤。这些步骤包括肉眼观察、样本制备、染色、辅助检查、显微镜下评估和诊断。浆膜腔积液样本的液体量和颜色应作为样本肉眼描述的一部分记录。如果可以，样本采集应该包括具体的采集部位。

良好的样本制备是准确诊断的基础：样本应充分沉淀、离心和染色（见第 10 章）。样本制备的质量应每日反馈给细胞制片技术员来确保一致性。如果前期准备不充分且留有足量的剩余样本，则应该重复制片。辅助检查必须有足够的对照样本来反映样本是否充分固定和处理。质控监测程序应评估染色和固定的质量。样本、蜡块和玻片的错误标记会严重增加后续错误率及检查的工作量，因此实验室内样本标记错误率是一项重要的衡量指标，因为贴错样本、玻片或蜡块的标签就跟搞错患者身份一样严重。

病理医生的诊断报告：这一阶段的结果是基于镜下与临床相关辅助信息的结合。分析监测评估每个病理医生的表现和诊断正确率，包括同行评审后发现的错误率、细胞学和组织学符合率及报告更改率。对每一个病理医生的表现和诊断准确性的评估应该包括追踪分类诊断的正确率，而不是实验室整体评估。比如统计每个不确定性质的报告，也就是不能明确意义的非典型细胞（AUS）数量和实验室总的检测报告数量进行比较，可以提示实验室报告质量的 AUS 占比。一般来说，应保持较低的 AUS 占比，通常在其他细胞专业系统中，可以接受的 AUS 占比是 5%~10%。研究显示，监测各实验室的标准化术语和报告体系的遵守情况也是一种良好的质量监控手段。

同行评议包括回顾性评议和前瞻性评议：在病例确诊后进行的评议是回顾性评议，包括按百分比对随机抽查病例进行评审，包括进行集中同行评审、肿瘤委员会或多学科评审，主动回顾与外院意见不符病例，探讨本院诊断与外院专家诊断是否相符以及细胞学与组织学结果的相关性等。前瞻性评审是在病例诊断之前病理医生之间探讨或者在病例讨论会议上进行探讨后的评审。

对组织学与细胞学的诊断差异进行再次评审：CAP 病理和实验室质量控

制中心与美国解剖和外科病理学主任协会（ADASP）合作，这两家美国基础病理机构以循证医学为基础发表了供将来同行评议的5条推荐指南[23]，提出组织病理学家应该：①开发可以选出需要进行审查病例的操作程序，以发现分歧和潜在的解释性错误；②及时进行病例回顾以避免对患者的治疗产生负面影响；③设置与操作相关的书面复审程序；④持续监测和记录复审的结果；⑤已明确病理诊断的病例，如果病理复审不一致，建议采取措施提高一致性。

病理学家在面临诊断的挑战或诊断的不确定性时，经常会在确定诊断之前寻找第二种意见。CAP进行的一项调查研究显示，组织病理病例的复审不一致率约为8.2%[24]。这一比例尚未在细胞病理学中明确。文献回顾显示，细胞病理不符合率的中位数为24.8%（范围17.4%~38.8%），严重不符合率的中位数为4.3%（范围2.8%~7.5%）[23]。这些文章大多集中于甲状腺细针穿刺，一项间皮瘤患者浆膜腔积液中寻找肿瘤细胞的研究发现，假阴性率接近50%[25]。

实验室应制定回顾性和前瞻性审查制度。如果可以，同行的前瞻性评审更好，因为这可以防止出现显著错误的病例报告而对患者的治疗产生影响，与回顾性审查相比能降低错误率[26]。明确制定正式规范的实验室与没有制定正式规范的实验室相比进行再次审查的比例更高[24]。需要前瞻性再次评审的病例包括不确定、有挑战的诊断，如临床怀疑间皮瘤但缺乏典型细胞的样本。一些实验室要求对所有恶性病例进行前瞻性审查，目前尚无公认的审查比例，但通常占病例的5%~15%。个例审查应记录在报告中，可能减少观察者之间分歧和错误的方法包括读片讨论会议、使用标准的幻灯片和标准化指南审查[23]。读片讨论会议的使用显著降低了不一致率[27]。

细胞学－组织学一致性（CHC）是细胞学实验室质控的一项重要组成部分，它被定义为细胞学样本与同一部位组织学样本的一致性[28]。1988年临床实验室改进修正案（CLIA）要求妇科样本提供CHC[12]。CAP细胞病理学鉴定清单要求对非妇科样本提供CHC，但没有规定过程[11]。CHC不是标准化的，每个实验室都需要建立其浆膜腔积液CHC的标准，包括要使用的相关组织学样本、回顾周期和差异评分表。在同时有浆膜腔积液样本和浆膜表面活检的患者中，可以前瞻性地进行关联。浆膜腔积液阳性可与其他器官的活检结果比对去确认诊断（例如，一例有胸腔积液的肺组织活检）。实验室应建立回顾性审查的随访时间。一个过于短期的随访间隔可能会错过后续的组织学样本。总之，实验室必须确认什么是它认为的一个显著差异[28]。然而必须承认，浆膜腔积液细胞学并非总是与同期的组织学活检相关，因为这可以和采样问题有关，也可以与肿瘤的自然生物学与疾病的过程相关。

2019 年，CAP 细胞病理学委员会对 802 个实验室进行了 CHC 实践调查（私人调查），显示 89% 的实验室实行了非妇科样本的 CHC，其中 76% 的报告显示细胞学和组织学病理切片有关联性。超过 50% 被调查的实验室有采用不同方法的趋势，包括在检查组织学样本的同时评估细胞学切片的符合率，分析为什么会发生不一致，比对 6 个月内相关样本等。出现导致患者治疗方案更改的报告修订时需要在病理报告中说明修订的原因。样本之间诊断不一致的最常见原因是采样问题（94%），其次是样本处理或制备的问题（2%）。超过一半的实验室监测的唯一标准是细胞学病例与手术样本一致的百分比。大约 1/3 的实验室还监测检测报告、筛查错误率以及抽样不一致性。在这些结果的基础上，主要通过发布质量管理文件来提升患者的诊疗质量。

更正报告数量是质量管理的重要衡量指标，也是错误率的指标。应通过对异常数据的回顾分析来稳定和监测浆膜腔积液的报告更改率。每个实验室也应该列出自己的紧急诊断和类似危急值清单[11]。在浆膜腔积液中，这可能包括对一个原发灶不明患者的恶性肿瘤的诊断，或对一个未被怀疑的原发恶性肿瘤的诊断。这些结果必须传达给临床团队，并在报告中体现。

分析后阶段监测

分析后质量控制的重点在于对细胞学报告及相应的患者处理结果的质量监控。分析后阶段的重要内容是报告的质量，关键性诊断或意外诊断，以及病理医生与临床团队的沟通[22,29]。最终报告必须确保格式正确，以突出诊断及其他重要信息[1]，但报告不应包含不必要的资料。一份完整的细胞病理学报告应包括患者的人口统计学特征，患者独特的识别特征，样本类型、数量、来源和收集方法。还应提供接收样本的大体描述（颜色和浊度，涂片是固定还是风干）以及制备方法和染色方法（如手工涂片、自动化液基、细胞离心、膜过滤、细胞块）。由于样本的多样性，根据临床表现和怀疑的程度不同，目前在所有样本类型和不同类别中还没有建立出特定数量和（或）细胞类型来体现样本的数量 / 质量足够。然而，报告应该包含关于诊断充分性的声明，特别是当样本总量少、细胞数量少、涂片模糊或固定不良等使诊断受到影响时更应说明[29]。在进行染色时，应单独报告免疫组织化学染色情况，包括样本的制备方法（涂片、细胞离心或细胞蜡块）和是否存在足够的对照等[30]。

最终报告应使用最新的诊断术语，并根据需要提供可能需要的鉴别诊断和解释性说明。至关重要的是，实验室应使用清晰简明的术语向主治医生传达最终解释。虽然在使用细胞学诊断术语时，需要有一定程度的灵活性，但为了满足临床团队的需要并明确进一步处理，应该使用标准化术语。因为细胞学诊断是最重要的依据之一，所以在处理不确定的诊断类别时，如 AUS 和 SFM 时，应包含一份无法提供明确诊断理由的说明。

临界紧急结果是实验室认证过程的一个重要组成部分，对患者诊治有最直接的影响。在解剖病理学（AP）中，主要包括使用紧急和重大、意外诊断术语，因为临界值的概念与 AP 诊断没有直接关系。紧急诊断是指那些需要尽快处理的诊断结果。当然，意外的诊断是指临床不常见或不可预见的诊断，需要在患者治疗的某个时间点进行处理[31]。每个实验室应根据临床团队的意见，结合诊疗环境、临床需求和期望，建立起紧急和重大、意外诊断的规章制度。然而，即使流程如此，在患者病情危急时，病理医生也应根据自己的判断力，及时通报紧急诊断[32]。结果应该直接与医生口头交流，但也可以使用其他沟通形式。通信应作为附录记录在电子病历中，或通过其他机制记录。文件应包括与之讨论病例的人、时间和日期，以及在当时的情况下沟通的方式[31]。

报告的完整性和可理解性的有效监测方法可以反映样本的规范过程。对照可能存在报告缺陷的检查表，负责人或质控病理医生可以审查在已完成的报告中，包含缺失或费解信息的报告所占的百分比，并按照时间顺序将个人和整个实验室的信息制成表格。一些可能被监测的指标包括样本类型是否适当，补充的声明是否充足，是否使用标准化细胞学术语，是否描述或补充解释不确定的发现，是否包含或引用影响诊断的辅助检查结果，是否记录对照样本，是否记录紧急或意外结果等。

分析后监测过程另外的重要组成部分包括持续培训和能力评估。至关重要的是，所有参与筛查和（或）诊断的病理医生都必须经过适当的培训、考核合格并与时俱进。掌握细胞学术语和诊断技能并巩固维持是必须的。维持技能可以通过持续的继续教育来实现，如细胞学会议、自学现有病例、多头显微镜带教病例回顾、网络资源学习、EQA、与同行的病例讨论和多学科讨论。重要的是，能够客观地显示技能的维持，同时也能够证明新技能是基于能力和客观展示。上述实验室总质量评估的需求，也可作为外部质量评估和年度人员评估的一部分。

（徐海苗 译）

参考文献

[1] Crothers BA, Tench WE, Schwartz MR, et al. Guidelines for the reporting of nongynecologic cytopathology specimens. Arch Pathol Lab Med. 2009;133(11):1743-1756.

[2] Hollensead SC, Lockwood WB, Elin RJ. Errors in pathology and laboratory medicine: consequences and prevention. J Surg Oncol. 2004;88(3):161-181.

[3] Nodi L, Balassanian R, Sudilovsky D, Raab SS. Improving the quality of cytology diagnosis: root cause analysis for errors in bronchial washing and brushing specimens. Am J Clin Pathol. 2005;124(6):883-892.

[4] Chandra A, Cross P, Denton K, et al. The BSCC code of practice-exfoliative cytopathology(excluding gynaecological cytopathology). Cytopathology. 2009;20(4):211-223.

[5] Wilson A. The role of cytotechnologists in quality assurance and audit in non-gynaecological cytology. Cytopathology. 2015;26(2):75-78.

[6] Cummings MC, Greaves J, Shukor RA, Perkins G, Ross J. Technical proficiency in cytopathology: assessment through external quality assurance. Cytopathology. 2017;28(2):149-156.

[7] The Royal College of Pathologists. G086. Tissue Pathways for Diagnostic Cytopathology. 2019. https://www.rcpath.org/search-results.html?q=Tissue+pathways.

[8] Tworek J, Nayar R, Savaloja L, Tabbara S, Thomas N, Winkler B, Howell LP. General quality practices in gynecologic cytopathology: findings from the College of American Pathologists Gynecologic Cytopathology Quality Consensus Conference Working Group 3. Arch Pathol Lab Med. 2013;137(2):190-198.

[9] Tzankov A, Tornillo L. Hands-on experience: accreditation of pathology laboratories according to ISO 15189. Pathobiology. 2017;84(3):121-129.

[10] Long-Mira E, Washetine K, Hofman P. Sense and nonsense in the process of accreditation of a pathology laboratory. Virchows Arch. 2016;468(1):43-49.

[11] College of American Pathologists Laboratory Accreditation Program. 2019. https://www.cap.org/laboratory-improvement/accreditation/laboratory-accreditation-program.

[12] Clinical Laboratory Improvement Amendments(CLIA). Standards and certifications: laboratory requirements(42 CFR 493)Electronic Code of Federal Regulations e-CFR. https://www.ecfr.gov/cgi-bin/text-idx?SID=1248e3189daSe5f9.

[13] International Organizations of Standardization(ISO). https://www.iso.org.

[14] ISO 15189:2012E 2012. https://www.iso.org/standard/56115.html.

[15] The Joint Commission Laboratory Accreditation Program. https://www.jointcommission.org/accreditation/laboratory.aspx.

[16] Chandra S, Chandra H, Kusum A, Gaur DS. Study of the pre-analytical phase of an ISO 15189: 2012-certifed cytopathology laboratory: a 5-year institutional experience. Acta

Cytol. 2019;63(1):56-62.
[17] Raab SS. Improving patient safety by examining pathology errors. Clin Lab Med. 2004;24:849-863.
[18] Raab SS, Nakhleh RE, Ruby SG. Patient safety in anatomic pathology: measuring discrepancy frequencies and causes. Arch Pathol Lab Med. 2005;129(4):459-466.
[19] Raab SS, Grzybicki DM. Measuring quality in anatomic pathology. Clin Lab Med. 2008;28(2):245-259.
[20] Powsner SM, Costa J, Homer RJ. Clinicians are from Mars and pathologists are from Venus: clinician interpretation of pathology reports. Arch Pathol Lab Med.2000;124(7):1040-1046.
[21] Payne DA, Baluchova K, Russomando G, et al. Towards harmonization of clinical molecular diagnostic reports: findings of an international survey. Clin Chem Lab Med. 2018;57(1):78-88.
[22] Nakhleh RE. Core components of a comprehensive quality assurance program in anatomic pathology. Adv Anat Pathol. 2009;16(6):418-423.
[23] Nakhleh RE, Nose V, Colasacco C, et al. Interpretive diagnostic error reduction in surgical pathology and cytology: guideline from the College of American Pathologists Pathology and Laboratory Quality Center and the Association of Directors of Anatomic and Surgical Pathology. Arch Pathol Lab Med. 2016;140(1):29-40.
[24] Nakhleh RE, Bekeris LG, Souers RJ, Meier FA, Tworek JA. Surgical pathology case reviews before sign-out: a College of American Pathologists Q-Probes study of 45 laboratories. Arch Pathol Lab Med. 2010;134(5):740-743.
[25] Ascoli V, Bosco D, Carnoval Scalzo C. Cytologic re-evaluation of negative effusions from patients with malignant mesothelioma. Pathologica. 2011;103(6):318-324.
[26] Renshaw AA, Gould EW. Measuring the value of review of pathology material by a second pathologist. Am J Clin Pathol. 2006;125(5):737-739.
[27] Layfield LJ, Hammer RD, Frazier SR, et al. Impact of consensus conference review on diagnostic disagreements in the evaluation of cervical biopsy specimens. Am J Clin Pathol. 2017;147(5):473-476.
[28] Raab SS, Grzybicki DM. Cytologic-histologic correlation. Cancer Cytopathol. 2011;199(5):293-309.
[29] American Society of Cytopathology. Non-gynecological Cytology Practice Guideline, March 2, 2004. https://www.cytopathology.org/wp-content/dynamic_uploads/54.pdf.
[30] Shidham VB, Epple J. Collection and processing of effusion fluids for cytopathology evaluation. In: Shidham VB, Atkinson BF, editors. Cytopathologic diagnosis of serous fluids. China: Saunders Elsevier, Inc.; 2007. p. 207-214.
[31] Nakhleh RE, Myers JL, Allen TC, et al. Consensus statement on effective communication of urgent diagnoses and significant, unexpected diagnoses in surgical pathology and cytopathology from the College of American Pathologists and the Association of Directors of Anatomic and Surgical Pathology. Arch Pathol Lab Med. 2012;136(2):148-154.
[32] Nakhleh RE. Quality in surgical pathology communication and reporting. Arch Pathol Lab Med. 2011;135(11):1394-1397.

第 12 章　浆膜腔积液的解剖学、生物学和病理生理学

Stefan E. Pambuccian and Miguel Perez-Machado

背景

浆膜覆盖在肺（胸膜）、心脏（心包膜）、腹部器官（腹膜）和睾丸（睾丸鞘膜）表面，起源于胚胎中胚层，特别是来自体腔中胚层。法国病理学家 Marie François Xavier Bichat（1771—1802）在没有使用显微镜的情况下对它们进行了直接描述，并以此发展了组织学理论[1]。直到 1890 年，美国解剖学家和胚胎学家 Charles Sedgwick Minot（1852—1914）才提出了“间皮”一词来反映起源于体腔衬覆在中胚层表面的上皮样特征细胞[2]。他观察到间皮是一种中胚层起源的上皮分化组织，因此显示了上皮和间叶特征，这被后来的形态学和分子学发现所证实。

浆膜的解剖学、胚胎学和组织学

中胚层在妊娠的第 1 周形成于外胚层和内胚层之间，可分化为 3 个板：近轴板（围绕神经管）、中间板和侧板。在胚胎发育的第 3 周，中胚层外侧板上出现一个裂隙形成了体腔，将位于外胚层下方的体壁（体细胞）中胚层与内胚层上方的内脏中胚层分开。体壁中胚层和立即覆盖的外胚层形成胚体壁，成为体壁和壁层间皮，而内脏中胚层和下面的内胚层成为内脏间皮和体腔的器官。最初的单个体腔将成为腹膜腔、左右胸膜腔（通常不互通）、心包腔和睾丸鞘膜，形成腹膜的开口，并与腹膜腔短暂连通。腹膜和卵巢均起源于中胚层，但腹膜起源于侧板，卵巢起源于中间板。这种胚胎学来源的相似性可能有助于解释腹膜间皮和卵巢表面上皮所表达标志物的相似性。一些

研究者也援引胚胎学上的相关性来解释卵巢癌转移到腹膜[3]的倾向，但鉴于目前流行的卵巢癌起源于输卵管的理论，此尚有争议。

浆膜由覆盖在肺、心脏、一些盆腔器官、睾丸表面的脏层和附着在体壁上的壁层组成。两层之间形成的潜在空间（浆膜腔）通常非常小，被数毫升浆液占据，形成一层薄膜，并作为润滑剂。浆膜有相似的结构，仅基于解剖位置的微小差异。它们表面被覆单层间皮细胞，间皮下有两层间皮下结缔组织，由一层薄薄的弹性层分开，其中包含淋巴管、毛细血管、Ⅰ型和Ⅲ型胶原蛋白，以及松散基质中的弹性蛋白。尽管它们的胚胎衍生不同，间皮和单纯上皮共享连接结构，如紧密连接、缝隙连接和桥粒，基底膜、顶端基底分化、微绒毛的存在，以及角蛋白的表达。

间皮细胞的中胚层起源可以使其同时具有上皮细胞和间充质的特征，以及从上皮细胞向间充质表型转变的能力。间皮细胞的上皮特征表现为其上皮标志物的表达，包括细胞角蛋白和细胞黏附分子，上皮样细胞连接，多边形形状和顶端基底极化，微绒毛的存在，以及细胞固定于基底层。它们的间充质特征在反应性间皮细胞中最为明显，包括波形蛋白、结蛋白和肌动蛋白的表达。此外，它们的间充质样特征也可以具有间皮细胞通过上皮 - 间质转化（EMT）从上皮细胞转化为间充质表型的倾向，更准确地称为“间皮 - 间充质转化（MMT）”[4]。通过 EMT，间皮细胞可以改变表型，成为缺乏极性和细胞间连接的梭形细胞，具有迁移、侵袭和抵抗凋亡的能力[5]。

间皮内衬通常由单层间皮细胞形成，覆盖在由Ⅳ型胶原蛋白和层粘连蛋白组成的薄（100 nm）基底膜上，基底膜由间皮细胞产生，通过半桥粒为间皮细胞提供结合位点。组织学上，间皮细胞是一种大而扁平的鳞状细胞，直径 20~40 μm，厚度 1~4 μm。根据它们的位置和功能状态，排列在这些膜上的间皮细胞可能看起来大而扁平（鳞状），类似于内皮细胞，或者更加立方，类似于上皮细胞。鳞状间皮细胞较大，直径 20~25 μm，含有较少的细胞器。立方形间皮细胞体积较小，直径为 8 μm。它们有更多的微绒毛，更大的细胞核和核仁，以及大量的胞质内细胞器，这些都表明其代谢活跃。立方形间皮细胞优先位于纵隔胸膜、心包脏层、膈肌腹膜和乳状斑。与扁平的间皮细胞相比，立方形间皮细胞含有丰富的细胞器，包括线粒体、粗面内质网、高尔基体和类似Ⅱ型肺泡细胞的多层小体，含有表面活性剂样物质。这些细胞器可能参与了间皮细胞的吸收和吞噬功能。然而，它们最典型的超微结构特征是长微绒毛的存在。这些长而浓密的微绒毛，直径为 0.1 μm，长度为 0.5~3 μm，不均匀地覆盖在间皮细胞的表面。微绒毛的密度随间皮细胞的位置而变化；脏层胸膜和胸膜下部比壁层胸膜和胸膜上部（顶端）有更密集的微绒毛。微绒毛使间皮表面积扩大了约 20 倍，并被富含透明质酸的糖蛋白所覆盖。虽然微绒毛的功能尚未被完全了解，但它们可以作为支架包裹透明质酸，为间皮细胞的润滑功能提供支持。另外，存在于壁层和脏层胸膜微绒毛表面的寡聚分子表面活性剂分子的电荷相互排斥，减少了它们之间的摩擦。同样的电变化使间皮内衬就像特氟龙，排斥微生物、细胞和颗粒。相邻的间皮细胞由连接复合体组成，连接复合体包括位于顶端侧的紧密连接（咬合带）、黏附连接和细胞基底侧的缝隙连接，与半桥粒固定在基板上。间皮细胞的细胞间连接包含 E- 钙黏附蛋白、N- 钙黏附蛋白和 P- 钙黏附蛋白，但与以 E- 钙黏附蛋白为主的上皮细胞相比，间皮细胞以 N- 钙黏附蛋白为主。尽管存在所有这些连接，间皮细胞仍然很容易因机械（摩擦）力和各种损伤从浆膜中脱落，并可在浆液中游离。游离间皮细胞的形状从扁平变成球状，呈空泡化，并获得类似于巨噬细胞的吞噬特性。游离的间皮细胞可存活数天，并可能重新附着在间皮损伤区域，参与其修复[6]。

间皮细胞通常生存时间很长，更新缓慢。有丝分裂相对不常见，通常只有 0.16%~0.5% 的间皮细胞进行有丝分裂。然而，损伤后的间皮细胞通过增殖产生反应，其有丝分裂率可以提高到 30%~60%[7]，并通过趋化作用覆盖在裸露的细胞外基质的所有区域。间皮下的疏松结缔组织富含毛细血管，毛细血管参与浆液和自由交换淋巴系统的形成，组成淋巴毛细血管网络，参与浆液的吸收。脏层浆膜（胸膜、心包、腹膜）的淋巴系统是底层器官淋巴系统的一部分，而壁层浆膜（胸膜、心包、腹膜）受神经支配，将淋巴液引流到局部淋巴结。壁层浆膜淋巴系统通过 2~10 μm 的圆形、椭圆形或狭缝状气孔与浆膜腔相通，这些气孔覆盖在腔隙状扩张的淋巴管上，似单向瓣膜系统。气孔较多见于壁层胸膜的纵隔面、下肋间层和横膈膜部分、心包膜以及网膜和肠系膜表面的腹膜。乳状斑，也称为 Kampmeier 灶，和浆膜相关淋巴簇（SALC）存在于淋巴气孔附近[8]。组织学上，它们是 B 淋巴细胞和 T 淋巴细胞、NK 细胞、浆细胞和组织细胞的聚集物，以毛细血管为中心，并被立方形间皮细胞所围绕。它们被认为是次级淋巴器官，是体腔相关淋巴组织（CALT）的一部分，是浆膜腔的免疫系统。乳状斑在浆液性癌转移的早期阶段很重要，参与癌细胞巢的形成和侵袭以及肿瘤细胞网膜和浆膜的种植。

间皮的主要功能是提供一个光滑的表面，但它也具有多种复杂的功能，如选择性的转运体液和细胞，免疫诱导、调节和抑制，感知和修复组织损伤，促进血管生成，对抗感染，以及跨细胞迁移。

浆膜腔的解剖学和流体动力学

腹膜

人体最大的浆膜腔为腹膜腔，表面积为 1.5~2.0 m^2，与皮肤面积相当，其中 30% 为壁层腹膜，70% 为脏层腹膜。

脏层腹膜几乎覆盖了整个肝脏、胃和肠道，并形成了肠系膜。腹膜褶皱（网膜）将腹膜腔分成越来越小的囊和比较大的囊，与网膜孔相连。壁层腹膜位于盆腹腔表面，并覆盖膀胱穹顶和直肠前表面。在女性中，它还覆盖子宫、输卵管和卵巢，与卵巢表面上皮相连，与之具有相似（但不完全相同）的形态学、免疫化学和分子学特征。男性的腹膜是一个封闭的囊，而女性的腹膜是一个开放的腔，通过输卵管与子宫腔 – 子宫颈 – 阴道，最终与外部环境相通。这种与外部环境的相通可能使女性腹膜暴露于微生物病原体和颗粒物（如滑石粉），具有潜在的致癌可能[9]。膀胱穹顶和子宫向腹膜腔的突出形成了几个虚拟空间：男性的直肠膀胱陷凹，女性的膀胱子宫陷凹和直肠子宫陷凹（道格拉斯陷凹）。

腹膜腔通常含有约 50 ml 的液体，每天产生约 1L，再吸收到腹膜下淋巴管，主要位于膈膜表面。大多数腹膜淋巴管流入胸导管和右侧淋巴管。

腹膜腔液体的运动受重力、腹膜和肠系膜的解剖结构以及由横膈膜运动引起的腹内压力的控制。重力使腹腔液体进入腹膜腔的下降区域，聚集在那里。在直立体位时腹膜腔最低的部位，男性是直肠膀胱陷凹，女性是膀胱子宫陷凹和直肠子宫陷凹。仰卧位时，液体聚集在左右结肠旁沟和骨盆中。腹内压力梯度解释了液体下降位置的出口，上腹腔内压力低于大气压，在吸气时更低。因此，在吸气时，膈膜就像一个泵，将腹腔积液向上移动；骨盆内积聚的液体主要沿着右侧结肠旁沟向肝上和右膈下间隙移动。腹腔液体流动的动力学解释了由于肿瘤细胞扩散导致的腹膜种植或转移的好发部位，通过骨盆、道格拉斯陷凹、右下象限、末端回肠附近以及膈膜下空隙内的腹膜腔液体所介导，在这些部位腹膜腔液体聚集融合成池或者成为最大吸收部位。

胸膜

左右胸膜腔彼此不相连，这就解释了单侧胸腔积液频繁发生的原因。壁层胸膜衬覆在胸壁上，可以剥离并附着在心包和膈膜上。脏层胸膜紧贴肺实质、肺门和所有主要和次要的裂隙。胸膜肋区的淋巴液流入胸骨旁淋巴结，而膈胸膜和纵隔胸膜的淋巴液主要流入纵隔淋巴结。壁层胸膜包含负责重吸收胸腔积液的淋巴管；胸膜肋区的淋巴液流入胸骨旁淋巴结，而横膈膜胸膜和纵隔胸膜的淋巴液主要流入纵隔淋巴结。胸膜腔的确切功能仍不确定，它在其他哺乳动物如大象中完全不存在，而且它对治疗性清除（胸膜融合术）通常具有良好的耐受性。

成人的胸腔体液持续产生，产生的速度通常为 0.01ml/（kg·h），每天约 15 ml。通常存在依赖于重力的向下流动和沿肺叶边缘向上流动的连续分布。胸腔体液的产生通常通过液体的再吸收来平衡。再吸收能力要大得多，高达正常产量的 30 倍；只有当这种吸收能力被积液产生的量超越或因淋巴管堵塞而吸收能力减弱时，液体才会在胸膜腔内积聚。淋巴气孔梗阻只存在于壁层胸膜，显著降低了吸收能力，导致胸腔积液。纵隔胸膜包含大部分淋巴气孔，液体从这些气孔中排出引流入纵隔淋巴结，这就解释了胸腔积液经常伴随纵隔淋巴结转移的现象。也可以解释恶性肿瘤为什么优先转移到纵隔淋巴结，特别是肺癌、乳腺癌、胃癌和卵巢癌，这也是恶性胸腔积液最常见的原因。相反，肉瘤很少转移到淋巴结，也很少引起胸腔积液[10]。

心包膜

心包由外囊即纤维性心包和内囊即浆液性心包组成，它衬覆于纤维心包的内表面（壁层心包）和心脏（脏层心包或心外膜）。心包腔形成于脏层和壁层心包之间。

虽然心包对人体生存不是必需的，可以切除而没有严重的不良后果，但它有许多微妙的功能。心包允许心脏表面的无摩擦运动，稳定心脏的解剖位置，并将其与相邻结构隔离，从而防止感染的传播，并使作用于心脏的重力、流体静力和惯性力相平衡，从而中和呼吸和姿势变化对心脏的影响。

心包液主要由壁层心包的淋巴管引流。其他的液体引流发生在心外膜表面，也可能通过与心包外脂肪、纵隔胸膜和膈肌的其他淋巴管吻合发生。淋巴管引流至纵隔、支气管周围和气管支气管淋巴结。心包淋巴引流的模式与胸膜相似，这也可以解释恶性胸膜积液和心包积液在病因学上的相似性。

浆液形成和吸收的生理学和病理生理学

正常情况下，液体的分泌和再吸收之间有一种平衡：从壁层胸膜毛细血管产生的超滤液的液体量与通过淋巴管排出的液体量相匹配。水分可以通过脏层胸膜的静水压与间皮细胞介导的溶质偶联液体吸收和内吞作用被重新吸收到毛细血管中，而较大的分子主要通过淋巴管重新吸收。

液体分泌和重吸收之间的不平衡导致液体在浆膜腔内积聚，根据受影响的浆膜腔不同，分别称为腹腔积液、胸腔积液、心包腔积液以及鞘膜积液。胸腔积液的体积和组成受到许多机制的影响，通过壁层胸膜的过滤作用从胸膜腔中去除液体、小溶质和蛋白质。这些机制包括通过间皮和其下毛细血管作用的静水压，通过壁层浆膜气孔的淋巴引流，以及间皮细胞的参与。

用于流体过滤的 Starling 方程由英国生理学家 Ernest Henry Starling（1866—1927）于 1896 年提出[11]，他还于 1905 年引入了激素一词，并制定了心脏的 Starling 定律（或 Frank–Starling 定律）。它表明在毛细血管中，水分因静水压力和组织间隙蛋白的渗透压被排出，但因胶体膨胀压（血浆蛋白的渗透压）和孔隙压力被保持。这些作用方向相反的力之间的平衡即静水压力和渗透力也称为“静水压”，它决定了跨内皮过滤的速率，这可以表示为一个数学方程。1927 年，瑞士生理学家 Kurt von Neergaard（1887—1947）利用静水渗透假说解释胸腔积液动力学是水压和胶体渗透压之间的相互作用[12]。

浆液来源于间皮下毛细血管，通过微血管过滤而形成。水、溶质和蛋白质的运输通过两个屏障，即毛细血管内皮和浆膜，这两种屏障都具有相似的通透性。超过 5 nm 大小的蛋白质和较大的颗粒不能通过浆膜，通过胞吞、吞噬或淋巴管从浆膜腔中清除。而液体和电解质在毛细血管内皮细胞和浆膜间皮细胞之间可以自由通过，这是通过细胞旁通道或水通道蛋白孔的跨细胞通道实现的。根据 Starling 方程，穿过毛细血管内皮屏障的过滤率是毛细血管血液和浆液之间流体静力和胶体渗透压差的函数。

当浆液产生增加或吸收减少时，就会出现浆膜腔积液（积液）。蛋白质含量低的积液被称为漏出液，富含蛋白质的积液被称为渗出液，而富含脂质的积液称为乳糜液。Starling 方程解释了浆膜腔内的液体体积可以增加的机制，其中常见的有以下几种。

（1）浆膜压力平衡的变化。

静水压力升高，动脉和静脉高压可导致过多的流动液体通过浆膜。这可导致漏出液，主要是由充血性心力衰竭、上腔静脉综合征、门脉高压和肺动脉高压引起的。

由于白蛋白的降低，血管内胶体渗透压降低。这会导致漏出液，主要是由肝脏疾病生成白蛋白减少、严重营养不良、恶性肿瘤的代谢增加或肾脏疾病（肾病综合征）中的白蛋白丢失增加所导致的低蛋白血症引起的。

（2）淋巴引流减少。

由于恶性肿瘤阻塞淋巴管或淋巴结，淋巴引流减少或引流功能受损。这是渗出液的一个重要原因。

（3）毛细血管内皮细胞和间皮细胞的通透性增加。

毛细血管通透性增加，可由各种损伤引起，包括感染和炎症条件。这通常会导致渗出液。

浆膜通透性的改变（特别是由心力衰竭引起的），导致液体从脏层浆膜开始积累。这种积液是典型的漏出液。

（4）恶性积液。

恶性肿瘤是引起积液的常见原因，其机制可能涉及由肿瘤细胞侵袭引起的局部炎症反应、间皮刺激导致毛细血管通透性增加。恶性肿瘤中积液形成的另一个潜在机制是通过气孔阻塞或肿瘤置换引流淋巴结，从而在淋巴管阻塞浆液流出。胸导管阻塞可以发生在淋巴瘤，导致乳糜胸，即乳白色的液体在胸膜中积聚。然而，淋巴液流出受阻本身可能不是积液形成的最重要机制，因为许多恶性积液的积累速度比浆膜腔淋巴引流完全堵塞所致的积液积累速度要快。

恶性肿瘤引起的浆膜腔积液可能含有也可能不含有肿瘤细胞。后一种情况被称为副恶性积液，代表了继发于恶性肿瘤，但是恶性肿瘤没有直接延伸至或累及浆膜。副恶性积液最常见的原因是由淋巴液流出受阻引起的，也可能由其他机制引起，如低蛋白血症、心功能受损、肺栓塞和肿瘤阻塞导管或支气管感染。然而，大多数副恶性积液是由于放疗或化疗（氨甲蝶呤、丙卡嗪、环磷酰胺和博莱霉素）的副作用引起的[13]。

缺乏肿瘤细胞的恶性积液也可能发生在恶性肿瘤累及浆膜的情况下，肿瘤会引起刺激或阻塞淋巴管，但不容易造成细胞脱落。比如肉瘤，其细胞紧密地嵌入基质中，可能与它们引发的促纤维结缔组织反应有关，或者与转移沉积物被衬里覆盖完整的间皮隔开并且不与浆膜间隙相通的事实相关。另外，对于一些显示转移性浆膜沉积的肿瘤，液体内缺乏肿瘤细胞可能与液体中脱落肿瘤细胞的存活时间有关。一些肿瘤细胞在渗出性浆液性积液形成的富含蛋白培养液中存活甚至繁殖，形成球形多细胞聚集物，如转移性乳腺癌中见到的“细胞团”，这与组织培养中获得的“球状体”相似。然而，其他恶性肿瘤细胞可能无法在浆液中存活很长一段时间，从而降低了在浆液细胞学标本制备中找到它们的可能性。

有趣的是，肿瘤细胞沉积于浆膜并不总是引起积液；事实上在一个较早的 52 例主要来自肺癌、乳腺癌和胃肠道癌引起的结节性胸膜转移尸检研究中，只有 60% 的患者出现积液，在生存期间接受胸腔积液细胞学检查的 14 例患者中，只有 11 例（79%）在胸腔积液中发现肿瘤细胞[10]。胸腔镜活检记录的胸腔积液细胞学与胸膜转移性受累相关的研究也证实了这一点，该研究发现细胞学的敏感性相对较低（33%~72%）[14]。胸腔积液细胞学显示恶性细胞强烈依赖于转移性肿瘤的类型。80%~90% 来自乳腺、胰腺、卵巢、肺和尿路上皮癌等腺癌胸膜转移的病例会有恶性细胞脱落入胸腔积液中[15]。另外，在来自肉瘤、头颈部和肺鳞状细胞癌和肾细胞癌胸膜转移的病例中仅有 20%~40% 的病例会显示恶性细胞[15]。来自其他原发部位（前列腺、皮肤黑色素瘤、结直肠、食道、宫颈、肝脏、胃、子宫内膜和甲状腺）胸膜转移的病例胸腔积液中，40%~80% 的病例显示恶性细胞[15]。胸膜转移时胸腔积液阳性的另一个潜在决定因素是侵犯脏层胸膜，更常见的壁层胸膜侵犯似乎与胸腔积液细胞学阳性无关[14]。

浆膜转移的病理生理学

恶性细胞可以通过直接扩散，或通过淋巴道、种植和血行途径到达浆膜。例如，直接扩散可发生在肺癌扩散到胸膜或心包膜，或伴有脏层腹膜侵犯的腹内恶性肿瘤中。转移性沉积物阻塞淋巴结可能导致淋巴细胞和肿瘤细胞回流进入浆膜腔并附着在浆膜上。血行转移到壁层浆膜也可能发生，可能是支气管源性癌向胸膜扩散的最常见机制。种植是卵巢癌浆膜转移扩散的主要机制，包括肿瘤细胞脱落到腹腔积液内，肿瘤细胞在整个腹膜腔中的转运，在腹膜种植并形成微转移，这些微转移最终演变成肉眼可见的肿瘤[8]。

任何特定的恶性肿瘤转移到浆膜并在浆膜腔积液中被发现的可能性取决于它们的解剖位置，例如，接近浆膜、淋巴结转移的频率和解剖位置以及可以被“种子和土壤”假说[16]解释的其他肿瘤和浆膜因素，该假说于 1899 年由英国外科医生 Stephen Paget（1855—1926）提出，他是著名的外科医生和病理学家 James Paget（1814—1899）的儿子。根据这一理论，转移瘤的非随机分布（器官向性）是由肿瘤细胞（种子）的特性和接受转移器官的特殊微环境（土壤）引起的。为了种植到浆膜，肿瘤细胞必须具有一定的特性，使它们能够在转移过程中存活下来，并必须种植到合适的土壤，这种情况下间皮便是土壤。根据目前对种子和土壤假说的理解，原发肿瘤可能通过转移前的微环境来启动土壤，从而改变土壤的微环境，以适应转移瘤的植入和生长。浆膜腔积液是转移前的微环境之一，已经证明浆膜腔积液中的恶性细胞可以释放外泌体、可溶性生长因子、黏附分子和趋化因子，来创造一个合适的免疫环境，使它们定植到间皮并激活转移前程序[17]。

恶性细胞形成浆膜转移性结节的能力似乎与多种因素有关，但转移过程的启动似乎主要与它们经历上皮细胞向间充质转化的能力有关。这可能解释了为什么浆膜转移瘤几乎总是表现出与 EMT 相关的基因表达模式，尽管它们相应的原发肿瘤可能不显示这种表达模式[18]。EMT 涉及“钙黏蛋白开关”，即 E- 钙黏蛋白的表达下调，而 N- 钙黏蛋白和 P- 钙黏蛋白的表达同时增加。E- 钙黏蛋白是一种存在于桥粒中的糖蛋白，除了使细胞之间紧密连接之外，还抑制细胞的运动和侵袭，从而抑制转移。而间充质特性的获得在肿瘤细胞离开原发肿瘤及其经浆膜迁移到浆膜腔中起着重要作用。EMT 还与癌细胞的干细胞样特性密切相关，包括它们逃避凋亡的能力。

落入浆膜腔积液后，这种“无家可归”的细胞被称为游离癌细胞。存在游离癌细胞的浆膜腔积液和外科手术中获得的浆膜腔冲洗液并不总是存在浆膜转移性结节，因为游离癌细胞可能无法在液体中存活，或不能黏附和定植在衬覆间皮的膜上。一旦进入浆膜腔积液，游离的恶性细胞必须逃避失巢凋亡（Anoikis，源自希腊语，意为“没有家的状态”）并在液体环境中存活。此外，恶性细胞必须逃避免疫监视，因为浆膜液中含有不同数量的其他细胞，包括中性粒细胞、淋巴细胞、巨噬细胞以及脱落已获得吞噬能力的间皮细胞，所有这些细胞都可以杀死已经到达浆膜液的恶性细胞。

失巢凋亡[19]是贴壁依赖性细胞与细胞外基质失去联系时所遭受的一种程序性细胞死亡（凋亡）。帮助游离癌细胞逃避失巢凋亡的机制之一是它们自发聚集成团块或“球状体”，这可能是由 P- 钙黏蛋白促进的。这些多细胞异球体是在聚集了来自纤维母细胞的癌症相关纤维母细胞（CAF）、内皮细胞和间皮细胞的参与下形成的，在对细胞因子的反应下经历了 EMT（这些细胞因子包括恶性细胞和外泌体分泌的 TNF-β1），它将 miRNA 和蛋白质从恶性细胞转移到间皮细胞。在这些球状体中，癌细胞维持上皮表型，表达 E- 钙黏蛋白和 EpCAM，并分泌细胞因子，改变浆膜微环境，有利于其黏附到间皮内膜。球状体的形成不仅有助于癌细胞逃脱失巢凋亡，而且有助于它们黏附在间皮表面。在液体环境中，癌细胞也会发生代谢变化，包括从有氧线粒体呼吸到胞质糖酵解，它虽然效率较低但速度更快，从而产生乳酸和细胞外酸化，这有助于癌细胞逃避免疫监视[20]。游离癌细胞获得的与 EMT 相关的干细胞样特性也使它们对失巢凋亡产生抗性；与成簇存在的癌细胞相比，单独存在的癌细胞表达干细胞特性的比例更高。

转移性种植或游离癌细胞附着在浆膜上，是转移过程中效率最低的步骤。完整连续的间皮内衬及其细胞间连接形成了癌细胞侵袭浆膜的屏障。被覆间皮细胞糖萼起到排斥癌细胞的作用，并提供了一些保护。此外，大多数成功附着在间皮细胞上的游离癌细胞由于营养环境不良而死亡。然而，一些癌细胞通过黏附分子如 CD44 松散地附着，这些黏附分子与间皮细胞表面的透明质酸相互作用。附着也可发生在受损的间皮区域或衰老的间皮区域。恶性细胞附着后分泌细胞因子，导致间皮细胞脱落或收缩，在中间留下暴露的基底膜间隙，癌细胞通过整合素附着在这些间隙上。这种机制被称为“跨间皮”浆膜播散。游离癌细胞附着在浆膜上的另一种机制是附着于乳白斑上，而乳白斑是转移性扩散的软点。游离癌细胞迁移到乳白斑的淋巴窦并增殖和诱导新生血管形成。这种机制被称为经淋巴浆膜播散，由于需要的步骤较少，它比更复杂的跨间皮机制更早地导致转移性浆膜种植。

恶性细胞附着在基底膜上后，恢复其上皮表型，并利用运动因子和基质金属蛋白酶侵入间皮下组织。为了产生更大的肿瘤结节，肿瘤细胞通过分泌血管内皮生长因子（VEGF）和碱性成纤维细胞生长因子（bFGF）来诱导血管新生和淋巴管生成。它们还聚集细胞形成肿瘤相关间质或“活化间质”，其主要成分是 CAF、巨噬细胞、淋巴细胞和内皮细胞，所有这些都在肿瘤进展中发挥重要作用。

这种导致浆膜转移形成的复杂转移级联反应的细节是对胸膜转移、心包转移、特别是腹膜转移机制广泛研究的结果。阐明这种转移级联的基本步骤和鉴定参与其中的许多分子，是希望用靶向治疗减少浆膜的转移，而浆膜转移是许多容易转移到浆膜的癌种发病和死亡的主要原因之一。

（张　红　刘红刚　译）

参考文献

[1] Bichat X. Traité des membranes en général et de diverses membranes en particulier. Nouv. éd. / revue et augm. de notes par M. Magendie. Paris: Méquignon-Marvis; 1827.

[2] Minot CS. The mesoderm and the coelom of vertebrates. Am Nat. 1890;24:877-898.

[3] Pereira A, Mendizabal E, de Leon J, et al. Peritoneal carcinomatosis: a malignant disease with an embryological origin? Surg Oncol. 2015;24(3):305-311.

[4] Krausz T, McGregor SM. The mesothelium. Embryology, anatomy, and biology. In: Marchevsky AM, Husain AN, Galateau-Sallé F, editors. Practical pathology of serous membranes. Cambridge: Cambridge University Press; 2019. p. 1-9.

[5] van Baal JO, Van de Vijver KK, Nieuwland R, et al. The histophysiology and pathophysiology of the peritoneum. Tissue Cell. 2017;49(1):95-105.

[6] Kienzle A, Servais AB, Ysasi AB, et al. Free-foating mesothelial cells in pleural fuid after lung surgery. Frontiers in Med. 2018;5:89.

[7] Mutsaers SE. The mesothelial cell. Int J Biochem Cell Biol. 2004;36(1):9-16.

[8] van Baal J, van Noorden CJF, Nieuwland R, et al. Development of peritoneal carcinomatosis in epithelial ovarian cancer: a review. J Histochem Cytochem. 2018;66(2):67-83.

[9] Penninkilampi R, Eslick GD. Perineal talc use and ovarian cancer: a systematic review and meta-analysis. Epidemiology. 2018;29(1):41-49.

[10] Meyer PC. Metastatic carcinoma of the pleura. Thorax. 1966;21(5):437-443.

[11] Starling EH, Tubby AH. On absorption from and secretion into the serous cavities. J Physiol. 1894;16:140-155.

[12] Neergaard K. Zur Frage des Druckes im Pleuraspalt. Beitr Klin Tuberk Spezif Tuberkuloseforsch. 1927;65(4):476-485.

[13] Vakil E, Ost D, Vial MR, et al. Non-specifc pleuritis in patients with active malignancy. Respirology. 2018;23(2):213-219.

[14] Froudarakis ME, Plojoux J, Kaspi E, et al. Positive pleural cytology is an indicator for visceral pleural invasion in metastatic pleural effusions. Clin Respir J. 2018;12(3):1011-1016.

[15] Grosu HB, Kazzaz F, Vakil E, Molina S, Ost D. Sensitivity of initial thoracentesis for malignant pleural effusion stratifed by tumor type in patients with strong evidence of metastatic disease. Respiration. 2018;96(4):363-369.

[16] Paget S. The distribution of secondary growths in cancer of the breast. Lancet. 1889;133(3421):571-573.

[17] Mikula-Pietrasik J, Uruski P, Tykarski A, Ksiazek K. The peritoneal "soil" for a cancerous "seed": a comprehensive review of the pathogenesis of intraperitoneal cancer metastases. Cell Mol Life Sci. 2018;75(3):509-525.

[18.] Shelygin YA, Pospekhova NI, Shubin VP, et al. Epithelial-mesenchymal transition and somatic alteration in colorectal cancer with and without peritoneal carcinomatosis. Biomed Res Int. 2014;2014:629496.

[19] Frisch SM, Francis H. Disruption of epithelial cell-matrix interactions induces apoptosis. J Cell Biol. 1994;124(4):619-626.

[20] Wilson RB, Solass W, Archid R, Weinreich F-J, Königsrainer A, Reymond MA. Resistance to anoikis in transcoelomic shedding: the role of glycolytic enzymes. Pleura and Peritoneum. 2019;4(1):1-14.

索引

M

N

P

Q

R

S

T

W

（陈　岚　译）